Chinesische Medizin für die westliche Welt

Christian Schmincke

Chinesische Medizin für die westliche Welt

Methoden für ein langes und gesundes Leben

6., aktualisierte Auflage

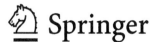 Springer

Christian Schmincke
Klinik am Steigerwald
Gerolzhofen, Deutschland

ISBN 978-3-662-59039-3   ISBN 978-3-662-59040-9   (eBook)
https://doi.org/10.1007/978-3-662-59040-9

Die Deutsche Nationalbibliothek verzeichnet diese Publikation in der Deutschen Nationalbibliografie; detaillierte bibliografische Daten sind im Internet über http://dnb.d-nb.de abrufbar.

Zeichnungen: P. Lübke, Wachenheim und Q. Bäumler, Berlin
Umschlaggestaltung: deblik Berlin
Fotonachweis Umschlag © Sergey Nivens/stock.adobe.com

Springer ist ein Imprint der eingetragenen Gesellschaft Springer-Verlag GmbH, DE und ist ein Teil von Springer Nature
Die Anschrift der Gesellschaft ist: Heidelberger Platz 3, 14197 Berlin, Germany

In Erinnerung an Dr. phil. Gregor Häfliger

Vorwort zur 6. Auflage

Es ist jetzt bald 50 Jahre her, dass die ersten gemeinverständlichen Einführungen zum Thema chinesische Medizin im Westen erschienen sind. Sie sollten das nach Öffnung der Volksrepublik zugänglich gewordene traditionelle Wissen der chinesischen Ärzte hierzulande einem breiten Publikum bekannt machen. Zu nennen sind hier die Namen einiger Pioniere wie Manfred Porkert, Ted Kaptchuk oder Carl-Hermann Hempen.

Anfang der 90er-Jahre hatte die TCM bei uns einigermaßen Fuß gefasst.

Jetzt reichte es nicht mehr, chinesisches Schulwissen in einer für Europäer nachvollziehbaren Weise zu vermitteln. Die eigenen Erfahrungen westlicher Anwender, ihre Reflexionen und Diskussionen kamen fast zwangsläufig ebenso zur Sprache wie die inzwischen zutage getretenen Unterschiede zwischen Ost und West. Sie sind ja der Grund dafür, warum manches nicht so „funktioniert", wie es uns von unseren chinesischen Lehrern und Vorbildern beigebracht wurde. Mit einer 1 zu 1 Übertragung der chinesischen Tradition ist es also nicht getan. Einige Fragen werden bis heute diskutiert; diese Gedanken finden Sie in ▶ Kap. 1.

Uns „Westlern" bleibt die Aufgabe, das medizinische Erbe des alten China immer wieder neu zu entdecken und weiterzuentwickeln, damit es uns da helfen kann, wo wir es dringend brauchen: als Ergänzung und Korrektiv unserer eigenen hochtechnisierten Medizin.

Christian Schmincke
Gerolzhofen
im März 2019

Vorwort zur 5. Auflage

Vor 16 Jahren ist die erste Auflage dieses Ratgebers erschienen, damals noch unter dem Titel: »Heilen mit traditioneller chinesischer Medizin«. Seitdem haben Themen und Anschauungen der Chinesischen Medizin ihren Platz in unserem Alltagsleben gefunden:

Patientenumfragen zeigen, dass fast jeder Zweite Erfahrungen mit Akupunktur gemacht hat und zwar überwiegend positive. Auch die Hochschulen öffnen sich: An der TU München wird seit 2013 ein Masterstudiengang Chinesische Medizin angeboten. Und in unseren Küchen- und Diät-Workshops wird immer häufiger über die »Ernährung nach den Fünf Elementen« gesprochen. Dabei geht es nicht nur um die Gesundheit; auch unsere kulinarische Kultur profitiert von den »exotischen« Systemen der chinesischen Diätetik. Ganz nebenbei lernen wir, was Nahrungsmittel jenseits herkömmlicher Ernährungslehren leisten können.

Die wichtigste Methode der TCM, die Behandlung mit individuell zusammengestellten Rezepturen aus chinesischen Arzneipflanzen, verbreitet sich im Westen mit der Behäbigkeit einer Schildkröte –immerhin im alten China Symbol für Langlebigkeit und Ausdauer. Warum dieser bedeutende Behandlungszweig so lange braucht, um im Westen anzukommen, dafür bieten sich 2 Erklärungen an: Zum einen ist die Ausbildung anspruchsvoll und langwierig, sodann wird immer deutlicher, dass die im heutigen China formulierten Behandlungsrezepte im Westen oft genug nicht passen. Vieles muss modifiziert und mit eigenen westlichen Erfahrungen untermauert werden. Das braucht Zeit, Intelligenz und funktionierende nichtkommerzielle Expertennetzwerke wie etwa die ärztliche Arbeitsgruppe der »DECA«.

Was hingegen in Kurkliniken und Volkshochschulen boomt, sind die Körperkünste Qi Gong und Taijiquan (früher »Tai-Chi« genannt). Wir sehen in dieser Form der Leibesertüchtigung ein Kontrastprogramm zu unserer auf Leistung und Willensanstrengung basierenden modernen Sportphilosophie. Denn während die Leichtathletik des Westens Könnerschaft nach Zentimeter, Gramm und Sekunde bewertet, geht es beim Qi Gong um etwas so schwer Messbares wie die Kultivierung von Bewegung und vitaler Präsenz.

Alles in allem sehen wir ein kaum noch überschaubares Angebot an chinesischen Therapien und Methoden der Lebenspflege. Das macht es für Menschen, die auf der Suche sind, immer schwerer, die Spreu vom Weizen zu trennen. Hier soll dieser Ratgeber helfen.

Für die vorliegende Neuauflage schien es ratsam, einzelne Ergänzungen vorzunehmen.

Wiederholte Leseranfragen und zunehmende Aktualität führten zu einer Erweiterung unseres Diagnosekapitels im letzten Teil des Buches:

Drei Diagnosen werden im Hinblick auf Symptomatik und Behandlungskonzept neu beschrieben.

- *Arthrose*: Mit Arthrosen haben fast 25 % aller Deutschen und 100 % aller TCMTherapeuten zu tun. Vielleicht ist das der Grund, warum dieses Krankheitsbild in den früheren Auflagen einfach vergessen wurde. Übersehen, weil »zu dicht dran«.
- *RLS* (restless legs syndrom): Syndrom der unruhigen Beine.
- *AD(H)S* (Aufmerksamkeits-(Hyperaktivitäts)-Syndrom): in ihrer Aufmerksamkeit gestörte Kinder.

Für die beiden letzteren Störungsbilder beobachtet man seit einigen Jahren einen Anstieg in der Häufigkeitsstatistik. Beide Krankheiten, insbesondere das AD(H)S, sind in der öffentlichen Diskussion heiß umstritten. Das hängt in erster Linie damit zusammen, dass die in beiden Fällen üblicherweise verordneten Medikamente problembehaftet sind. Die TCM bietet wirksame Alternativen.

- *Polyneuropathie*: Auch keine seltene Erkrankung, aber weniger bekannt als die Arthrose. Nachdem wir mehr als 1000 Patienten mit dieser Diagnose behandelt haben, war es naheliegend, den Abschnitt zu aktualisieren.

So hilfreich und geradezu verblüffend es sein kann zu spüren, wie eine dünne Nadel im Fuß Kopfschmerzen zum Verschwinden bringt – die chinesische Tradition erschöpft sich nicht in einer Sammlung von Behandlungsrezepten; sie hat vielmehr das Zeug dazu, unseren abendländisch-neuzeitlichen Denkhorizont zu erweitern.

Um dieses Leitmotiv unseres Ratgebers noch deutlicher anklingen zu lassen, haben wir einen neuen Abschnitt eingefügt, in dem wir die *Psychotonik* nach Prof. Glaser in Grundzügen darstellen. Der Arzt und Atemtherapeut Volkmar Glaser hat auf der Basis altjapanischer Schriften eine eigene Meridiantherapie entwickelt, die dem Beziehungsdenken der chinesischen Philosophie besonders nahe kommt und in der Tat Horizonte erweitern kann. Die soziale Dimension der Meridiane ist Glasers folgenreichste Entdeckung. Aus ihr erwachsen dem Therapeuten ebenso wie dem Lehrer neue Möglichkeiten, humane Potenziale zu wecken und zu entwickeln. Psychotonisch inspirierte Methoden bewähren sich in so unterschiedlichen Praxisfeldern wie Atem- und Körpertherapie, Musikunterricht, Coaching.

Erinnern möchte ich an meinen Freund Dr. phil. Gregor Häfliger, der im Jahre 2012 überraschend verstorben ist. Als Philosoph und Kenner der japanischen Kultur hat er die ersten Auflagen dieses Buches durch die Abfassung des Philosophiekapitels und durch mannigfache Hilfen maßgeblich mitgeprägt.

Ihm soll diese Auflage gewidmet sein.

Christian Schmincke
Gerolzhofen
im April 2014

Inhaltsverzeichnis

II   Krankheitslehre

III   China und Europa

IV   Heiltechniken

Grundlagen

Inhaltsverzeichnis

Einführung in die Chinesische Medizin

© Springer-Verlag GmbH Deutschland, ein Teil von Springer Nature 2019
C. Schmincke, *Chinesische Medizin für die westliche Welt*,
https://doi.org/10.1007/978-3-662-59040-9_1

1

Die Faszination europäischer Geister durch die Welt des Fernen Ostens hat eine lange Geschichte. Über Jahrhunderte hin galt China als geheimnisumwitterte Hochkultur am anderen Ende der Welt, eine Art Alternative zur europäischen Kultur und Lebensart.

1.1 Daoismus und Konfuzianismus

Mit Konfuzius (551–479 vor Christus) wird zum ersten Mal ein Bild vom Menschen geschaffen, davor kreiste das Denken um die Geister der Ahnen und der Natur. Die neue Ansicht vom Menschen trägt aufklärerische, humanistische Züge. Eine Würde, die vormals nur die Adligen besaßen, den »geringen« Menschen hingegen abgesprochen wurde, wird im Prinzip jedem Menschen verliehen. »Adlig«, »edel« bezeichnet nun nicht mehr einen Stand, in den man hineingeboren wird, sondern eine Auszeichnung, die man durch sein Verhalten erwirbt. Gemessen wird man an der »Menschlichkeit«. Diese zeigt sich im Benehmen in familiären und gesellschaftlichen Zusammenhängen, in Essensmanieren sowohl wie in Trauerritualen, in der Etikette und in religiösen Zeremonien. Es liegt dem die Überzeugung zugrunde, dass in den »edlen« äußeren Formen und »Ritualen« eine »Seele« wohnt, die beim Menschen nach innen hin wirkt. Formen und Rituale können weit mehr sein als bloße Hülsen, etwas anderes als eine Einladung zum Konformismus. Die aufklärerisch gesinnten Jesuitenmissionare, die im 17. Jahrhundert v. a. von Frankreich her nach China kamen, waren von der moralischen Qualität der konfuzianischen Lebensformen zutiefst beeindruckt. Sie sahen in ihnen gar die bessere Verwirklichung eigener Ideale.

Beim Daoismus ist die Herkunft weniger klar. Als eine der großen daoistischen Schriften gilt das Daodejing (früher: Taoteking), »das Buch vom Weg und von der Tugend«. Traditionell zugeschrieben wird es Laozi (früher: Laotse), der im 6. Jahrhundert vor Christus gelebt haben soll. Tatsächlich aber kann die Figur auch erfunden sein, geklärt ist die Frage nicht. Das Buch selber nahm seine Form in der späten ersten Hälfte des 3. vorchristlichen Jahrhunderts an. Es verkündet die umfassende Gegenthese zum Konfuzianismus. Die Gesellschaft tritt in den Hintergrund; was zählt, ist die Bindung an die Natur und deren Gesetze. Der wahre Mensch ist nicht der mit den gebildeten Umgangsformen, nicht der zum richtigen Handeln Erzogene. Wahr ist der Mensch, an dem nichts hergestellt, sondern alles von Natur ist. Das »Nichttun« (wu wei), das vorbewusste Handeln gilt als Ideal. Gegen das Bild eines mächtigen Staats wurde das Bild einer Anarchie mit kleinen autarken Gemeinwesen gesetzt, wo man, wie es im Daodejing heißt, zwar die Hähne des Nachbardorfs krähen und die Hunde bellen hört, aber kein Bedürfnis mehr hat, sich dorthin zu begeben. Aus der Sicht des Konfuzianers mochte der Daoist als Barbar erscheinen, und dieser wiederum konnte die Konfuzianer als Automaten verspotten.

Neben dem Konfuzianismus und dem Daoismus gibt es seit den Anfängen eine Reihe weiterer philosophischer Richtungen, und später kam der Buddhismus von außen noch hinzu. Trotz dieser Vielfalt kann man sagen, dass der Widerstreit zwischen Konfuzianismus und Daoismus die gesamten 2500 Jahre chinesischer Geistesentwicklung bestimmt. Auch der Buddhismus geriet in China in dieses Kräftefeld einander scharf ausschließender und zugleich ergänzender Tendenzen. Es gibt gleichsam ein Yin und Yang der chinesischen Geschichte. Die Betonung des Menschen als eines gesellschaftlichen Wesens mit seinen Verpflichtungen, und – im offenen Gegensatz dazu – die Zuwendung zum Menschen als eines Wesens der Natur, das nur im Einklang mit ihr seine Erfüllung findet.

Auf der einen Seite steht die Einhaltung der sozialen Regeln im Vordergrund. Es geht um die Achtung vor den Autoritäten und die Anerkennung von Hierarchien, in die man eingebunden ist, im familiären Bereich sowohl wie in der Dorfgemeinschaft und vor den Ansprüchen staatlicher Organe. Es muss denn auch alles immer schon so gewesen sein wie es ist. Auch vom Neuen wird behauptet, es sei das Althergebrachte. Konfuzius selber schon verstand seine Gedanken nicht als Neuerungen, sondern als Wiedergewinn von längst Vergangenem.

Im Gegensatz dazu steht die betonte Abkehr von der Gesellschaft. In der Hinwendung zu Natur und Kosmos entfaltet sich ein revoltierender Geist. Hier ist die Meditation zu Hause und die Lust am Erforschen der Natur. China kam so zu einer Fülle von Ergebnissen, in denen es bis in die Neuzeit hinein den Europäern überlegen oder ebenbürtig war.

Im Spannungsfeld von Konfuzianismus und Daoismus entwickelt sich auch die Chinesische Medizin. Deren Lehrgebäude ist nicht aus einem Guss, enthält vielmehr 1000 Brüche und Ungereimtheiten. Das System entstand eben nicht aus einem einzelnen Grundsatz heraus, sondern aus unterschiedlichen und gar gegensätzlichen Theorien verschiedener Autoren und Epochen. Immer wieder wurden Thesen und Gegenthesen von neuem zu einem Ausgleich gebracht.

1.2 Faszination Akupunktur

In unserer Zeit ist es v. a. die Akupunktur, die die Phantasie der Menschen der westlichen Welt beschäftigt:

— Wie kann es sein, dass sich vom Fuß aus, durch Einstechen einer dünnen Stahlnadel, Kopfschmerzen beheben lassen?

Wie lassen sich solche Wirkungen erklären?

1

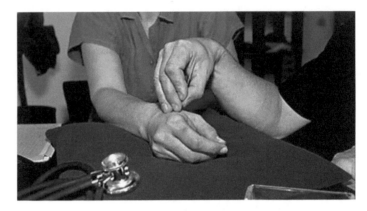

◻ Abb. 1.1   Akupunktur zur Behandlung von Kopfschmerzen

— Welch ein Wissen vom menschlichen Organismus muss eine Kultur besitzen, die mit so zarten Maßnahmen so große Wirkungen erzielt?
— Kann dieses Wissen auch jenseits der Akupunktur die Wissenschaft vom Menschen bereichern und uns auf dem Gebiet der praktischen Medizin Hilfen bieten?

Dabei sind es nicht nur Schmerzen, bei denen sich die verblüffende Wirksamkeit der Akupunktur erweist: Bei Heuschnupfen, Schwangerschaftserbrechen, Schlaflosigkeit, im Asthmaanfall und bei zahllosen anderen Leiden kann eine richtig gesetzte Akupunkturnadel helfen (◻ Abb. 1.1).

Hat unsere hochentwickelte Medizin, die meint, den Körper und seine Krankheiten bis in die Gewebe und Zellen hinein enträtselt zu haben, eine wichtige Dimension des Organismus übersehen? Müssen also unsere Physiologiebücher neu geschrieben werden? Es wird nach Erklärungen gesucht. Biochemiker und Neurophysiologen in Ost und West beginnen, nicht ohne Erfolg, den Akupunkturphänomenen auf den Grund zu gehen.

Die Chinesen sprechen vom »Qi«.

1.3 Die Lehre vom Qi

Krankheiten sind Blockaden des Qi-Flusses und Störungen der Qi-Balance. Durch Akupunktur lassen sich diese Störungen auflösen

Qi wird oft mit »Lebensenergie« übersetzt. Man stellt sich darunter eine Art Fluidum vor, das allen Lebensäußerungen von Mensch, Tier oder Pflanze zu Grunde liegt. In der Akupunkturlehre ist es das Qi, das durch bestimmte Bahnen im Körper, die *Meridiane*, zirkuliert. Trotz der Schwierigkeiten, den Begriff des Qi zu übersetzen oder ihn auch nur einigermaßen gehaltvoll zu definieren, wurde »Qi« bald das Zauberwort, mit dem Freunde der TCM im Westen versuchten, das Geheimnis der chinesischen Heilkunst auf den Begriff zu bringen. Unterdessen wurden weitere Methoden aus dem »Schatzhaus« der TCM entdeckt und im Westen heimisch gemacht. Sie haben allesamt mit dem genannten Qi zu tun. Es handelt sich um die Bewegungskünste und meditativen Übungswege des *Taiji Chuan* und des *Qigong* und um die meridianbezogene *Tuina-Massage*. Auch hier verbreiten sich Berichte über die erstaunliche Wirksamkeit dieser Methoden. Sogar Krebserkrankungen sollen durch das regelmäßige Praktizieren bestimmter Qigong-Übungen geheilt worden sein.

1.4 Chinesische Heilkräuter

Während Therapeuten und New-Age-Denker im Westen Qi-Seminare veranstalteten, wurde eine weitere ungewöhnliche Heilmethode aus dem Schatzhaus der TCM für den westlichen Gebrauch erschlossen: die chinesische Arzneitherapie. Wer bisher chinesische Medizin mit Akupunktur gleichgesetzt hatte, musste nun zur Kenntnis nehmen, dass die Kräuteranwendung in China einen deutlich höheren Stellenwert hat als die Akupunktur und ihr gerade bei schweren Krankheiten an Wirksamkeit überlegen ist.

Die chinesische Arzneitherapie ist der Akupunktur an Wirksamkeit überlegen. Aber intensive Schulung erforderlich

Allerdings ist diese Methode nur dann einigermaßen sicher und erfolgversprechend, wenn der Therapeut sich zuvor – intensiver noch als bei der Akupunktur – mit den chinesischen Krankheitsbegriffen und -theorien auseinandergesetzt und die spezielle Diagnostik dazu erlernt hat. Ein langwieriger und mühseliger Weg, dem sich nicht viele Ärzte und Heilpraktiker unterziehen wollen. Belohnt werden Therapeut und Patient dann freilich durch erstaunliche Besserungen, auch bei Krankheiten wie z. B. Neuralgien, akuten Blutungen, Darmentzündungen oder Neurodermitis.

1.5 Chinesische Diätetik

Als letzte der 5 Hauptmethoden der Chinesischen Medizin wurde die Ernährungslehre im Westen bekannt. Ihre Lehrbücher beschreiben die Wirkung der alltäglichen Nahrungsmittel auf den Organismus in der gleichen Art, mit der die Arzneipflanzen beschrieben werden, wenn auch nicht mit der gleichen Präzision. Die chinesische Diätetik schien es möglich zu machen, dass jedermann seine »Medikamente« nicht mehr in der Apotheke, sondern beim Gemüsehändler besorgte. Dass dies nicht so einfach ist, wird im ▶ Kap. 16 (Essen in China) deutlich werden.

1

Chinesische Medizin ist mehr als Akupunktur
Die 5 Hauptmethoden:
- Chinesische Arzneitherapie
- Akupunktur und Moxibustion
- Qigong
- Tuina-Massage
- Diätetik

1.6 Kritische Fragen

Die zahllosen Patientenberichte über Heilungen durch Chinesische Medizin, die von den Medien verbreitet wurden, riefen natürlich auch die Skeptiker auf den Plan. Fragen werden gestellt, wie:

Chinesische Medizin auch für die westliche Welt

Kann ein in der westlichen Kultur groß gewordener Mensch sich diese fremdartigen Gedankengebäude überhaupt aneignen, kann er die therapeutischen Methoden so erlernen und praktizieren wie ein gebürtiger Chinese?

Diese Frage ist mit Ja zu beantworten. Natürlich kostet es Zeit und Mühe, sich die Gedankenwelt einer fremden Kultur anzueignen. Aber ist, umgekehrt gefragt, ernsthaft daran zu zweifeln, dass ein chinesischer Arzt in unsere Medizin eindringen und fachgerecht nach westlichen Methoden operieren oder einen Diabetes mit Insulin einstellen kann?

Wirkt denn die chinesische Medizin bei uns genauso wie in China?

Hier müssen wir, nach allem, was wir in den letzten 30 Jahren gesehen haben, mit der Antwort etwas vorsichtiger sein. Im Prinzip verhält es sich mit der Wirksamkeit der chinesischen Medizin im Westen wie mit der Wirkung des grünen Tees, der ja bekanntlich aus China kommt: Er regt an und treibt das Wasser – in Ost und West und auf der ganzen Welt. Aber es gibt Unterschiede zwischen Ost und West.

Europäer reagieren empfindlicher als Chinesen

Was am meisten verwundert: Der Europäer reagiert empfindlicher als der Chinese. Patienten im Westen benötigen wesentlich geringere Arzneidosierungen als in China üblich und empfohlen. Ähnliches gilt für die Akupunktur. Der chinesische Patient verlangt nach Nadelreizen, bei denen ein europäischer Patient die Flucht ergreift. Derartige kulturelle Unterschiede sind bis heute nicht zureichend erklärt – sie nötigen uns freilich, aufmerksamer darauf zu achten, an welchen Stellen die chinesischen Empfehlungen modifiziert werden müssen, damit sie auf die europäischen Verhältnisse passen.

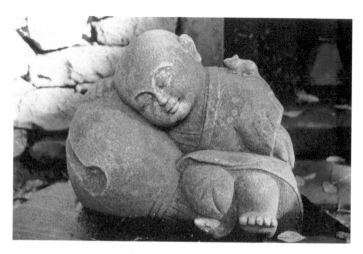

◼ **Abb. 1.2** Kleiner Buddha mit Ratte

1.6.1 **Chinesische Medizin vs. Schulmedizin?**

Andere Skeptiker stellen gar nicht erst Fragen, sondern wissen es schon vorher ganz genau: Bei der chinesischen Medizin handelt es sich um reine Scharlatanerie; sie arbeitet mit Suggestion und Placeboeffekten. Diese Kritiker, meist professionelle Schulmediziner, sehen sich nicht selten als Verteidiger abendländischer Tugenden mit ihrer »rationalen« Medizin (◼ Abb. 1.2). Sie sind durch Argumente, auch durch Hinweis auf die zahlreichen klinischen Studien zur Wirksamkeit der TCM, nur schwer zu überzeugen. Vielleicht wären sie durch den schlichten Erfolg nachdenklich zu machen, wenn sie sich im Krankheitsfall selbst einer chinesischen Behandlung unterziehen oder auch nur etwa bei Katerkopfschmerzen die Akupressur an sich erproben würden.

1.6.2 **Erfahrung und Vernunft im Westen und im Osten**

Abendländische Vorurteile führen dazu, der Chinesischen Medizin Wissenschaftlichkeit abzusprechen. Wer sich aber mit der chinesischen Heilkunst befasst, wird erkennen, dass sie sehr wohl auf Vernunft und auf Erfahrung gründet. Sie beruht auf einer eigenen Krankheitstheorie und arbeitet mit einer Diagnostik, die auf Wahrnehmungsfreude und Sinn für Genauigkeit setzt. Nicht anders wie der westliche Mediziner richtet sich auch der chinesische Arzt streng am Heilungserfolg aus.

Was zählt, ist der Heilungserfolg

1

1.6.3 Die andere Denkweise

Die kulturellen Hintergründe und die Modelle von der Beziehung des Menschen zur Natur, die den medizinischen Theorien der alten Chinesen zugrunde liegen, sind uns freilich fremd. Sie sind klärungs- und erläuterungsbedürftig. Sich damit zu befassen, bleibt uns aber nicht erspart.

Hat sich doch im Laufe der Jahre gezeigt, dass die Übernahme zusammenhangslos nebeneinander stehender Einzelmethoden aus der TCM und ihre Integration in unseren modernen Medizinapparat dem enormen Potenzial nicht gerecht wird, das in der TCM steckt. Erst wenn man der TCM zutraut, dass sie bestimmte Grundüberzeugungen der westlichen Medizin in Frage stellen kann, ist man offen für einen wirklichen Dialog. Lernen bedeutet: Bereit sein, sich zu verändern. Veränderung im Denken zieht Veränderung im Handeln nach sich und umgekehrt.

Wir haben uns bemüht, beides, Denken und Handeln, Theorie und Praxis der chinesischen Medizin in einem ausgewogenen Verhältnis darzustellen, damit beide, Theoretiker und Praktiker, ihren Pfad durch diese an Abenteuern reiche Schatzkammer finden können.

1.6.4 Das heutige China im Wandel unter westlichem Einfluss

Welche der verschiedenen Traditionen der langen chinesischen Medizingeschichte passen bei uns gut, welche weniger?

Wie können wir moderne, im alten China unbekannte Krankheitsbilder aus traditioneller chinesischer Sicht interpretieren?

Welche Ergänzungen zur in China überlieferten Methodik müssen wir erarbeiten, damit die durch Gene, Kultur, Ernährung so unterschiedlichen „Westmenschen" auf die chinesischen Heilpflanzen, auf Akupunktur usw. erwartungsgemäß reagieren?

Diese Fragen sind bei uns „in Arbeit" und wurden und werden, verständlicherweise, unter TCM-Praktikern hierzulande nicht selten kontrovers diskutiert. Sie bilden auch das Gesprächsmilieu, in dem unser Ratgeber vor bald 20 Jahren gereift ist.

Aber während sich der aktive Teil der TCM-Gemeinde hierzulande um die Klärung von Grundsatzfragen bemüht und gleichzeitig für die Anerkennung durch Schulmedizin und Krankenkassen kämpft, ereignen sich im Osten der Weltbühne erstaunliche Umwälzungen:

China ist nicht mehr das China, wie wir es noch vor 30–40 Jahren in Sichuan kennenlernen konnten. Die Bewältigung der ungeheuren Aufgabe, ein 1,3-Milliarden-Volk aus Armut, Hunger und Rückständigkeit herauszuführen, hat die Volksrepublik auf einen Weg gebracht, der uns bekannt vorkommt. Westliche Lebensweise und Kultur sind auch in China Leitkultur geworden, zumindest in den Städten und im Bereich der Ökonomie und Technik. In wenigen Jahrzehnten hat China eine wissenschaftlich-technisch-ökonomische Entwicklung durchlaufen, für die der Westen Jahrhunderte gebraucht hat.

Westliche Rationalität und Effektivität beherrscht inzwischen alle Lebensbereiche. Chinas Industrie boomt – auf Kosten von Ökologie und Tradition.

Nur ein kleines Beispiel: Die überall in Windeseile hochgezogenen Wohnsiedlungen aus dicht an dicht stehenden 32-stöckigen Wolkenkratzern, Siedlungen mit bis zu 50 Tausend Bewohnern, helfen, die ungeheure Wohnungsnot des Riesenreiches zu bekämpfen. Dazu kommen mit Kühlschrank, Fernseher, Klimaanlage und Kochherd die lange vermissten Segnungen der Elektrifizierung. Die Wohnungen sind sehr begehrt.

Folgerichtigerweise wurden die herkömmlichen ein- bis zweistöckigen Wohnquartiere in den Städten komplett Opfer von Abrissbirne und Bagger. Einige Reste ließ man für die Touristen in wichtigen Großstädten stehen. Allerdings, das Leben in der 2-1/2-Zimmer-Stapelwohnung steht in krassem Widerspruch zu jahrtausendealten Lebensgewohnheiten, zum gemeinschaftlichen Leben im Verbund der Großfamilie und der Nachbarschaft –(ebenso wie das immer noch durchgehaltene Gebot der Ein-Kind-Familie). Zunehmend wird jetzt über Anonymität, Depressionen, Vereinsamung in den Hochhaus-Siedlungen geklagt.

Noch Ende des 19. Jahrhunderts sah sich China im Würgegriff des europäisch-amerikanisch-japanischen Imperialismus und war sich der eigenen Rückständigkeit bewusst. Damals lautete eine Entwicklungsdevise unter chinesischen Intellektuellen: „Wissenschaft und Technik aus dem Westen – Moral und Philosophie aus dem Osten". Fraglich ist, wie lange die eigenständigen kulturellen Denkformen dem ungeheuren ökonomisch-technischen Druck mit seinen auch kulturellen Veränderungszwängen standhalten.

Werden bei dieser rasanten „Verwestlichung" nicht eines Tages auch östliche Philosophie und Naturauffassung, Grundlage der TCM, über Bord geworfen?

Hat die TCM in China eine Zukunft?

So folgt die Grundlagenforschung auf dem Gebiet der Arzneipflanzentherapie in China weitgehend westlichen Denkmustern. Beispielsweise wird als Erfolgsmeldung verkauft, dass der Bestandteil X einer bestimmten Heilpflanze den Entzündungsmediator Y in einer Weise beeinflusst, dass eine antientzündliche Wirkung resultiert. Oder die Blutzucker senkende Wirkung einer

Heilpflanze wird als Fortschritt in der Behandlung des Diabetes bezeichnet. Aber dienen derartige Effekte wirklich der Gesundheit? Zieht eine isolierte Blutzuckersenkung nicht meist einen verstärkten Appetit nach sich, mit der Folge, dass der Patient mehr isst und dadurch die Diabetes-Spirale weiter antreibt? Und antientzündliche Effekte – ist das immer gut? Muss die Entzündungskraft des Immunsystems oft genug nicht eher stimuliert als gebremst werden, damit es seine Funktion der Gewebsneuordnung und -Reinigung erfüllen kann?

Dabei lassen sich sinnvolle Forschungsprojekte denken und planen, die dem ganzheitlichen, an einer gestörten Innenbalance des kranken Organismus orientierten Denkansatz der TCM gerecht werden.

Bekanntlich basiert die traditionelle chinesische Lehre vom menschlichen Organismus ja auf der Wahrnehmung eines vieldimensionales Netzwerkes von Beziehungen und Wechselwirkungen zwischen Körperoberfläche und Organfunktionen, psychischer Gestimmtheit und physiologischen Zuständen, klimatischen Einflüssen und immunologischen Reaktionen uvam.

Dies könnte das Betätigungsfeld für eine klinisch ausgerichtete Forschung sein, die uns hilft, die Wege des Körpers in der Krankheit und aus ihr heraus besser zu verstehen und damit die im Westen vorherrschende Laborwissenschaft vom Menschen sinnvoll zu ergänzen.

Irgendwann wird China an die Grenzen seiner vom westlichen Geist inspirierten Wachstumsdynamik stoßen und mit ihren Kehrseiten konfrontiert sein. Es ist zu hoffen, dass es sich dann wieder an den Reichtum seiner kulturellen Wurzeln erinnert. Auch in der traditionellen Medizin.

Das Yijing

2

Vor 2500 Jahren, etwa zur gleichen Zeit wie in Griechenland, traten die ersten Philosophen in China auf. Unter ihnen Konfuzius und Laozi (auch: Laotse), die für die Geistesentwicklung in China bestimmend sein werden. Die chinesische Kultur aber reicht viel weiter zurück. Schriften, in denen sich das chinesische Denken niedergeschlagen hatte, lagen in reicher Fülle schon vor. Die berühmteste dieser Schriften ist das Yijing (früher: I Ging), das »Buch der Wandlungen«. Es ist der Ausgangspunkt für die chinesische Philosophie und blieb die Jahrtausende hindurch für die philosophische Tradition das bedeutendste Werk. Die Weltauffassung, die es vertritt, wurde nie angefochten.

Das Yijing erfüllt verschiedene Funktionen. Es dient der Weissagung, aber auch der moralischen Orientierung und zugleich der gedanklichen Durchdringung der Welt. Als Orakelbuch wird es bis auf den heutigen Tag zur Entscheidungshilfe benutzt. Über das Werfen von Scharfgarbenstengeln lassen sich in Schicksalssituationen die Chancen und Gefahren abschätzen, die man durch sein Handeln oder Nichthandeln heraufbeschwört. Als Weisheitslehre stimmt das Yijing den Menschen in das Prinzip des Wandels ein, dem alle Dinge unterliegen. Und als philosophisches Werk zeichnet es die Verflochtenheit von kosmischer und sozialer Ordnung nach (◘ Abb. 2.1).

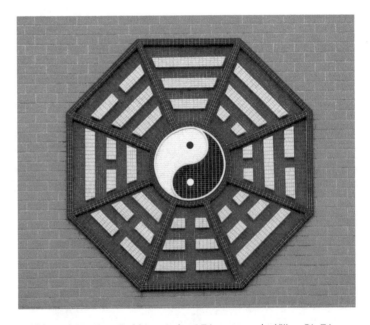

◘ Abb. 2.1 Yin-Yang-Emblem mit den 8 Trigrammen des Yijing. Die Trigramme bedeuten von oben im Uhrzeigersinn: das Schöpferische, der Himmel – das Sanfte, der Wind – das Abgründige, das Wasser – das Stillehalten, der Berg – das Empfangende, die Erde – das Erregende, der Donner – das Haftende, das Feuer – das Heitere, der See. (© shiyali/Shotshop.com)

Das Yijing besteht aus einer Fülle von Sprüchen und Kommentaren, die um ein System von graphischen Gebilden herum angeordnet sind. Diese sind aus durchgezogenen und gebrochenen Strichen aufgebaut, die den Widerstreit von »weiblicher« und »männlicher« Urkraft, von dunkel und hell, von Yin und Yang darstellen. Jeweils 2 Gruppen von 3 Strichen – sog. »Trigrammen«, 8 an der Zahl – bilden ein »Hexagramm«, das ist ein Gebilde aus der Kombination von 6 Strichen. Insgesamt ergeben sich so mit mathematischer Notwendigkeit 64 verschiedene Hexagramme. Jedes steht für eine existenzielle Grundsituation. Diese Situationen aber sind nicht starr, sondern immer im Begriff, sich in eine andere Situation zu verwandeln. Die Situation »Umwälzung« z. B. ist in Wandlung hin zur Situation »Zersplitterung« oder »Friede«. Dieser Gedanke von stets im Wandel begriffenen Situationen hat dem Buch auch seinen Titel verliehen.

Der Weltauffassung des Yijing folgt auch die TCM, die Traditionelle Chinesische Medizin. Auch der chinesische Arzt sieht, wenn er Krankheiten diagnostiziert und behandelt überall den Widerstreit von Kräften des Aufbrechens und des Verschließens, von Yin und Yang am Werk. Heilen heißt für ihn, die gestörte Balance einander widerstreitender Kräfte wiederherzustellen.

Ebenso gehört der Gedanke der Wandlung zu den Voraussetzungen dieser Medizin. Der Organismus – als psychosomatisches Ganzes verstanden – befindet sich dem jahreszeitlichen Wandel analog in geregelten Wandlungsabläufen.

Drittens sieht diese Medizin beim Gesunden wie beim Kranken die Zusammengehörigkeit von Mikrokosmos und Makrokosmos und die Wechselwirkungen zwischen beiden. Wind, Hitze, Trockenheit, Kälte, Nässe sind für den chinesischen Arzt Sachverhalte, die ihn dauernd beschäftigen, wenn er Diagnosen stellt und Therapien entwickelt.

Mikrokosmos – Makrokosmos

© Springer-Verlag GmbH Deutschland, ein Teil von Springer Nature 2019
C. Schmincke, *Chinesische Medizin für die westliche Welt*,
https://doi.org/10.1007/978-3-662-59040-9_3

3

Der Gedanke der Übereinstimmung von Makrokosmos und Mikrokosmos zeichnet das chinesische Verständnis der Beziehung von Mensch und Natur aus. Mit Makrokosmos ist zunächst die äußere »physikalische« Natur gemeint, also die Jahreszeiten, das Klima, das Wetter. Mikrokosmos ist, hier im medizinischen Zusammenhang, der Organismus des Menschen. Vereinfacht könnte man sagen: Die Bewegungsgesetze der äußeren Natur finden sich im Menschen wieder.

3.1 Wetterabhängigkeit des menschlichen Befindens

Anfang März. Draußen stürmt es und das seit Tagen. Ein unablässiges, an- und abschwellendes Brausen erfüllt den Wald rund um die Klinik. In unregelmäßigen Abständen setzt es aus, wie zum Atemholen, und dann geht es wieder los, mit Böen, schrill, pfeifend, tosend; man wartet nur darauf, dass gleich ein Ast vom Baum kracht oder die Fenster splittern.

Die Patienten in der Klinik werden unruhig, der Schlaf ist gestört. Bei Herrn M. haben die Herzrhythmusstörungen zugenommen, bei Frau C. geht die Gesichtsneuralgie wieder los. Herr R. sagt, dass bei so windigem Wetter seine Blähungen immer unerträglich werden. Leicht angespannt sind die meisten, jeder gibt sich extra Mühe freundlich zu sein, als wolle er vermeiden, dass die innere Gereiztheit nach außen dringt. Manche reden etwas lauter als sonst.

3.2 Der Wind außen und der »Wind« innen

Warum werden wir bei diesem Unwetter so unruhig oder gereizt? Ist es die Angst vor Zerstörung? Als Realisten wissen wir, dass unser Haus schon ganz andere Unwetter überstanden hat. Es muss also etwas anderes sein.

Das Innere gerät durch das Äußere in Schwingung

Es ist die windartige Dynamik in unserem Inneren, sagt die Chinesische Medizin. Sie gerät durch den äußeren Wind in Schwingungen. Und das ist unheimlich. Das kann für manche sogar gefährlich werden, besonders dann, wenn sie innerlich »brodeln«, gleichzeitig aber starr und unelastisch sind. Aus China hört man, dass sich in windreichen Gegenden bei stürmischen Wetterlagen die Schlaganfälle häufen. Man achtet in diesem Land auf derartige Zusammenhänge.

Dieser Unruhestifter, der Wind, chinesisch »feng«, ist eine von den »fünf äußeren Krankheitsursachen«, die uns später noch beschäftigen werden (▸ Kap. 7 , Was krank macht): neben dem Wind sind das Nässe, Kälte, Trockenheit und Hitze.

3.3 »Wind« und die Yin-Yang-Spannung

Um bei unserem Beispiel zu bleiben: Wind draußen in der Natur und »Wind« im Inneren des Menschen, Makrokosmos und Mikrokosmos, meint bei den Chinesen viel mehr als nur eine bildhafte Redeweise. »Wind« ist nicht einfach ein Bild oder eine Metapher, mit der man bestimmte Zustände im Menschen veranschaulichen will. Das Wort bezeichnet vielmehr eine Art von Dynamik, die im Menschen in der gleichen Weise wirksam ist wie in der äußeren Natur.

Unbildlich gesprochen wäre das Windprinzip ein Bewegungsimpuls, der auf eine träge Masse trifft, um sie zu bewegen oder mitzunehmen. Im günstigen Fall entsteht eine ideale Yin-Yang-Partnerschaft, wie beim Segelboot, das sich auf den Wind einstellt und Fahrt gewinnt. Die zerstörerische Kraft des Windes zeigt sich erst, wenn Boot und Besatzung zu starr und unflexibel sind. Dann reißen die Segel, der Mast splittert oder das Schiff kentert – in jedem Fall geht hier die Einheit von Yin und Yang verloren.

> Zerstörerisch wird der Wind, wenn das Zusammenspiel zwischen ihm und der trägen Masse nicht mehr stimmt

Auf der mikrokosmischen Ebene lässt sich dieser Zusammenhang so darstellen: Nervöse Energie, Bewegungsimpulse – in chinesischer Terminologie: Yang – treffen auch hier auf eine träge Masse, nämlich Muskeln, Knochen, Blutvolumen – das Yin – um sie in Bewegung zu versetzen. Nun gibt es Menschen, die mit der Regulierung dieser Energien und Impulse Probleme haben, also verspannte, nervöse, übermotivierte Personen, auch Menschen, die im Alltag ständig Gas geben müssen, für die »Gelassenheit« ein Fremdwort ist. Menschen dieses Typs sind hoch gefährdet. Sie leiden, chinesisch gesprochen, unter einer Spielart von »innerem Wind«. Ihnen kann es passieren, dass sie durch Erregung, Wutanfälle oder sportlichen Überehrgeiz gleichsam ihr »Segelboot« zum Kentern bringen. Innerer Wind kann zum Schlaganfall führen.

3.4 Wechselwirkungen zwischen Mikrokosmos und Makrokosmos

Das Denken der Entsprechung in der Chinesischen Medizin hat eine weitere Konsequenz: Die Ähnlichkeit von innerer Natur des Menschen und äußerer Natur bringt Wechselwirkungen zwischen beiden Sphären hervor. Der äußere Wind erregt das Windartige im Menschen, wie vorhin am Beispiel eines Frühlingssturms beschrieben. Ein Mensch mit inneren Windproblemen kann durch stürmisches Wetter in dramatische Zustände geraten. Er kann aber auch an einer weniger gefährlichen Windkrankheit leiden und im Frühlingswind Heuschnupfen bekommen.

3

Der umgekehrte Weg, durch innere Gefühlsstürme das Wetter zu beeinflussen, liegt nicht in der Macht des Menschen. Aber der Mensch vermag etwas anderes. Er kann eine Atmosphäre erzeugen und damit in der psychischen Dimension die Wetterlage bestimmen. Der beschriebene Windtyp, um bei dem Beispiel zu bleiben, wird ein gespanntes oder gereiztes Klima um sich herum erzeugen. Wer in diesen »Makrokosmos« eintritt, dessen Mikrokosmos wird, bei entsprechendem Naturell, in eine gereizt-aggressive Verfassung geraten. Nicht anders wie beim physikalischen Klima.

Yin und Yang

© Springer-Verlag GmbH Deutschland, ein Teil von Springer Nature 2019
C. Schmincke, *Chinesische Medizin für die westliche Welt*,
https://doi.org/10.1007/978-3-662-59040-9_4

Yin-Yang drückt die Grundspannung aus, die nach chinesischem Verständnis die Welt im Innersten zusammenhält – und bewegt. Und so bewegen die chinesischen Ärzte das Yin-Yang der Dinge unablässig in ihren Köpfen und sehen in allem immer die 2 Seiten. Vielleicht haben ihre Aussagen deshalb oft so etwas Schillerndes. Einerseits – andererseits, auch das ist ein Yin-Yang.

4.1 Das Yin-Yang umgreift Arzt und Patient

Das dynamische Krankheitsverständnis der Chinesen wurzelt im Yin-Yang. Immer geht es um Widerstreit und Ausgleich zwischen etwas Bewegendem und etwas Beharrendem, zwischen kühlenden und wärmenden, abbauenden und aufbauenden Kräften im Organismus, zwischen hochsteigenden und absinkenden Tendenzen im Menschen.

Die Ärzte der traditionellen Richtung leben in ständiger Sorge um das innere Gleichgewicht ihrer Patienten. Ihr eigenes Yin-Yang schwingt dabei mit. Mancher Arzt wird, wenn er sich die inneren Prozesse seines Patienten vergegenwärtigt, ein leichtes Ziehen unter dem Nabel verspüren. Das Yin-Yang der Erkenntnis spielt sich nicht nur im Kopfe ab.

4.2 Nichts geht ohne Yin und Yang

Die Vorstellung von Yin und Yang kommt ursprünglich aus der Betrachtung der äußeren Natur, des Makrokosmos. Sonnenbeschienene und beschattete Seite eines Berges oder eines Flussufers sind die ältesten Bilder für Yin und Yang.

Wenn Yang als die aktive, Yin als die passive Seite eines Dinges genommen werden, dann soll damit natürlich keine Wertung ausgesprochen werden. Von Passivität geht die gleiche Kraft aus wie von Aktivität: Dies ist ein typisch chinesischer Gedanke.

Yin-Yang-Paare gibt es so viele, wie es Dinge oder Vorstellungen gibt: Alles hat ein Yin und ein Yang.

Yin und Yang sind auch ein wichtiges Ordnungsprinzip für die Einteilung der chinesischen Energiebahnen, der Meridiane (s. ▶ Kap. 14 , Akupunktur).

Beispiele für Yang und Yin

Yang	Yin
Hoch	Tief
Warm	Kalt
Hell	Dunkel
Tag	Nacht
Sommer	Winter
Oben	Unten
Außen	Innen
Spitz	Stumpf
Geben	Nehmen
Mann	Frau
Täter	Opfer
Trocken	Feucht
Weiß	Schwarz
Himmel	Erd

4.2.1 Beispiel Hell und Dunkel

Nun könnte man meinen, Yin und Yang bezeichneten lediglich einen logischen Gegensatz, wie z. B. den zwischen hell und dunkel. Was hell ist, kann nicht dunkel sein, ja, der Begriff »hell« ist geradezu sinnlos, wenn es nicht den Begriff »dunkel« gäbe. Doch die rein logische Beziehung, wie die zwischen Plus und Minus, spielt im chinesischen Denken nicht die übermächtige Rolle wie im Westen. Die Chinesen haben die Welt eher wie ein großes Kraftfeld gedacht, dem sich kein Ding entziehen kann. Hell und Dunkel liegen also, um im Beispiel zu bleiben, ständig miteinander im Kampf. Eine solche Formulierung strapaziert zwar unsere rationale Weltsicht, sie entspricht aber dem unmittelbaren Erleben. Die Sprache verrät es: Die Scheinwerferkegel durchschneiden die Dunkelheit, der Tag weicht der Nacht, das Licht vertreibt die Finsternis.

Hell und Dunkel liegen ständig miteinander im Kampf

4.2.2 Beispiel Tag und Nacht

Kosmische Ereignisse und Kreisläufe wie der Tag-Nacht-Zyklus werden im chinesischen Denken immer von der Welt der Lebewesen her verstanden und nicht vom Standpunkt unserer westlichen Astronomie. Für diese ist die Abfolge von Tag und Nacht eine ziemlich langweilige Angelegenheit: Eine Kugel dreht sich vor einer feststehenden Lichtquelle, das ist alles. Die Chinesische Medizin hat demgegenüber ein eher geozentrisches oder besser biozentrisches Weltbild: Die Erdbewohner sind es, deren Erleben uns den Schlüssel zum Verständnis der Himmelsvorgänge in die

Hand gibt. Und für die sind Tag und Nacht natürlich etwas sehr Aufregendes: Die Lebewesen empfangen das Licht von der großen Lebensspenderin, der Sonne, nicht milde und gleichmäßig, sondern zerhackt, wie über ein langsam gehendes Stroboskop.

Leben besteht aus einer ununterbrochenen Folge von Phasen der Aktivität und der Ruhe. Und die Ruhephasen sind nicht einfach Zeiten fehlender Aktivität, sondern dienen dem Aufbau. Alle Prozesse, die im Licht nicht ablaufen können, sind auf die Nacht verlegt: Erholung, Regeneration, Neuordnung. Sie befähigen die Lebewesen erst dazu, am anderen Tage wieder aktiv zu sein.

Während also Tag und Nacht auf der beleuchteten, sich drehenden Kugel der Astronomen mit mathematischer Gleichförmigkeit einander abwechseln, aber sonst nichts miteinander zu tun haben, sieht das für die Lebewesen ganz anders aus: Der Tag braucht die Nacht und die Nacht braucht den Tag. Ohne die Aktivität des Tages gibt es keine nächtlichen Prozesse und umgekehrt. Der Tag und die Nacht bestehen nicht jede für sich, sondern bringen sich wechselseitig hervor.

Die Aufteilung aller Aktivitäten und Ereignisse in eine vordergründige und eine hintergründige Hälfte, die einander gegenseitig bedingen, das ist Yang und Yin. An 3 weiteren Beispielen sei dies näher erläutert.

4.2.3 Das Yin-Yang des Feuermachens

Nehmen wir ein Grillfeuer. Die Kohle ist Yin, die Glut ist Yang. Die Aufgabe des Grillmeisters besteht darin, sich um das Gleichgewicht zwischen Yin und Yang zu kümmern, damit die Speisen gar werden und nicht verbrennen. Schwelt die Glut oder droht sie zu verlöschen, muss der Grillmeister Wind machen. Wind fördert das Yang. Nimmt die Glut überhand, muss er mehr Kohle, das ist Yin, aufhäufen, um die Glut zu ersticken. Oder er kann der Glut Kohle entziehen, um sie auszuhungern. Zur Not gießt er Wasser ins Feuer – Wasser fördert das Yin.

Irgendwann sind die Partner Kohle und Glut verbraucht, aber das Spiel geht weiter: Aus dem Yin-Resultat des Grillfeuers – dem Kohlendioxid und der Asche, der Erde also – wächst neues Holz. Es entsteht mit Hilfe der Yang-Kräfte des Wachstums. Die Yang-Wirkung des Grillfeuers ist eine fröhliche Grillparty. Wer weiß, welches Yin durch das Yang der Partygäste noch zum Tanzen gebracht wird!

Die nächtlichen Prozesse und die am helllichten Tag brauchen einander gegenseitig

4.2.4 Das Yin-Yang der Paarbeziehung

Der Mann ist Yang und die Frau ist Yin. Diese Zuordnung mag man gelten lassen, wenn man nicht vergisst, dass jedes Geschlecht jeweils viel vom andern Geschlecht in sich trägt. Treffen 2 Menschen aufeinander, die ein Paar werden sollen, dann lockt das Männliche des einen Partners das Weibliche des anderen hervor und umgekehrt. Das steigert sich von Mal zu Mal und geht immer im Kreis. Yin und Yang erzeugen sich gegenseitig.

Dieses Geschehen nennt man Flirt. Niemand weiß hinterher, wer eigentlich angefangen hat, nur eins ist sicher: Zwischen den beiden hat es gefunkt; das Yin-Yang hat angefangen sich zu drehen und beiden ihre Rollen zugewiesen. Ob sie verglühen – oder erkalten? Hoffentlich weder das eine noch das andere. Solange eine Erinnerung bleibt an den Anfang, solange sich keiner der Partner dem gemeinsamen Yin-Yang entzieht, weil er zu übermächtig oder zu schwach geworden ist, bringt das Rad sich immer wieder von neuem in Schwung und dreht sich weiter, sagen die Chinesen.

4.2.5 Das Yin-Yang der Atemwege

Die Struktur des menschlichen Organismus ist durchwirkt von Yin-Yang-Beziehungen. Der Geist ist Yang, der Körper Yin. Yang ist alles, was nach oben und außen treibt, Yin alles, was nach unten und innen zieht.

Der im Boden verwurzelte, aber freie und aufrechte Stand, wie wir ihn beim Qigong kennenlernen werden, verkörpert das ausgewogene Spiel von Yin und Yang eines Menschen. Auch die Herztätigkeit ist so zu begreifen: Sie besteht aus dem Rhythmus von Yang (Zusammenziehen) und Yin (Erschlaffung und Weitung).

Stehen, Herztätigkeit, Atmung – alles erfolgt im Spiel von Yin und Yang

Für die Atmung lässt sich ohne Mühe ein doppeltes Yin-Yang feststellen:
- Einatmen ist ein Yang-Vorgang, der Brustkorb weitet sich, eine Spannung baut sich auf, die beim Ausatmen (Yin) entladen wird. Diese Sicht entspricht der Erfahrung der Atem- und Körpertherapie: Das Yang des Einatmens macht den Menschen kontaktgeneigt nach außen, im Yin des Ausatmens zieht er sich gern in sich zurück.
- Die Atembewegung insgesamt lässt sich als eine Yang-Funktion begreifen, die gegen das Yin der natürlichen Atemwiderstände (Nasenöffnung, elastische Spannung von Lungengewebe und Bauchdecken) ankämpfen muss.

4

■ **Asthma**

Diese Rollenverteilung kann helfen, das Asthma zu verstehen: Wenn ein Hindernis, ein Fremdkörper oder Schleim, Yin also, die Yang-Bewegung der Atmung blockiert, wird ein zusätzlicher Yang-Impuls ausgelöst; der Mensch hustet. Eine Zunahme von Yin (Erhöhung des Atemwiderstandes) wird also durch eine Steigerung von Yang (Husten) beantwortet, bis sich das alte Gleichgewicht wieder eingestellt hat. Diese gleichsinnige Änderung von Yin und Yang ist Zeichen von Gesundheit.

Ganz anders bei Menschen mit Asthma

Hier findet man häufig eine Neigung zu übertriebenen muskulären Reaktionen, wenn die Vitalkräfte auf Hindernisse stoßen. Bei Verschleimungen gelingt ihnen daher nicht der befreiende Hustenstoß, es kommt vielmehr zum Krampf der Bronchialmuskulatur, damit zur Schleimstauung und zur Atemnot. Das Zusammenspiel von Yin und Yang der Atmung geht unter einem übersteigerten Yang verloren.

4.3 Dynamische Balance

Yin und Yang – einander entgegengesetzte Tendenzen, die sich wechselseitig hervorrufen und gegenseitig begrenzen, um die Einheit zu wahren. Auf die Beziehung des wechselseitigen »Hörens« und »Antwortens« kommt es an. Wenn eine der beiden Tendenzen überhandnimmt und sich verselbstständigt, zerreißt der Zusammenhalt.

Der Verlust der dynamischen Balance zwischen Yin und Yang

– das ist die einfachste und allgemeinste Krankheitsdefinition der Chinesischen Medizin. Sie liegt allen Diagnosen und Therapien, meist unausgesprochen, zugrunde.

Die Wandlungsphasen

© Springer-Verlag GmbH Deutschland, ein Teil von Springer Nature 2019
C. Schmincke, *Chinesische Medizin für die westliche Welt*,
https://doi.org/10.1007/978-3-662-59040-9_5

Wenn wir den Kreis der Yin-Yang-Bewegung so ausweiten, dass die Übergänge betont werden, wenn wir also der Schwarz-Weiß-Malerei des Yin-Yang gleichsam Farben hinzufügen, dann kommen wir zu den Wandlungsphasen.

5.1 Die 5 Elemente

Die chinesische Naturlehre beschreibt 5 Wandlungsphasen oder Elemente: Holz, Feuer, Erde, Metall und Wasser. Sie versinnbildlichen die einzelnen Bewegungsphasen eines großen kosmischen Umlaufs, der letztlich vom Prinzip der Polarität, dem Yin und dem Yang, angetrieben wird. Feuer repräsentiert den oberen, den Yang-Pol, Wasser steht für das Yin. Die anderen 3 Phasen stellen die Übergänge zwischen Yang und Yin dar (◘ Abb. 5.1).

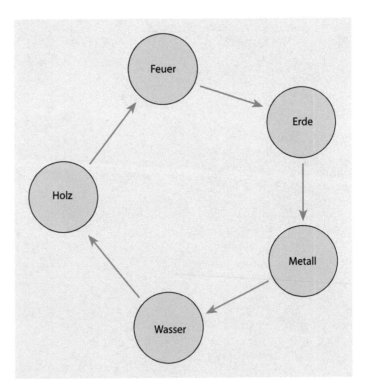

◘ **Abb. 5.1**   Die 5 Wandlungsphasen in ihrer natürlichen »Hervorbringungsreihenfolge«

5.2 Alles im Fluss

Sein ist in der chinesischen Weltbetrachtung ganz und gar Übergang. Jedes einzelne Ding, jede Gegenwart existiert nur als Atemzug zwischen einem Vorher und einem Nachher. »Das einzig Unwandelbare, das ist die Wandlung«, heißt es im Yijing.

Die Wandlungsphasen mit ihrer Polarität und ihren geregelten Übergängen errichten eine Art von Ordnung in dieser im Fließen befindlichen Erscheinungswelt. Jede Wandlungsphase bringt als ihr Resultat die nächste hervor. Eine Wandlungsphase setzt ein, blüht auf und geht dann mit Notwendigkeit in die nächste Wandlungsphase über.

Dies ist die sog. Hervorbringungsreihenfolge, die man sich folgendermaßen plausibel machen kann: Holz geht auf im Feuer, das Feuer wird zu Asche, gleich Erde. In der Erde wiederum bildet sich das Feste, das flüssig werden kann, das Metall. Die Verflüssigung des Metalls erreicht ihr Ziel in der Bildung von Wasser, und aus dem Wasser wachsen die Pflanzen und damit das Holz. Es ist ein Kreis ohne Anfang und Ende.

In den Jahreszeiten zeigt sich das Wesen der Wandlungsphasen besonders deutlich (◘ Abb. 5.2).

> Der Frühling trägt den Sommer in sich, der Sommer ist das Kind des Frühlings, der Herbst das Kind des Sommers

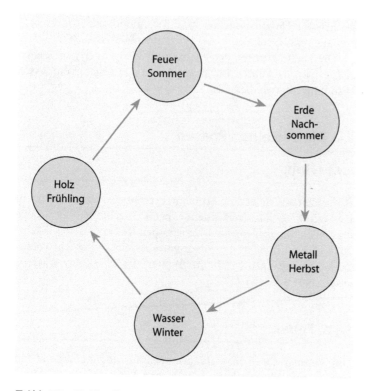

◘ **Abb. 5.2** Die Wandlungsphasen am Beispiel der Jahreszeiten

5.3 Innen wie außen

Die Wandlungsphasen geben eine Ordnung vor, die wir in der mikrokosmischen Dimension des menschlichen Organismus wiederfinden.

Der Makrokosmos ist die äußere Welt, die Natur, das Klima, die Jahreszeiten, der Kosmos. Der Mikrokosmos der Medizin ist die Welt des Menschen und die Welt im Menschen.

Der Organismus ist ein Resonanzgefäß der Vorgänge draußen

Den Zusammenhang von Makrokosmos und Mikrokosmos darf man, wie wir schon gesehen haben, nicht nur abbildartig verstehen. Die im Menschen wirkenden Kräfte sind weitgehend identisch mit denen, die den Kosmos Erde regieren. Beispielweise folgen äußerer Wind und innerer Wind dem gleichen Bewegungsprinzip: Dynamik bricht sich an Widerständen. Ebenso steht es mit dem Versumpfen und der Verlandung von stehenden Gewässern und der Verschlackung, die durch die »Feuchtigkeit« im Organismus hervorgerufen wird (s. ▶ Kap. 7, Was krank macht). Der gleiche Vorgang findet draußen in der Welt wie im Innern des Organismus statt. Dieses »Innen wie Außen« macht den Organismus empfänglich für die äußeren Einflüsse.

Zwischen dem Kosmos und dem Menschen stehen die Pflanzen. Sie sind den kosmischen Einflüssen ohne Entrinnen ausgesetzt. Ihr Dasein ist daher eine Art Abbild, ein Widerschein von Tag und Nacht, den Jahreszeiten, dem Wetter.

Die Veränderungen der Pflanzen im Wandel der Jahreszeiten sollen uns als Führer für einen ersten Durchgang durch die Wandlungsphasen dienen.

5.4 Die einzelnen Phasen

5.4.1 Holz

In der Zeit des Holzes, im Frühjahr, beginnt die Natur zu grünen. Der Wind, der alles Verbindende, heißt es, schmilzt den Schnee und macht die Felder grün. Die Knospen treiben aus, das machtvolle Hervorschießen der Pflanzentriebe zeigt, welch ein Potenzial vom vergangenen Jahr im Winter, der Phase des Wassers, gespeichert worden ist.

5.4.2 Feuer

Der Sommer: Die Triebe drängen zur Blüte und zur vollendeten Gestalt der Pflanze. In der Blüte entfaltet sich die Pflanzenart so deutlich, dass die Blüte und ihre Geschlechtsorgane den

Botanikern die Artbestimmung ermöglichen. Die in der Holzphase mit expansiven Eiweißen ausgestatteten Pollenkörner sind, vom Wind verbreitet, jetzt auf den Narben und bei den Fruchtknoten angekommen. Die Befruchtung beginnt.

5.4.3 Erde

Das Blühen hat ein Ende, die Frucht muss sich bilden. In der Erdphase wird geerntet. Es herrscht Überfluss. Die Zeit des Erntedankfests und der Gesänge.

5.4.4 Metall

Dann kommt der Herbst, die letzten Früchte und die Blätter fallen ab. Vorher war alles rot und gelb, jetzt herrscht die Kahlheit. Weiß ist in China die Farbe des Todes. Die Aktivität des Sommers beruhigt sich, der Ertrag des Jahres wird verteilt, der Winter wird vorbereitet.

5.4.5 Wasser

Der Winter hält Einzug. Die Früchte enthalten Samen, überall in der Erde stecken die Knollen, die Pfahlwurzeln sind mit Nährstoffen gefüllt, aber nichts regt sich. Die Kartoffel liegt im Keller, angefüllt mit biologischer Energie in Form von Stärke: geballte Kraft, die sich nicht entlädt, sondern wartet bis zum Frühjahr. Im Inneren tickt eine Uhr, irgendwann ist die Zeit da, die Keime treiben aus. Das neue Jahr beginnt.

Funktionskreise – die chinesische Organlehre

© Springer-Verlag GmbH Deutschland, ein Teil von Springer Nature 2019
C. Schmincke, *Chinesische Medizin für die westliche Welt*,
https://doi.org/10.1007/978-3-662-59040-9_6

Ein Herzstück der Chinesischen Medizin ist die Lehre von den Organen oder Funktionskreisen. Aber Vorsicht! Dieses Thema hat im Westen zu einiger Verwirrung geführt. Denn während Begriffe wie Yin und Yang, Qi und Xue unserer Kultur fremd sind und darum von sich aus dazu anregen, neue, eigene Bedeutungswelten zu erschließen, liegt die Sache bei der chinesischen Organlehre anders. Die chinesischen Organe tragen nämlich dieselben Namen, die auch unsere Anatomie verwendet. Sie klingen uns vertraut und bedeuten doch etwas ganz anderes.

6.1 »Organ« und »Funktionskreis«

Begriffe wie Herz, Niere oder Milz bezeichnen in der westlichen Medizin Gewebe festgelegter Gestalt mit bestimmten Aufgaben im Rahmen der Physiologie. Die Chinesische Medizin verleiht diesen Organen dagegen allgemeine psychosomatische Bedeutungen und Funktionen, weshalb es sich eingebürgert hat, nicht von »Organen« zu sprechen, sondern den Begriff »Funktionskreis« zu verwenden.

Das chinesische »Herz« entspricht eher dem Herzen unserer Umgangssprache oder der Sprache der Dichter als dem Gegenstand der Kardiologie. Wir sprechen von einem beherzten Jungen, wir sagen: Sie trägt ihr Herz auf der Zunge. Diese Aufgabe der Organnamen, bestimmte Wesensmerkmale des Menschen darzustellen, kommt dem chinesischen Organbegriff ziemlich nahe.

Wenn wir im Folgenden von »Organ«, »Leber«, »Herz« usw. sprechen, meinen wir immer, falls nicht anders angegeben, die Funktionskreise der Chinesischen Medizin.

6.2 Die Funktionskreise und die Wandlungsphasen

Die Bedeutung der Funktionskreise erschließt sich am leichtesten, wenn wir sie zu den vorher besprochenen Wandlungsphasen in Beziehung setzen (◖ Abb. 6.1). Die 5 Funktionskreise sind chinesischer Lehre zufolge:

- Leber-Gallenblase,
- Herz-Dünndarm,
- Milz-Magen,
- Lunge-Dickdarm,
- Niere-Blase.

Jede Grundfunktion wird also von 2 »Organen« repräsentiert, einem Yin- oder »Speicherorgan« und dem zugehörigen

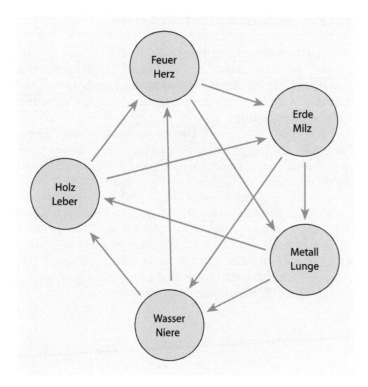

▫ Abb. 6.1 Die 5 Funktionskreise mit den zugehörigen Wandlungsphasen und den zwischen ihnen bestehenden Beziehungen (Mutter – Kind und Großmutter – Enkel)

Yang- oder »Durchgangsorgan«. Das Yin-Organ hat den seiner Grundfunktion entsprechenden Charakter gespeichert, das Yang-Organ vermittelt den »Durchgang«, den Kontakt zur Außenwelt.

Die äußeren Pfeile der Grafik geben die schon beschriebene organische Abfolge wieder: Ein Funktionskreis geht, wenn seine Bestimmung sich erfüllt hat, durch Verwandlung in den nächsten Funktionskreis über. »Die Mutter erzeugt das Kind«, sagen die Chinesen. Diese Sequenz wird im Deutschen meist als »Hervorbringungsreihenfolge« bezeichnet. Die inneren Pfeile geben eine zweite Beziehung wieder, die Kontrollbeziehung: Jeder Funktionskreis kontrolliert den übernächst folgenden. Es heißt: Die Großmutter kontrolliert (zügelt, lenkt) den Enkel. Die Umkehrung dieser Beziehung ergibt sich, wenn der Enkel so mit krankhafter Energie angefüllt ist, dass er sich gegen die Großmutter auflehnt. Die Großmutter wird schwach und kann den Enkel nicht mehr im Zaum halten.

JederFunktionskreis erzeugt den ihm folgenden, wie die Mutter das Kind

6.3 Die einzelnen Funktionskreise

Die »Milz« in der
Mitte vermittelt
zwischen den einander
gegenüberliegenden
Funktionskreisen

Für den folgenden Gang durch die Funktionskreise wählen wir statt der Anordnung der 5 Funktionen im Kreis diejenige Darstellung, bei der der Erdfunktionskreis Milz-Magen, seiner zentralen Aufgabe entsprechend, in der Mitte der 4 anderen Funktionen angeordnet ist.

Diese Flexibilität in der Darstellungsweise ist ein weiteres Beispiel für die Bereitschaft der Chinesen, Gegensätzliches gelten zu lassen und mal das eine, mal das andere zu bevorzugen. Wenn die beschriebenen mütterlichen und großmütterlichen Wechselbeziehungen dargestellt werden sollen, wird sinnvollerweise der fünfgliedrige Kreis gewählt. Geht es dagegen mehr um die polare Beziehung zwischen Leber und Lunge einerseits, Herz und Niere andererseits und um die zentrale Mittlerrolle der Milz, dann wird die Vier-Plus-Eins-Darstellung bevorzugt (◻ Abb. 6.2).In unserem Durchgang durch die Funktionskreise folgen wir der Bewegung der Wandlungsphasen im Uhrzeigersinn.

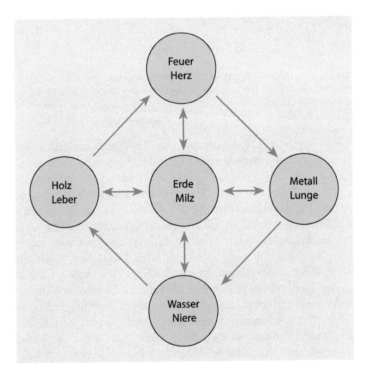

◻ **Abb. 6.2**   Die 5 Funktionskreise in der Vier-plus-eins-Darstellung, die Milz als Organ der Mitte

6.3.1 Leber (Holz)

Leber-Gallenblase sind, entsprechend dem Erwachen der Lebensaktivität im Frühjahr, zuständig dafür, Prozesse in Gang zu setzen. Entschlusskraft, Phantasie, Initiative gehören dazu. Die Leber ist der »Heerführer«, ihre Kraft zeigt sich in den strahlenden oder beherrschend blickenden Augen, sie regiert die Muskeln und Sehnen. Die Leber steuert die Dynamik des Qi. Dies nennen die Chinesen die Türangelfunktion der Leber: Leber und Gallenblase regeln, wann wie viel Energie mobilisiert oder zurückgenommen wird.

Im Weiteren wird der Leber die Funktion des Blutspeicherns zugeschrieben. Typisch für ihren expansiven Charakter ist das Rufen, die in die Ferne gerichtete Lautäußerung. Dem Aspekt des Werdens entspricht die Farbe grün. Wir finden sie bei den unreifen Früchten ebenso wie als Grundton des Frühlings.

Eine besondere Funktion der Leber, die glücklicherweise nur selten betätigt werden muss, ist das »Rauslassen«. Die energetischen Befreiungsschläge sind ihre Tat. Sie sind manchmal nötig, um innere oder äußere Widerstände zu überwinden, oder einfach, um Druck abzulassen. So, wenn der Körper im Abwehrkampf mit einer Erkältung Fieber erzeugt, desgleichen bei den Koliken, die der Körper braucht, um Hohlorgane frei zu machen. Auch wenn jemand »die Sau rauslässt« ist dies eine typische Leberaktion. Sie zeigt, auf wie schmalem Grat ein Mensch wandelt, der sich im Zorn entlädt. Es kann zu einem zerstörerischen Wutanfall führen, aber auch zu einem reinigenden Gewitter. Ob zerstörerisch oder befreiend, das hängt nicht zuletzt davon ab, wie die Leber im zügelnden Netzwerk der anderen Funktionskreise eingebunden ist (■ Abb. 6.3a).

> Kräfte wecken, Prozesse auslösen, ausbrechen, sind Äußerungen der Leber

6.3.2 Herz (Feuer)

Jeder Entwurf, jedes Drängen muss seine Vollendung finden; dies ist Sache des Funktionskreises Herz-Dünndarm. Das Herz ist der »Fürst, von dem richtungsweisender Einfluss ausgeht«, Ort des Verstandes und Herberge der Gefühle. Seine Funktion ist es, die vielfältigen Impulse und Erregungszustände so zu formen und zu kanalisieren, dass die Lebensäußerungen eine einheitliche Form erhalten, die der äußeren wie der inneren Realität Rechnung trägt.

Wenn man sagt: »Das Herz öffnet sich auf der Zunge«, dann ist die Zunge als Sprechorgan gemeint. Das Sprechen ist eine hohe Koordinationsleistung. Äußere Situation, Mitteilungsimpuls und Steuerung des komplizierten Sprechapparates müssen zusammenstimmen, damit sich Sätze bilden, die Gehör finden.

> Um die treffende Form zu finden, braucht es das Herz

Weiter gefasst unterliegt dem Herzen die gesamte Bewegungssteuerung wie auch die Regelung des Schlafes und des Träumens. Auch die feine Netzwerkstruktur der Meridiane gehört in die Kontrolle des Herzens. Das Lachen als Äußerung der Freude ist die dem Herzen zukommende stimmliche Äußerung. Die dem Herzen eigene Energie wird »Shen« genannt. Shen ist die Kraft, innere Welt und äußere Welt aufeinander abzustimmen und in eine gemeinsame Ordnung zu bringen. Das Shen wird gestärkt durch Schweigen. Es zeigt sich im situationsgemäßen Reden, durch Geschwätzigkeit wird es verschwendet (◘ Abb. 6.3b).

6.3.3 Lunge (Metall)

Loslassen, ausschwingen lassen, für Rhythmus sorgen, ist Sache der Lunge

Die Arbeit des Herzens ist Konzentration. Jedes Konzentrieren verlangt nach Pause, nach abschlaffen, loslassen und die Dinge treiben lassen können. Damit sind wir, mit oder ohne Umweg über die »Mitte« (Milz-Magen), beim Funktionskreis Lunge angelangt. Die Lunge gehört zum Herbst: Die Blätter fallen, das Leben stirbt ab, es heißt Abschied nehmen. Die der Lunge zugehörige Farbe ist weiß. In China trägt man bei Beerdigungen nicht schwarz, sondern weiß. Weinen ist die zugehörige, stimmliche Manifestation. Weinen entlastet die Lunge, es verweist auf die korrespondierende Emotion, die Trauer. Hauptfunktion der Lunge ist die Herstellung von Rhythmen. Der Rhythmus beruhigt die Impulsivität, er verteilt und verbreitet das Qi und er ist die Grundlage für die Schwingungsfähigkeit, von der der soziale Kontakt lebt. Als Kontaktorgan ist die Lunge, zusammen mit ihrem

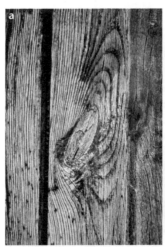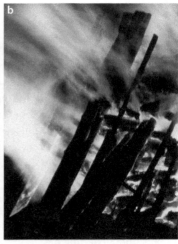

◘ **Abb. 6.3**   a Holz – die Wandlungsphase der Leber, b Feuer – die Wandlungsphase des Herzens

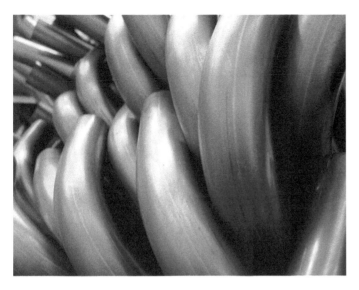

◘ Abb. 6.4 Metall – die Wandlungsphase der Lunge

Yang-Partner, dem Dickdarm, auch zuständig für die Funktion von Haut und Schleimhäuten und damit auch erster Angriffsort für Oberflächenbelastung, sei's im Psychischen, sei's durch Infekte. Die angeborene Stärke des Lungen-Qi ist an der Nase zu erkennen, an ihrer Form und ihrer Fähigkeit, die Luft wirkungsvoll ein- und ausströmen zu lassen (◘ Abb. 6.4).

6.3.4 Niere (Wasser)

Die von der Lunge begonnene Abwärtsbewegung setzt sich fort zur Niere. Die Niere ist Inbegriff allen Speicherns, Ort der gespeicherten Energien, der Erbanlage, auch dessen, was man gelernt hat und nicht mehr vergisst. Einer Lehre, die Lebensvorgänge v. a. vom Prinzip der Bewegung und der Verwandlung her begreift, muss es besonders wichtig sein, so etwas wie eine Speicherfunktion einzuführen. Die Getreidespeicher im alten China zeigen, worum es geht. Speichern heißt: Vitalpotenzial vom täglichen Konsum abzweigen und in einer Weise bewahren und beweglich halten, dass es künftigem Leben dient. Sexualität und Fortpflanzung haben als Funktionen der Niere in diesem Sinne mit Speichern zu tun.

Die Niere gehört zur tiefsten Körperschicht. Knochen, Gelenke, das von den alten Chinesen als »Knochenmark« bezeichnete Zentralnervensystem und natürlich auch die Harnorgane werden der Nierenfunktion zugerechnet. Die zugehörige stimmliche Äußerung, das Stöhnen, ist die Lautäußerung, die aus

Absinken lassen, speichern, bewahren, sind die Tätigkeiten der Niere

6

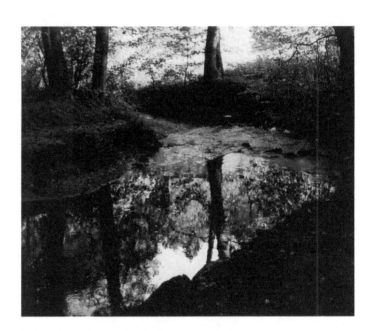

◘ Abb. 6.5   Wasser – die Wandlungsphase der Niere

der untersten Etage des Rumpfes nach oben dringt. Zur Tiefen-
schicht der Niere gehört das Dunkle, das Schwarze als Farbe des
Wassers in einer tiefen Bergschlucht (◘ Abb. 6.5).

6.3.5   Milz = Mitte

Aufnehmen und
zurückweisen, Trübes von
Klarem trennen ist die
Aufgabe der Milz

In der Mitte dieser 4 Funktionskreise liegt die Milz, mit allen
4 verbunden, um Ausgleich bemüht. In ihrem Funktions-
charakter gehört die Milz zur Erde. »Die Erde gibt und nimmt,
sie ernährt alle Wesen«. So ist die Milz zuständig für die Aufnahme von allem, was von Außen hereinkommt – Speisen,
Informationen, Gifte – und für deren Verteilung und Weiter-
verarbeitung. Sie hat diese Verteilungs- und Ausgleichsaufgabe
aber auch im Binnenverhältnis zu den anderen Funktionen.

Den Vorgang der Aufnahme und Verdauung stellten sich
die alten Chinesen so vor: Der Aufnahme vorausgeschaltet ist
zunächst eine Art Türhüter: Was darf herein, was wird zurück-
gewiesen? Das Nein-sagen-können bei Zumutungen kommt aus
der Kraft der Milz. Auch unsere Geschmacksorgane haben diese
Türhüterfunktion. Sodann erfolgt das Zerkleinern und das nach
unten Bringen in den Verdauungsbereich. Und als letzte Stufe
das Trennen von Trübem (Schlacken) und Klarem, das Ausscheiden des Trüben und Aufbewahren der klaren Energien
und Substanzen. Die Milz steht für das, was der Mensch überwiegend durch seine Nahrungsaufnahme im Laufe seines Lebens

erworben hat: das Fleisch und die Gewebe, die seine Körperumrisse ausmachen. Die Kraft und Entfaltung des Milz-Qi zeigt sich am deutlichsten in der Mundpartie: den vollen Lippen bei gut entfaltetem Milz-Qi, der scharf eingeschnittenen Mundfalte bei Hemmungen in diesem Bereich. Das Singen als stimmliche Manifestation entlastet die Milz von Irritationen, verlagert die Verarbeitung nach außen, verbindet mit der Welt. Das Singen ist Ausdruck der Lebensfreude und Vitalität, die uns eine gut arbeitende Milz-Magen-Funktion schenken (◘ Abb. 6.6). In ◘ Tab. 6.1 sind die wichtigsten Entsprechungen der Wandlungsphasen und Organe aufgelistet.

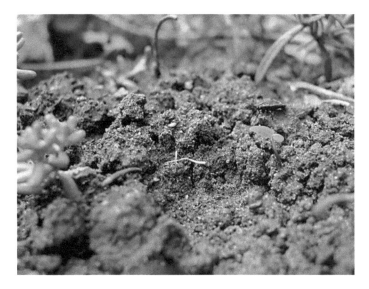

◘ **Abb. 6.6**   Erde – die Wandlungsphase der Milz

◘ **Tab. 1** Wandlungsphasen und Organe					
Wandlungsphase	Holz	Feuer	Erde	Metall	Wasser
Yin-Organ	Leber	Herz	Milz	Lunge	Niere
Geschmack	Saures	Bitteres	Süßes	Scharfes	Salziges
Lautäußerung	Rufen	Lachen	Singen	Weinen	Stöhnen
Farbe	Grün	Rot	Gelb	Weiß	Schwarz
Jahreszeit	Frühling	Sommer	Nachsommer	Herbst	Winter
Öffner	Augen	Zunge	Mund	Nase	Ohren
Gewebe	Sehnen, Muskeln	Blutgefäße, Meridiane	Fleisch, Fett	Haut	Knochen
Emotion	Zorn	Lust	Nachdenken	Kummer	Angst

6.4 **Krankheiten der Funktionskreise**

In der Vier-plus-eins-Darstellung bilden die 5 Wandlungsphasen oder Organe ein Kreuz. Auf der senkrechten Achse liegen die inneren Organe Herz und Niere, deren Zustand und
deren Yin-Yang-Verhältnis fundamental für die Person ist. Ein
Wissen davon steckt auch in unserem Ausdruck: »etwas auf Herz
und Nieren prüfen«. Es ist das Verhältnis zwischen Himmel und
Erde, Kopf und Bauch, Verstand und Sexualität, aber auch: Entfaltung der individuellen Persönlichkeit und Verwurzelung in
der Herkunft. Erkrankungen dieser Organe sind häufig von
ernsterer Natur. Hier wird man Psychosen eher dem Herzpol,
Hirn-Rückenmark-Erkrankungen eher dem Nierenpol zuordnen.

In der waagerechten Zone des Kreuzes liegen die Organe, die
sich täglich intensiv mit der Umwelt auseinandersetzen müssen,
also Leber, Milz und Lunge. Ihr großes Thema heißt Kommunikation. Sich öffnen und sich verschließen, sich einbringen und
sich zurücknehmen, aufnehmen, verarbeiten und ausscheiden,
sind die wichtigsten Unterthemen. Hier sind eher leichtere Störungen anzutreffen, Krankheiten, die den Kern der Persönlichkeit weniger in Mitleidenschaft ziehen.

Im Einzelnen sind den Funktionskreisen folgende Krankheiten zuzuordnen:

Funktionskreise von Krankheiten

- *Leber/Gallenblase:* Verkrampfungsneigung, nicht loslassen
  können der Schultern und Arme, Windempfindlichkeit,
  Neigung zu plötzlichen unpassenden Wutausbrüchen,
  Hitze im Kopf, anfallsweise gestaute Atmung und
  Beklemmungsgefühl am Rippenbogen, Bauchkrämpfe,
  Gallenerkrankungen, Sehstörungen, Kopfschmerzen
  in Scheitelhöhe, rasche Entwicklung von hohen
  Fiebertemperaturen bei Erkältungen, Einschlafstörungen.
  Menschen mit Leberproblemen können nicht warten. An
  der Kaufhauskasse oder im Stau auf der Autobahn werden
  sie nervös, bekommen ein Druckgefühl im Kopf oder auf
  der Brust. Sie neigen zu Übersprungshandlungen
- *Herz/Dünndarm:* Ungebremster Redefluss, Koordinations-
  schwierigkeiten, Sprachstörungen, Schlaflosigkeit,
  Durchschlafstörungen, Sucht, Konfusion, Manie, Psychose,
  Realitätsverlust, Demenz, Panikattacken, nachlassende
  Kraft der Sinnesorgane
- *Lunge/Dickdarm:* Atemwegserkrankungen, Dickdarm-
  erkrankungen, Störungen der Schleimhautsysteme
  allgemein, gestörter Tag-/Nachtrhythmus, Schwermut,
  Kontaktstörungen, Hautkrankheiten

- *Niere/Blase:* Urogenitalerkrankungen, chronisch kalte Füße, heiße Füße, Lendenschwäche, Lendenschmerzen, Ängstlichkeit, Impotenz, Unfruchtbarkeit, Schwäche der Beine, Frostigkeit allgemein, Gedächtnisstörungen, Erkrankungen der Knochen und des Knochenmarks, Erkrankungen des Zentralnervensystems
- *Milz/Magen:* Verdauungsstörungen, Müdigkeit, Überforderungszustand, Appetitstörungen, Gesichtsschmerzen, Grübeldepression, Verdauungs- und Aufnahmeschwäche, Gedunsenheit, Wassereinlagerungen.

6.5 Nachträge

6.5.1 Der Dreifache Erwärmer

Der Dreifache Erwärmer bezeichnet eine übergreifende Organfunktion, die zwischen den verschiedenen Etagen des Körpers vermittelt und ausgleicht. Auf die Theorie des Dreifachen Erwärmers kann hier nicht eingegangen werden. Für den praktischen Gebrauch hat sich eine vereinfachte Zuordnung bewährt: Der untere Erwärmer umfasst Niere, Blase, Geschlechtsorgane, Enddarm und die Beine; der obere Erwärmer Herz, Lunge und Arme; der mittlere Erwärmer die Verdauungsorgane. Die Leber steht zwischen unterem und mittlerem Erwärmer.

6.5.2 Die Funktion der Reinigung – der Darm

Die therapeutischen Erfahrungen der letzten Jahre nötigen uns, eine physiologische Funktion gesondert darzustellen, die für die Entstehung von Krankheiten wie auch für deren Behandlung von herausragender Bedeutung ist: die Funktion der Reinigung. Sie ist im System der Funktionskreise in erster Linie 2 Organen zugeordnet, Milz und Dickdarm. Die Milz hat ja neben der Nahrungsaufnahme und Assimilation auch die Aufgabe, zu klären und unerwünschte Substanzen auszusondern, wie oben beschrieben. Der Dickdarm ist für die Grenzflächen, für Haut und Schleimhäute zuständig, er scheidet aus. Die besondere Rolle des Darms wird auch in der westlichen Naturheilkunde betont. Sie prägte den Satz: »Der Tod sitzt im Darm« und entwickelte Methoden zur »Darm- und Säftereinigung« (F. X. Mayr).

Der Dickdarm gehört zum Funktionskreis Lunge und damit zur Wandlungsphase Metall. Als Yang-Organ ist er für Austauschprozesse mit der Außenwelt zuständig. Bei diesen Transportvorgängen werden Stoffe über Haut und Schleimhäute aufgenommen oder ausgeschieden. Diese stofflichen Prozesse bedingen eine besondere Nähe des Dickdarms zum Bereich des Xue (Blut, Säfte, s. Kap. 6, Qi und Xue). So zählt der Dickdarmmeridian auch in der Akupunkturlehre zu den Leitbahnen, die besonders reich an Xue sind. Die Filterung des Xue ist eine der wichtigsten Aufgaben des Dickdarms. Sie setzt einen funktionierenden Informationsfluss zwischen Blut und Darm voraus: In dem Maße, wie unerwünschte Substanzen in den zirkulierenden Säften erscheinen, wird die Ausscheidungsfunktion des Darms aktiviert. Störungen der zentralen Funktionsachse zwischen Blut und Darm sind außerordentlich häufig; sie gehören zum »Zivilisationssyndrom« des modernen Menschen. Sie bedingen das Zurückbleiben von trüber Hitze und Schleim im Organismus und sind dadurch (Mit-)Ursache zahlloser Krankheiten.

> Abführmittel fördern die Säftereinigung nicht. Sie überreizen die Darmschleimhaut und zerstören dadurch die funktionelle Verbindung zum Blut und zu den Säften.

6.6 Des Kaisers Depressionen – eine Geschichte

Zum Thema der Heilung einer Erkrankung der Leber durch Wut gibt es eine kleine Geschichte aus dem alten China.

Der Kaiser ist krank. Eine tiefe Depression hat ihn ergriffen, er isst nicht, trinkt nicht, schläft nicht, er lässt die Staatsgeschäfte ruhen und interessiert sich auch nicht mehr für seine 50 Frauen und Nebenfrauen. Die Spaßmacher des Hofes versuchen bis zur Erschöpfung, den Kaiser zu erheitern, die kaiserlichen Ärzte wenden alle Mittel der traditionellen Medizin an, alles vergebens. Da ertönt die Kunde von einem besonders weisen und berühmten Arzt, der im fernen Sichuan seine Kunst ausübt. Er wird gerufen. Der Arzt bespricht die Lage mit dem Sohn des Kaisers, dann lässt er sich den Kaiser zeigen. Der Kaiser liegt auf seinem Prunkbett im hintersten Gemach, die Haut ist leicht gelblich verfärbt, die einst machtvoll strahlenden Augen erloschen. Der Arzt erbittet vom Kaiser die gnädige Erlaubnis, am nächsten Tag um 4 Uhr wieder zu kommen, um dann die Behandlung durchzuführen. Der Arzt erklärt dem Sohn, die Behandlung sei schwierig und gefährlich, er möge ihm ein Pferd und Reiseproviant organisieren und das Pferd gesattelt vor dem Palast bereithalten. Am nächsten Tag um 4 Uhr – die Eunuchen kündigen die Zeit an, zu dem das Erscheinen des Arztes beschlossen wurde – ist der Arzt nicht da. Der Kaiser wartet. Es wird fünf nach vier. Kein Arzt in Sicht. Es wird halb fünf: nichts. Um viertel nach fünf springt die Tür auf, der Arzt tritt ein. Aber statt sich, wie zur Begrüßung üblich, auf die Knie zu werfen und mit der Stirn den Boden zu berühren, grüßt er den Kaiser mit einer lässigen Handbewegung, murmelt irgend etwas Unverständliches in seinen Bart, nähert sich dem Bett auf eine scheinbar hastige Weise, bringt mit den Füßen die kostbaren Decken und Tücher durcheinander und kann gerade noch beobachten, wie dem hohen Patienten die Zornesader auf der Stirn anschwillt und der Kaiser, in einem ungeheuren Wutanfall, aufspringt und nach der Wache ruft. Das Letzte hat der Arzt schon nicht mehr gehört, er hat seine Beine in die Hand genommen, ist aus dem Palast hinausgeeilt, hat sich aufs Pferd geschwungen und sich auf und davon gemacht. Der Kaiser befiehlt wutentbrannt seiner berühmten Leibwache, den Arzt zu verfolgen. Sein Sohn, der inzwischen den Plan des Alten durchschaut hat, bittet ihn händeringend, den Arzt ungeschoren zu lassen. Doch der Kaiser lässt sich seine Wut nicht ausreden. Der Arzt wird gefangen und auf Befehl des Kaisers wegen Missachtung der kaiserlichen Autorität schwer bestraft.

Und hier beginnt die Geschichte märchenhafte Züge anzunehmen. Der Arzt wird, und nur so ist die Wut des Kaisers zu befriedigen, in einen großen Topf mit siedendem Öl gesteckt. Dort kocht er 3 Tage und Nächte lang und der Lebensgeist verlässt ihn dennoch nicht. Da bittet er schließlich den Sohn des Kaisers, den Topf mit einem Deckel zu verschließen, damit er endlich sterben kann. Dieses Mittel führt dann zum Ziel. Der Kaiser dagegen war von Stund an geheilt und imstande, die Staatsgeschäfte mit Macht wieder in seine Hand zu nehmen.

Wir sehen: Dieser weise Arzt hat gewusst, dass in einer derart fortgeschrittenen Erkrankungsphase der Leber die normalen therapeutischen Bemühungen um eine Regelung des Leber-Qi nicht mehr anschlagen konnten, sondern das Notventil aktiviert werden musste. Wir sehen auch, die Behandlung der Großen verlangt Mut und Einsatz der Existenz. Nur ans Leben geht es bei uns zum Glück niemandem mehr.

Qi und Xue – Träger des Lebens

© Springer-Verlag GmbH Deutschland, ein Teil von Springer Nature 2019
C. Schmincke, *Chinesische Medizin für die westliche Welt*,
https://doi.org/10.1007/978-3-662-59040-9_7

Den Urelementen Yin und Yang entsprechen auf der Ebene des Organismus die Lebenskräfte Qi und Xue. »Qi« wird gemeinhin mit »Energie« übersetzt, für Xue gilt die Umschreibung »das Blut, die Säfte«. Beide treten stets gemeinsam auf und sind in unablässiger Verwandlung und Bewegung begriffen. Stockt der Fluss von Qi und Xue, kommt es zur Disharmonie oder gar zur Trennung zwischen ihnen, dann äußert sich dies als Krankheit.

7.1 Qi

Im Yin-Yang-Verhältnis zum Xue ist Qi das Treibende, das Anführende

»Qi« ist der zentrale Begriff der chinesischen Medizin. Er lässt sich nicht wirklich übersetzen. Das Qi ist Inbegriff aller dynamischen Vorgänge und Wechselwirkungen. Häufig gebrauchte Übersetzungen ins Deutsche sind: Energie, Lebenskraft, Atem, Tonus, Spannkraft, Tätigkeit, Funktion. Qi ist das, was zusammen mit dem Xue durch die Meridiane zirkuliert. Es treibt das Xue und führt es, hält es zusammen; das Xue setzt ihm wiederum einen Widerstand entgegen, macht es schwer, gibt ihm Durchschlagskraft, nimmt ihm Schärfe und Hektik. Zwischen beiden besteht ein Yin-Yang-Verhältnis. Das Qi entsteht durch die gemeinsame Tätigkeit von Lunge und Verdauungsorganen. Es gehört dem Inneren an (als Organ-Qi), zirkuliert aber auch – zusammen mit dem Xue – in den äußeren Leitbahnen (als Meridian-Qi) und dominiert als Abwehrkraft (Wei-Qi) die Außenschicht: Haut und Schleimhäute.

7.1.1 Das Qi der Organe

Das Qi ist also nicht nur die allgemeine Lebenskraft, sondern mit Qi werden auch die Leistungen der einzelnen Organe bezeichnet. Magen-Qi, Lungen-Qi, Abwehr-Qi usw. Die Leistungen des Magen-Qi z. B. sind Aufnehmen, Zwischenspeichern und das Nach-unten-sinken-Lassen aller Dinge, die »einverleibt« werden, also der Speisen und Informationen. Erbrechen ist eine Umkehrung des Magen-Qi. Es ist bedingt entweder durch eine Feuchtigkeits-Fülle, etwa bei verdorbenem Magen, oder durch einen Angriff des Leber-Qi auf den Magen.

Für das Qi wird eine 5-fache Wirkung beschrieben:
- es wärmt
- bewegt
- wandelt um
- hält zusammen
- hebt nach oben

7.1.2 Qi-Schwäche und Qi-Blockaden

Den Wirkungen entsprechend kann sich ein schwaches Qi äußern in Form von: geringer Lebenswärme, Bewegungsunlust, Stagnation von Prozessen der Umwandlung und Verdauung, Verlust (Nicht-Mehr-Halten-Können) von Vitalsubstanzen wie Schweiß oder Blut. Es kann sich in allgemeiner Schwäche und Hinfälligkeit manifestieren oder lokal in Organsenkungen.

Die Störungen des Qi umfassen neben der genannten Qi-Schwäche die Blockade des Qi-Flusses. Alle Schmerzerkrankungen sind Qi-Blockaden. Sie können bedingt sein durch Witterungsfaktoren im Sinne einer unmittelbaren Leitbahnblockade durch Wind, Kälte, Feuchtigkeit, aber auch durch psychische Faktoren. Aus solchen Blockaden entwickelt sich gerne eine Hitze, oder es sammelt sich, da auch Transport- und Austauschfunktionen (Milz) zum Erliegen kommen, pathologische Feuchtigkeit an.

> Schmerzerkrankungen sind Qi-Blockaden

7.2 Xue

»Xue« heißt Blut. In dem Begriff schwingt aber, ähnlich wie in unserer Umgangssprache, noch mehr mit als die rote Flüssigkeit der Medizin, die man analysieren und durch Transfusion übertragen kann. Wenn wir sagen: »A. hat einen blutleeren Vortrag gehalten« oder »K. ist ein Vollblutpolitiker«, dann meinen wir so etwas wie Substanz und Gewicht einer Person oder Sache. In diesem Sinne ist auch das »Xue« aufzufassen. Die Xue-Schwäche, eine der Erkrankungen des Xue, umfasst neben Anämie und Austrocknung der Gewebe auch eine eher psychische Saftlosigkeit und Blässe der Person.

7.2.1 Säfte als Träger von Nährstoffen und Feuchtigkeit-Schleim

Das Xue – das Blut, die Säfte – ist eine zentrale Kategorie der Chinesischen Medizin. Es umfasst letztlich alle in ständiger Bewegung und Umwandlung befindlichen Flüssigkeiten des Organismus. Die Säfte sind sowohl Nährsubstrat für den Aufbau von Geweben als auch Sammelbecken für krankhafte Prozesse und Substanzen (Schlacken, Feuchtigkeit-Schleim).

Hormone verteilen sich mit dem Xue im Organismus, bei Hormonstörungen ist deshalb immer das Xue im Ganzen betroffen. Der weibliche Zyklus besteht im Sammeln, Ausscheiden und Neuaufbau des Xue, und das alle 28 Tage. Im Zyklus spiegeln sich deshalb Xue-Erkrankungen am deutlichsten wider. Bei der Regelblutung, der »monatlichen Reinigung«,

> Xue: Blut – Saft. Im weiblichen Zyklus wird es monatlich ausgeschieden und neu aufgebaut

findet eine doppelte Ausleitung statt: Der Körper »entsorgt« Feuchtigkeit-Schleim, also unerwünschte Substanzen, und er befreit sich von Blut-Hitze.

7.2.2 Stauung des Xue und Bildung von Hitze

Xue-Stauung und Hitze finden sich sowohl bei Prellungen wie bei vielen Frauenleiden

Die Xue-Stauung, die pathologische Behinderung des Blut- und Säfteflusses, finden wir bei so verschiedenen Erkrankungen wie Prellungen, Knochenbrüchen, auch chronischen Schmerzen nach Schlagverletzungen, allen Formen von Periodenstörungen und Wechseljahrsbeschwerden, ferner bei venösen Stauungserscheinungen und bestimmten Formen von Depression. Auch innere Spannungen beeinträchtigen den freien Säftefluss.

Eine Hitze im Xue entwickelt sich oft aus der Stauung, sie kann aber auch durch Infekte, Gifte und Nahrungsmittel bedingt sein. Migräne und Furunkel können durch Xue-Hitze entstehen. Als weitere Beispiele seien Blutungsneigung, Darmentzündung, Mandelentzündung, Frauenkrankheiten, Unruhezustände und Angina pectoris genannt. Mit »Feuchtigkeit«, »Schleim« und »Hitze-Feuchtigkeit« (»trübe Hitze«) werden unterschiedliche Aggregatzustände von Schlacken, also unerwünschte Substanzen bezeichnet. (s. Kap. 7, Was krank macht). Dagegen meint der Begriff »Blut-Hitze« einen krankhaften Funktionszustand des Xue: Blut und Säfte sind in ihrer Bewegung und ihrer Stoffwechselaktivität »überhitzt«; die Bildung von Zellen und der Aufbau von Geweben gehen überhastet, ungeordnet vonstatten; chaotisches Wachstum der Blutkapillaren führt zu Blutungen.

7.3 Qi und Xue im Krankheitsfall – der Muskelhartspann

Der Muskelhartspann, die Myogelose, mag als Beispiel für das Zusammenwirken von Qi und Xue bei der Krankheitsentstehung dienen.

7.3.1 Das Krankheitsbild

Die Erkrankung beginnt häufig auf der Qi-Ebene. Ob eine schmerzhafte Muskelsteife aufgrund von Zugluft oder eine psychisch bedingte Verkrampfung Ursache ist – der Qi-Fluss ist blockiert. Damit verschlechtert sich die Blut- und Lymphzirkulation, es entwickelt sich also eine Xue-Stauung mit unguten Folgen für die Muskulatur: Die Zufuhr ernährender Stoffe stagniert ebenso wie der Abtransport von Stoffwechselschlacken. Es kommt, chinesisch gesprochen, zur Ansammlung von Feuchtig-keit-Schleim. Die schlechte Ernährungslage der betroffenen Muskulatur führt zur Zerstörung von Zellen, die wiederum Ent-zündungsreaktionen – Hitze – nach sich zieht. Aus Sicht der TCM ist Entzündung grundsätzlich eine Verzweiflungstat des Blockadebrechers Leber. Sie soll schadhaftes Gewebe abbauen und durch einen verstärkten Blut- und Lymphfluss gewebliche Abbauprodukte neutralisieren und abtransportieren.

Interessanterweise liegen auch unseren Krankheits-bezeichnungen Vorstellungen wie die von Qi und Xue zugrunde. »Muskelhartspann« meint den blockierten Kräftefluss, also das Qi, »Myogelose« bezeichnet dagegen die Schlackenansammlung aufgrund der gestörten Zirkulation, somit das Xue. »Gel« in »Myogelose« entspricht dem chinesischen Schleim.

»Muskelhartspann« meint einen blockierten Kräftefluss, »Myogelose« eine Ansammlung von Schlacken

7.3.2 Die Therapie

Auch wenn in der Akupunkturlehre Punkte beschrieben werden, die eine bewegende Wirkung auf das Xue haben, so ist sie doch, ebenso wie das Qigong, in erster Linie auf das Qi bezogen. Das Xue wird, meist unausgesprochen, mitbewegt. Ganz anders die Arzneitherapie. Hier existieren ganze Gruppen von Arzneien, die unmittelbar auf das Xue Einfluss nehmen. Diese Arzneien wer-den z. B. bei Frauenleiden eingesetzt.

Die Akupunktur zielt eher auf das Qi, die Arzneimittel erreichen auch das Xue

Am Muskelhartspann lässt sich beispielhaft zeigen, wie verschiedene Therapieverfahren eingesetzt werden können. Wenn die Muskelverkrampfung noch frisch ist, die Krank-heit sich sozusagen noch in der Qi-Phase befindet, kann das Problem mit Akupunktur, manuellen Methoden und Wärme aus der Welt geschafft werden. In dem Maße aber, wie sich die Störung stofflich, d. h. im Säftebereich, ver-festigt hat, reichen diese Anwendungen oft nicht aus. Jetzt müssen Arzneirezepturen verordnet werden, die »Schleim umwandeln«, also Schlacken ausscheidungsfähig machen und die Zirkulation anregen, damit mit dem Xue auch das Qi wieder fließen kann.

Krankheitslehre

Inhaltsverzeichnis

Was krank macht – die Frage nach den Ursachen

© Springer-Verlag GmbH Deutschland, ein Teil von Springer Nature 2019
C. Schmincke, *Chinesische Medizin für die westliche Welt*,
https://doi.org/10.1007/978-3-662-59040-9_8

Die Frage nach den Ursachen der Krankheiten beschäftigt die Medizin seit ihren Anfängen. Wer die Ursache kennt, kann die Krankheit besser verstehen. Er lernt vielleicht, wie sie zu vermeiden ist, und er wird versuchen, Mittel zu entwickeln, mit denen man ihr »kausal«, d. h. von den Ursachen her, beikommen kann.

8.1   Krank durch ungesunde Lebensweise

Die Menschen im alten China hatten andere Gesundheitsprobleme als wir

Die Chinesische Medizin unterscheidet 2 große Gruppen von Krankheitsursachen. Die 1. umfasst all die Gesundheitsgefahren, die durch unvernünftige Lebensweise, falsche Ernährung, Vergiftungen usw. heraufbeschworen werden. Sie waren dem Heilkundigen des alten China ebenso geläufig wie dem modernen Allgemeinmediziner, und haben Ärzte zu allen Zeiten veranlasst, ihre Patienten entsprechend aufzuklären und zu ermahnen. Freilich waren die Menschen nicht zu allen Zeiten und an allen Orten dieselben. Es gibt daher Unterschiede in der Auffassung darüber, was als gesund und was als schädlich zu gelten hat. So auch zwischen dem alten China und dem modernen Europa.

Ein Beispiel: Seit jeher nehmen Ermahnungen zu sexueller Zurückhaltung einen wichtigen Platz in den Gesundheitsbüchern Chinas ein. Dahinter stand, zumindest in klassischen Zeiten, keineswegs eine engherzige Sexualmoral. Geraten wurde zur Mäßigung. Zu häufige sexuelle Aktivität wurde als Gesundheitsrisiko erster Ordnung angesehen, das die Nierenenergie verbraucht, zu Siechtum und Auszehrung führt und das Leben verkürzt. Diametral entgegengesetzt sind die Ratschläge von Medizinern und Psychologen im heutigen Europa: Die Menschen sollen sich sexuell ausleben, weil das ihre Vitalität erfrischt und das Leben verlängert. Derartige Unterschiede in der Bewertung gesundheitlicher Risiken sind uns ein Beleg dafür, dass die Menschen im alten China tatsächlich anders geartete gesundheitliche Probleme hatten als wir heutigen Europäer.

Umso eindrucksvoller ist es, dass diese Kultur in ihrer frühen Epoche eine Systematik der Krankheitsursachen hervorgebracht hat, die wohl überzeitlich gültig ist, weil sie sich auf allgemeine Bewegungsgesetze der Natur stützt: die 5 Wandlungsphasen. In das System der Wandlungsphasen sind auch die krankheitsverursachenden Faktoren eingebettet, die zusammen eine der Säulen der chinesischen Krankheitslehre bilden.

8.2   Systematik der krankmachenden Faktoren

Krankheitsfaktoren sind Kräfte, die normalerweise nichts Feindliches haben

Als Krankheitsfaktoren werden Kräfte bezeichnet, die normalerweise im natürlichen Lebensmilieu des Menschen mitspielen und dabei auch gar nichts Feindliches haben. Nur dann, wenn

Abgrenzungsfähigkeit und Abwehrkraft des Menschen darniederliegen, ändern diese Kräfte ihr Gesicht und gefährden die Gesundheit.

Die Systematik unterscheidet im Wesentlichen 2 Typen von Faktoren.

- Die 5 überfordernden Witterungseinflüsse oder Witterungsübel als äußere Faktoren
- Die 5 emotionalen Krankheitsursachen als innere Faktoren

Zwischen den Witterungsübeln und den emotionalen Faktoren gibt es vielfältige Verbindungen; sie sind paarweise, ihrem Charakter entsprechend, je einer Wandlungsphase zugeordnet.

Wie der Organismus mit den Witterungseinflüssen umgeht, ist entscheidend

Die chinesische Systematik der Krankheitsursachen – Porkert spricht von Agenzien der Krankheit – ist für Menschen aus dem westlichen Kulturkreis zunächst befremdlich. (Agenzien sind die Wirkkräfte, die die Krankheit nicht nur auslösen, sondern weiter in ihr präsent bleiben.) Dass emotionale Faktoren Krankheiten bedingen können, ist uns zwar in gewisser Weise vertraut. Es wird ja seit Sigmund Freud auch in der medizinischen Wissenschaft grundsätzlich nicht mehr bestritten. Das Wetter hingegen wird allenfalls als leichtgängiges Gesprächsthema ernst genommen oder als Randbedingung in die Urlaubsplanung einbezogen. Wenn uns hier die chinesische Sichtweise zu einer neuen Aufmerksamkeit verhilft, dann werden wir vielleicht wieder entdecken, wie sehr unsere aktuelle Gestimmtheit von Atmosphärischem abhängt, und zwar nicht nur vom Gefühlsklima, sondern tatsächlich vom Wetter.

Die folgende Darstellung der Krankheitsursachen mit den zugehörigen Funktionskreisen, beides geordnet nach der Abfolge der 5 Wandlungsphasen, kann als ein Grundschema der chinesischen Pathologie bezeichnet werden (◘ Abb. 8.1).

Zur Erläuterung dieses Schemas bieten wir einen erneuten Rundgang durch die 5 Wandlungsphasen an. Dabei liegt uns besonders daran, auf ein Grundprinzip der chinesischen Krankheitstheorie hinzuweisen, das leider in vielen Darstellungen unterschlagen wird. Sowohl Witterungseinflüsse als auch Gemütsbewegungen gehören zum Leben. Eine gleichmäßige Wetterlage ohne jede Schwankung von Temperatur und Feuchtigkeit, ohne Luftbewegung lähmt das Leben. Das gleiche gilt für eine stets lauwarm temperierte Stimmungslage ohne Höhen und Tiefen. Leben braucht Anregung. Erst wenn diese äußeren oder inneren Einflüsse den kritischen Punkt erreichen, wenn der Freund zum Feind wird, erscheint die Krankheit am Horizont.

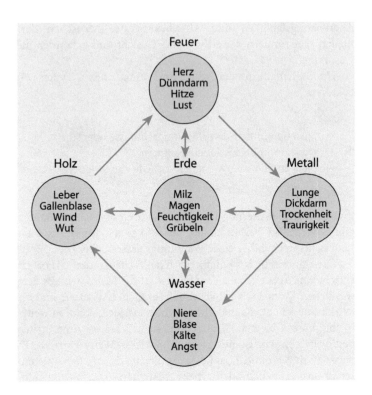

■ **Abb. 8.1**   Schema Pathologie

Wie man sich diesen Umschlag – von der Anregung über die Herausforderung zur Überforderung – vorzustellen hat, das wird im Kap. 8 (emotionale Krisen) im Detail dargestellt. Hier zunächst nur die Erläuterung des Schemas selber.

8.2.1 **Holz**

■ Wind

Zum Holz und damit zum Funktionskreis Leber/Gallenblase gehört der Wind. Der sanfte Wind, die milde Brise belebt und erfrischt. Zum Krankheitsverursacher wird der Wind, wenn er nicht anregt, sondern aufregt. Wind kann Unordnung, Übererregung, Chaos der Energien erzeugen. Der Körper wehrt sich durch Anspannungen, Verkrampfungen. Besonders anfällig auf Wind reagieren Menschen, deren Abwehr (das Wei-Qi) schwach ist oder die Probleme mit dem Funktionskreis Leber haben, die also ihre Energien nicht zwanglos entfalten und steuern können, sondern zu Blockaden und Überreaktionen neigen. Diese

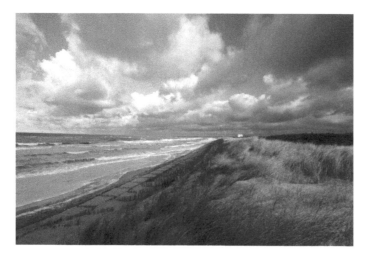

Abb. 8.2 Wind als Krankheitsfaktor: ein Unruhestifter. (© mowitsch – Fotolia.com)

Krankheitsbereitschaft wird als versteckter Wind bezeichnet. Durch äußere Windeinflüsse kann ein versteckter Wind freigesetzt werden. Wer zu Verkrampfungen neigt, bekommt durch Zugluft leichter einen steifen Hals. Äußerer Einfluss und innere Bereitschaft wirken zusammen (Abb. 8.2).

■ Wut

Ein gemäßigtes Aggressionspotenzial ist notwendig, damit wir uns in der Welt Geltung verschaffen können. Ist dieses Potenzial zu groß, wird es zu einem inneren Druck, den wir nicht mehr kanalisieren können, dann staut sich etwas. Es entsteht Wut, eingeengte Aggressivität, die den Leberfunktionskreis vollends durcheinanderbringt und uns auf Dauer selbst zerstört. Diese gestaute Aggressivität erzeugt nämlich eine innere Hitze, die sich schließlich in Anfällen, ganz unabhängig von psychischen Auslösern, entlädt. Die Chinesen sprechen von »innerem Wind«, der das Leber-Yang urplötzlich zum Hochschlagen bringt. Schlaganfälle und andere dramatische Ereignisse können die Folge sein. Wir sehen, aggressive Energien von innen und Wind von außen haben die gleichen Auswirkungen: In niedriger Dosierung beleben sie und machen aktiv. Sie schaffen dagegen Unordnung und führen zu Energieblockaden und unangemessenen Ausbrüchen, wenn sie den Qi-Organismus und insbesondere die Gestaltungskräfte der »Leber« überfordern.

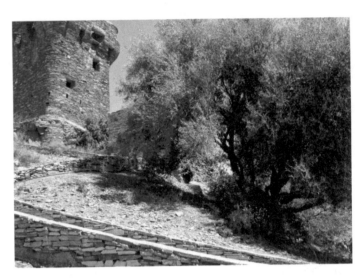

▢ Abb. 8.3   Hitze im Übermaß betäubt. (© Guillaume Besnard – Fotolia.com)

8.2.2 Feuer

◾ **Hitze**

Die Hitze macht beweglich und stimuliert. Im Übermaß führt sie zur Konfusion, zu Benommenheit, Herzbeschwerden, Unfähigkeit einen kühlen Kopf zu bewahren. Hier ist das Herz gefordert. Sein Shen soll die Hitze bändigen, wird aber überfordert, wenn die äußere Hitze ein klares Denken und Handeln unmöglich macht (▢ Abb. 8.3).

◾ **Lust, Freude**

Die gestaltende Tätigkeit des Herzens bereitet Freude. Das Feuer der Rede verleiht dem, der spricht, Lust: der Mensch genießt seinen Erfolg. Wird die Lust zu groß, dann hebt der Mensch ab, er wird euphorisch, er will nie mehr zurück in die Mühsal der irdischen Arbeit. Er benutzt Stimulanzien, Rauschmittel. Sie sollen die Lust verewigen, zerstören aber die Voraussetzung für das Aufblühen lustvoller Gefühle. Wir meinen die jedem Menschen eigene Balance von Lust und Unlust, die den Kern der Persönlichkeit bildet. Denn auch das Herz-Qi kommt nur dann zur Vollendung, wenn es sich von der Lust des Gelingens verabschiedet und den Abstieg zur Nüchternheit der Erde antritt.

8.2.3 Metall

◾ **Trockenheit**

Trockene Luft, das schafft zunächst Raum für die Atmung. Übermäßige Trockenheit aber zerstört die Oberflächen, die für den

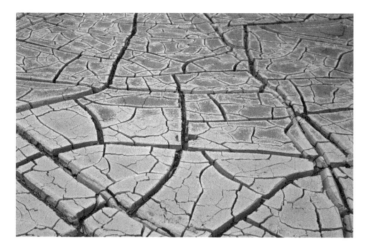

■ Abb. 8.4   Extreme Trockenheit greift Haut und Schleimhäute an

Austausch sorgen, die Haut, die Schleimhäute. Sie führt zu Dürre und Erstarrung. Kommunikation gelingt nicht mehr, im Inneren sammelt sich Hitze.

Trockenheit gibt es bei uns selten, nur in staubiger Umgebung oder durch falsch eingestellte Klimaanlagen stellt sie sich ein. Die Herbstwinde in Peking indes können so austrocknend sein, dass die Haut aufplatzt, wenn man sich ihnen aussetzt (■ Abb. 8.4).

■ **Traurigkeit, Kummer**

Trauer muss sein; sie gehört zum Abschiednehmen und zu jeder Art von Loslassen. Die dauernde, unaufhörlich auf dem Menschen lastende Traurigkeit jedoch macht starr. Der Trauernde atmet nicht mehr frei; er nimmt am Lebensspiel nicht mehr teil. Die Lunge verlernt, sich zu entfalten, im Inneren entsteht Hitze.

Jeder Verlust verlangt ein Abschiednehmen. Ob es auf Zeit ist, wenn ein Freund verreist, oder für immer, bei Trennung oder Tod – es geht um ein Loslassen, um das schmerzhafte Kappen der Verbindungsfäden mit der Welt. Wer weiterleben, wer wieder auf den Boden kommen will, muss zu einem solchen grausamen Schnitt imstande sein, damit er sich nicht aus Sehnsucht (oder aus Sorge) verzehrt.

8.2.4 Wasser

■ **Kälte**

Kühlung tut gut. Sie erfrischt, bremst auch die Überaktivität. Ohne kühlende Einflüsse und Funktionen würden die Warmblütler ihre Energien rasch verbrauchen und früh erlöschen. Kälte

8

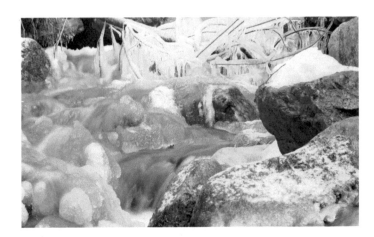

◘ Abb. 8.5 Übergroße Kälte führt zu Erstarrung und bringt Schmerzen. (© Stana – Fotolia.com)

konserviert, macht haltbar. Sie kann aber auch eine zu starke Energiebremse sein. Die kalten Füße machen es fühlbar, sie verhindern den Kontakt zur Erde. Die Vitalwärme wird erstickt, die Potenz erlischt, die Blase meldet sich, die Abwehr ist gelähmt. Kälte isoliert, Verbindungen werden zerstört. Verbindungen im Organismus genauso wie die zwischen den Menschen. Kälteblockaden sind die schwersten. Sie führen zu den schlimmsten Schmerzen (◘ Abb. 8.5).

■ **Angst**

Rücksichtnahme, Anerkennung des anderen, das Gefühl der Scham, wenn man jemanden verletzt hat, sind der Angst verwandt. Auch der Respekt vor höher stehenden Personen, die Achtung der Kinder gegenüber Erwachsenen sind Tugenden der Niere. Wenn aber die Haltung der Demut entwurzelt wird, weil ein Gegenüber fehlt, kehrt sich Ehrfurcht in Furcht, Demut in Angst um. Auch ein ewig schlechtes Gewissen kann Ausdruck von Angst sein. Angst und Furcht lähmen die Mobilisierung der Vitalität. Sie machen starr, machen leblos. Die Starrheit wiederum führt zum Zittern. Wie man sich in solchen Zuständen fühlt, gibt unsere Sprache in einer Reihe von Ausdrücken sehr anschaulich wieder: Der Mensch zittert wie Espenlaub, er kriegt kalte Füße, es rieselt ihm kalt den Rücken hinunter. Und schließlich rutscht ihm das Herz in die Hose. Darm und Blase verlieren dabei ihre Haltekraft, die Niere produziert Unmengen von Wasser.

8.2.5 Erde

- Feuchtigkeit, Nässe, trübe Hitze, Schleim

Das leicht Feuchte ist die elementare Beschaffenheit der Erde. Nur eine leicht feuchte Erde hat die Durchgängigkeit und die Aufnahmefähigkeit, die sie für ihre Aufgabe braucht. Nimmt die Feuchtigkeit überhand, durch Nebel, Wasser, feuchtigkeitsreiche Nahrungsmittel, ist die Erdkraft überfordert. Die Milz kann das Übermaß an Dingen, die aufgenommen wurden, nicht mehr verarbeiten. Schlacken sammeln sich an. Schlacken verhindern den Fluss, sie verstopfen alles. Der Mensch wird müde, gedunsen, hat keinen Appetit. Auch das Gegenteil wird beobachtet: Der Mensch leidet unter Heißhunger, weil die inneren Versorgungskanäle durch die Feuchtigkeit verstopft sind. In manchen Fällen sucht der Organismus sich über Durchfälle zu entlasten.

Die Dauerüberforderung der Milz und ihrer Klärungskraft, die zum Zumüllen des Organismus führt, ist ein Grundübel der wohlhabenden Gesellschaften. Dabei sind es nicht nur Nahrungsmittel, Alkohol und Gifte, die die Milz strapazieren. Ihre Fähigkeit, die anfallenden Dinge nach wichtig und unwichtig, klar und trüb, zu sortieren, wird ebenso sehr beansprucht durch Fernsehen und die 1000 anderen Einflüsse, die unter dem Begriff Reizüberflutung zusammengefasst werden.

Der Organismus wehrt sich und versucht, die störenden Substanzen beiseite zu schaffen. Dabei entsteht Hitze, die sich wiederum mit der Feuchtigkeit verbindet. Das Resultat ist »Hitze-Feuchtigkeit« oder »trübe Hitze« – ein allgegenwärtiges Krankheitsübel unserer Zeit. Andauernde Behinderung der Qi-Bewegung durch ungeklärte Stoffe zwingt die Milz zu einer Notlösung: Das Trübe und Feuchte wird beiseite geräumt und auf Deponien gebracht, dorthin wo es den Vitalfluss am wenigsten stört. Es lagert sich als »innerer Schleim« in Form von Knoten, Schwellungen, Gefäßverkalkungen, Schlackenansammlungen überall im Organismus ab.

Der »innere« oder »versteckte Schleim« hat eine große Bedeutung in der chinesischen Krankheitslehre. Kurzfristig schafft dieses »Unter-den-Teppich-Kehren« wieder Raum für den Qi-Fluss. Die Müdigkeit vergeht. Aber es drohen Langzeitrisiken. Neben der von der Peripherie zum Zentrum fortschreitenden Verstopfung der Transportwege für die Säfte bergen diese Deponien – komprimierte, unbewältigte Reste der Klärungsfunktion – die Gefahr, eigene, krankhafte Aktivitäten zu entfalten. Die Deponie fängt an zu schwelen und zu brennen. Es ist die Aktivität von abgespaltenem Leben. Drüsenfunktionen

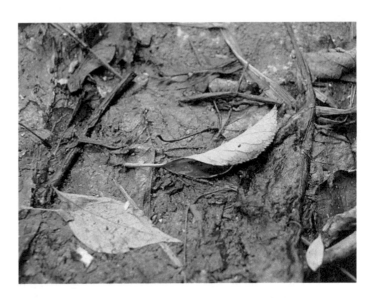

◘ Abb. 8.6   Feuchtigkeit kann zu Versumpfung und zu Verschlackung führen. Sie ist in unserer Zeit als Krankheitsfaktor allgegenwärtig

entziehen sich der übergeordneten Regelung, Zellwachstum gerät außer Kontrolle (◘ Abb. 8.6).

■ Denken, Grübelei

Den Arbeitsanfall bewältigen, den Stapel wegarbeiten, den Garten umgraben, mit sich ins Reine kommen – das ist die Regsamkeit der Milz. Wenn sie sich verselbständigt, wenn sie zu keinem Resultat kommt, sich vielmehr immer um die gleichen Probleme im Kreise dreht, nennen wir das Grübelei. Sorgen, geistige Aktivität ohne Ergebnis, das macht die Milz krank, so wie umgekehrt eine überforderte Milz gern die Energien des Organismus an diese fruchtlose Geistesaktivität bindet.

Dabei dreht sich das der Milz zugeordnete Grübeln eher um das eigene Wohlergehen, die Gesundheit, die eigene wirtschaftliche Lage. Das Kreisen um sich selbst macht den Menschen unzugänglich für Einflüsse von außen.

Emotionale Krisen – die Psychodynamik der Wandlungsphasen

© Springer-Verlag GmbH Deutschland, ein Teil von Springer Nature 2019
C. Schmincke, *Chinesische Medizin für die westliche Welt*,
https://doi.org/10.1007/978-3-662-59040-9_9

Es besteht eine strukturelle Verwandtschaft zwischen den äußeren – den klimatischen, man kann auch sagen immunologischen – und den inneren, den emotionalen Krankheitsfaktoren. Trotzdem ist es angebracht, hier beide gesondert zu behandeln. Denn die Gefährdungen von innen verlangen nach anderen Abwehrstrategien als die von außen.

9.1 Durch Krisen Stabilität erlangen

Im vorangegangenen Kapitel wurden die 5 inneren und die 5 äußeren krankmachenden Faktoren beschrieben. Ihre Züge finden sich in den Störungsbildern wieder, die sie hervorrufen. Die Sequenz Anregung → Herausforderung → Überforderung gibt die Skala zunehmender Gefährdung des Organismus wieder.

Wie gelingt es den krankmachenden Faktoren, die Funktionsbalance des Organismus in einer Weise zu stören, dass sich schwere Krankheiten entwickeln? Wie wehrt sich der Organismus? Welche Chancen hat er, seine Integrität zu bewahren?

Definition: Krise

Die Gefahrenzone, die den Umschlag von einer Herausforderung in eine Überforderung markiert, nennen wir Krise. In der Krise ist der Ausgang immer offen; es kann also auch schief gehen. Grund, alle Kräfte zu mobilisieren. Krisenfähigkeit ist eine der wichtigsten Definitionen für Gesundheit.

Das richtige Timing finden im Übergang von einer Emotion zur nächsten

Besonders kritisch sind die Übergänge zwischen den Wandlungsphasen. Wenn der Mensch sich von einer emotionalen Verfassung dauerhaft und ganz gefangen nehmen lässt, diese sich sozusagen verabsolutiert, dann verfehlt er den Übergang von einer Wandlungsphase zur nächsten. Die festgehaltene Phase lädt sich übermäßig auf und kann dadurch im Wiederholungsfalle zum Krankheitsfaktor werden. Indem der Mensch in einer emotionalen Verfassung verharrt, bringt er die lebendige Wandlungsfolge aus dem Gleichgewicht.

Solange diese Fehlreaktion noch frisch und nicht durch Wiederholung zur Gewohnheit geworden ist, besteht die Chance, aus eigener Kraft den Übergang zu finden. Man erlebt diesen Vorgang als Krise, die die falsche Selbstgewissheit ins Wanken bringt und damit den Weg zur Wandlung öffnet.

9.2 Das Stocken der Wandlungsbewegung beheben – 5 Krisen

9.2.1 Holz-Leber-Zorn – der Chef

Eine wichtige Arbeit steht vor der Vollendung. Nehmen wir die Organisation einer Veranstaltung. Pläne werden gemacht, Mitarbeiter eingeteilt; die Zeit drängt. Der Chef sitzt nachts im Büro. Wo sind die Einladungen? Zum Teufel, wer war das? Alles falsch. Die wichtigsten Gäste fehlen, Ort und Zeit unklar formuliert, und das Layout! Unmöglich. Immer wieder dieser X. Der X wird was erleben. Der Chef merkt wie sein Blutdruck steigt. Er verspürt einen Druck auf der Brust, sein Atem geht schwer. Dem X wird er was erzählen. Vielleicht muss man ihm kündigen. Während er sich schon mit dem Rausschmiss des Herrn X befasst, fällt ihm ein, was für ein kreativer und humorvoller Mitarbeiter X ist. Und ganz neu in der Firma! Er beschließt, ihm noch einmal genau zu erklären, worauf es ankommt und was er zu tun hat. Während er am Computer sitzt und um die treffenden Formulierungen ringt, verraucht sein Zorn (◘ Abb. 9.1a).

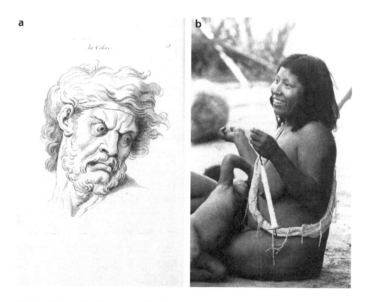

a

b

◘ **Abb. 9.1   a** Der Zorn braucht die Kräfte der Gestaltung (Charles Le Brun, Expression des passions de l'âme: La Colère, 17. Jh., Musée du Louvre, Paris; © Foto RMN/Musée du Louvre Paris/Daniel Arnaudet/Vertrieb bpk Berlin). **b** Auch im Zustand der Freude ist man gefährdet. (Aus: J. Müller-Schneck u. a., Indianische Hoffnungen: Vielleicht sind wir doch Brüder, Wuppertal 1983, © Jürgen Müller-Schneck)

Hier haben 2 gute Kräfte den kritischen Übergang von der Holz- in die Feuerphase gefördert: 1. Während der Chef über den Rausschmiss von X nachdachte, tat es ihm schon leid. Die Trauer über den vorgestellten Verlust von X gehört zum Metall. Das Metall der Lunge bändigt das Holz der Leber, wie oben beschrieben. 2. Mit der ausführlichen Erklärung dessen, was Aufgabe von X sein sollte, hat der Chef seine Leitungsfunktion wahrgenommen und ist damit auf eine vorbildliche Weise von der Drangphase des Holzes in die Gestaltungsphase des Feuers übergetreten.

9.2.2 Feuer-Herz-Euphorie – der Künstler

Der Auftritt war ein großer Erfolg. Der Künstler schwebt auf einer Wolke des Glücks. Eigentlich sollte er jetzt zur Tagesarbeit zurückkehren. Aber es ist so schön hier oben. Ansprüche der Realität wehrt er mit Übermut oder Arroganz ab. Ein Gläschen Wein hätte er jetzt verdient.

Doch irgendwann holt ihn eine Regung wieder auf den Boden zurück. Die Griechen nannten es Furcht vor dem Neid der Götter. Vielleicht war es aber auch nur die Bemerkung eines Kritikers. Er weiß, er muss das Hamsterrad der Wandlungsphasen wieder ganz unten bedienen, damit es ihn eines Tages mit Glück wieder nach oben trägt. Der Alltag geht weiter (◘ Abb. 9.1b).

Gerade noch einmal geglückt: das Abseilen aus der Feuerphase der Lust. Ein gefährlicher Ort. Viele stranden hier. Die Abhängigkeit von euphorisch machenden Drogen droht hier ebenso wie die Flucht in eine Traumwelt, in der es keine Mühsal gibt. Auch hier hat die Großmutter geholfen: Die Furcht im Glück entspricht dem Wasser, das das Feuer bändigt.

9.2.3 Metall-Lunge-Kummer – die Trauernde

Ihr Mann hat sie verlassen. Sie ist traurig. Sie geht nicht mehr unter die Leute. Sie möchte tot sein. Ihre Resignation bewirkt, dass sie anderen Leuten zur Last fällt. Endlich hören die besorgten Freunde auf, sich um die Trauernde zu bemühen. Sie merkt, dass sie ganz allein ist und wagt den Absprung. Sie lässt los, fällt – und landet bei sich selbst. Sie lernt, auf den eigenen Füßen zu stehen (◘ Abb. 9.2a).

Auf den Boden kommen, sich wiederfinden, etwas Neues beginnen: Auch der Übergang von der Metall- in die Wasserphase gelingt nur über ein Loslassen. Loslassen kann ein Mensch, der vertrauen darf, dass er nicht im Nichts landet, sondern auf festem

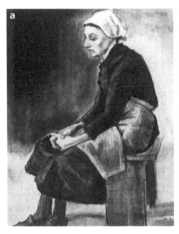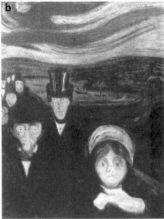

Abb. 9.2 **a** Der Kummer enthält die Chance, zu sich selbst zu finden (Vincent van Gogh, Frau auf einer Bank sitzend, 1883; © Kröller-Müller Museum, Otterlo). **b** Auch Angst ist eine notwendige Emotion (Edward Munch, Angst, 1894; © The Munch Museum/The Munch Ellingsen Group/VG Bild-Kunst, Bonn 2014)

Boden. Dies nennen wir Urvertrauen. Es entsteht meist in der frühesten Kindheit aus der Erfahrung, dass die Eltern bedingungslos Ja sagen zur Existenz des Kindes. Die Verwurzelung in der Herkunft ist ein wichtiges Thema der Wasserphase, bei der die verlassene Frau jetzt angelangt ist.

9.2.4 Wasser-Niere-Angst – der Lehrling

Der Lehrling soll zum Chef. Wahrscheinlich hat er wieder etwas falsch gemacht. Er hat Angst, ein Leeregefühl unten im Bauch. Mit weichen Knien lässt er die Strafpredigt des Chefs über sich ergehen. Doch dann macht der Chef einen Fehler. Er lässt sich zu einer hämische Bemerkung über das Elternhaus des Lehrlings hinreißen. Plötzlich keimt Wut in dem »Versager« auf. Er weist den Chef in seine Schranken und verlässt hoch erhobenen Hauptes das Zimmer (■ Abb. 9.2b).

Wenn die Existenz, in diesem Falle die soziale Existenz konkret von außen bedroht ist, schlägt die Angst um in eine Art von Wut. Der Mensch wehrt sich. Wir sprechen von »todesmutigem Einsatz«. Wir wissen, dass Ratten, in die Enge getrieben, dem Verfolger an die Gurgel springen. Der Übergang von der Wasser- in die Holzphase vollzieht sich oft als ein dramatischer Umschlag. Nur so lässt sich an dieser Stelle der stockende Lebenskreislauf wieder in Gang bringen.

9.2.5 Erde-Milz-Grübelei – der Sachbearbeiter

Es muss aufgeräumt werden. Berge von Akten liegen auf dem Tisch. Zum Glück ist genug Zeit vorhanden. Der Sachbearbeiter grübelt: 5 Sortierstapel und bis zu 7 Unterstapel müssten reichen. Große Skrupel, hin und her überlegen, auf welche Stapel die Schriftstücke gehören. Die Zeit vergeht, die Papierberge wachsen, der Angestellte dreht sich im Kreise, sein Kopf ist benebelt. Plötzlich ruft der Chef an: In einer Stunde will er das Ergebnis der Aufräumaktion sehen. Der Sachbearbeiter gerät unter Druck. Jetzt sieht er: Die meisten Papiere gehören sowieso in die hinterste Ablage oder in den Zerreißwolf. Er sucht sie raus, für den Rest reichen 7 Abteilungen (◨ Abb. 9.3).

Hier hat der Kontrolleur der Erdphase – die Großmutter, Holz-Leber – dem ewigen Hin- und Herräumen und Grübeln ein Ende gemacht, und siehe da: Es funktioniert. Sogar die Ausscheidungsfunktion wird wieder aktiviert.

Der Übergang von einer Wandlungsphase zur nächsten
kann den Menschen in Krisen führen. Gut beraten ist, wer sich der Wandlungskraft des Phasenrades überlässt. Dann wird er erleben: die Mutter schiebt, das Kind zieht, die Großmutter reguliert, auf dass das Rad sich in die richtige Richtung dreht.

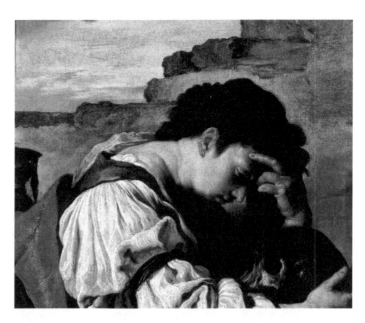

◨ **Abb. 9.3**   In der Grübelei muss der Mensch zur funktionierenden Ausscheidung zurückfinden. (Domenico Fetti, Die Melancholie, um 1618–1623?, © Musée du Louvre, Paris)

Und wenn der Mensch die Krise nicht bewältigt, wenn er sich in einer Wandlungsphase verfängt? Dann entsteht irgendwann eine krankhafte Aufladung oder Labilität der betroffenen Funktion, die später auf andere Funktionskreise übergreift. Daraus können schließlich, über Wechselwirkungen mit den im Folgenden zu besprechenden Immunentgleisungen, schwere chronische Krankheiten entstehen (s. ▶ Kap. 17, Krankheiten).

Witterungsbedingte Krisen – die Immunologie der Chinesen

© Springer-Verlag GmbH Deutschland, ein Teil von Springer Nature 2019
C. Schmincke, *Chinesische Medizin für die westliche Welt*,
https://doi.org/10.1007/978-3-662-59040-9_10

Die psychosomatische Sichtweise von Krankheiten hat in der westlichen Medizin seit langem ihren festen Platz. Entsprechend offen ist der Westen gegenüber allem, was die Chinesische Medizin zum Thema Emotionalität und Krankheit zu sagen hat. Viel schwerer ist es freilich, schulmedizinisch geprägten Menschen den immunologischen Teil der chinesischen Krankheitslehre nahe zu bringen. Das ist verständlich, denn was die chinesischen Ärzte des Shang han lun zu diesem Thema vor 2000 Jahren herausgefunden haben, stellt unser medizinisches Weltbild einigermaßen auf den Kopf. (Zum Shang han lun, einem grundlegenden Werk der TCM, s. die Ausführungen im Abschnitt »Geschichte der chinesischen Medizin«.)

10.1 Die Erkenntnis des Shang han lun

Die entscheidende Erkenntnis des Shang han lun lautet
Ein großer Teil unserer chronischen Erkrankungen entwickelt sich auf dem Boden von »banalen« Infekten, die nicht »erfolgreich« zu Ende geführt wurden.

Ein Infekt kann Keimzelle schwerster Erkrankungen werden

Genau wie bei den psychisch bestimmten Gesundheitsstörungen geht es auch in der Immunologie um Krisen, in denen die Integrität des Organismus auf dem Spiel steht. Auch hier ist die Krise der Ort von Weichenstellungen: Sie kann der Beginn einer Krankheitsentwicklung sein, aber auch Motor der Gesundung.

Die Zumutung für den westlichen Mediziner liegt in der Behauptung, dass der »einfache« Infekt keine »Bagatellerkrankung« darstellt, wie es immer heißt, sondern Keimzelle schwerer und schwerster Erkrankungen werden kann. Den Zusammenhang zwischen Erkältung und chronischer Krankheit kennt auch die westliche Naturheilkunde. Dort heißt es, der Mensch benötige Kinderkrankheiten oder Infekte der Atemwege mit Husten, Schnupfen, Heiserkeit als Immuntraining und als »Großreinemachen« der Körpergewebe (◘ Abb. 10.1).

Folgende Merkmale kennzeichnen den »gesunden« Infekt:

Der »gesunde« Infekt soll
- einem bestimmten Zeitplan folgen,
- mit einer hinreichenden Aktivierung der Körperfunktionen, etwa in Form von Fieber, verbunden sein,
- zu Reinigungsprozessen wie produktivem Schnupfen oder Husten führen,
- Ein Gefühl der Erfrischung und Regeneration hinterlassen.

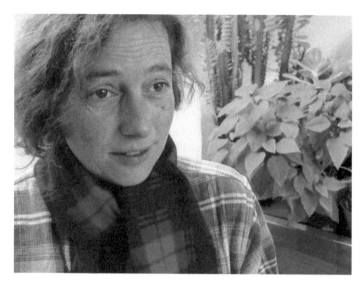

◘ Abb. 10.1　Erkältungen brauchen die Bereitschaft, sie auszutragen

10.2　Immunologische Schichtenmodelle

10.2.1　Die Erfahrungen der DECA-Ärzte

Es waren Fritz Friedl und andere Ärzte der DECA (Gesellschaft für die Dokumentation von Erfahrungsmaterial der Chinesischen Arzneitherapie), die sich mit der Infektthematik seit über 30 Jahren intensiv auseinandergesetzt haben. Die Gesellschaft wurde 1988 mit dem Ziel gegründet, die Erforschung und empirisch gestützte Neuformulierung der chinesischen Arzneitherapie zu etablieren. Bei der eingehenden Untersuchung von Krankheitsverläufen fanden sie einige bemerkenswerte Zusammenhänge zwischen Infektverhalten und Krankheitsentstehung.

Zusammenhänge zwischen Infektverhalten und Krankheitsentstehung

- Menschen mit chronischen Krankheiten haben oft ein verändertes Infektverhalten.
- Erkältungen wie Husten, Schnupfen oder Halsentzündung entwickeln sich abweichend vom »normalen« Verlauf.
- Häufig sind 2 Muster zu beobachten: Infektstarre (Erkältungen in den letzten Jahren werden verneint) oder chronisch schwelende Infekte, die »nicht richtig herauskommen«.
- In den Jahren vor Ausbruch der Erkrankung machen diese Menschen zunächst eine Phase gehäufter Infekte durch.
- Anschließend folgen typischerweise Monate oder Jahre, in denen die Infektauseinandersetzungen nachlassen, bis schließlich die Diagnose Multiple Sklerose oder Colitis ulcerosa oder Rheuma gestellt wird, um 3 Beispiele zu nennen.

10.2.2 Die 3 Erkrankungsstadien

Wie lassen sich die Beobachtungen der DECA-Ärzte aus Sicht der chinesischen Abwehrlehre erklären? Wie entstehen chronische Erkrankungen aus »banalen« Infekten? Die chinesische Tradition hat in den letzten 2000 Jahren verschiedene Schichtenmodelle entwickelt, die uns helfen können, Licht in diese Zusammenhänge zu bringen. Am bekanntesten ist das Sechs-Schichten-Schema des Shang han lun, mit dem wir uns hier allerdings nicht näher beschäftigen können.

In der therapeutischen Praxis der DECA-Ärzte hat sich die Vorstellung von 3 Erkrankungsstadien bewährt:

- Frühphase des Infektes: Die Abwehrenergie, Wei-Qi, wird herausgefordert
- Der ausgewachsene Infekt, die Krise: Das Wei-Qi mobilisiert die Körperabwehr und die Schleimhautfunktionen
- Der nicht ausgeheilte Infekt, die unbewältigte Krise: Der aufgeschobene Konflikt wandert in die Tiefe und lässt die immunologische Steuerung entgleisen

Für die 3 Stadien gelten unterschiedliche Zeitskalen. Stadium 1 rechnet man in Stunden, Stadium 2 in Tagen und Stadium 3 in Monaten und Jahren. Die Stadien 1 und 2 bilden zusammen die 4 Phasen des akuten Infektes, die sich aus der organischen Folge der Funktionen Aktivierung, Mobilisierung, Ausscheidung und Regeneration ergeben. In diesen Stadien fällt die Entscheidung, ob die Infektkrise bewältigt und zu Ende geführt wird oder ob unbewältigte Reste bleiben – mit allen Konsequenzen für die langfristige Gesundheit. Ihrer großen Bedeutung wegen werden wir uns mit diesen Erkrankungsphasen eingehender beschäftigen.

10.3 Der Infektverlauf

10.3.1 Wei-Qi – die Abwehrenergie

Am Anfang jedes Infekts befällt eines der oben beschriebenen Witterungsübel – bei uns hauptsächlich Wind, Kälte und Feuchtigkeit – die Außenschicht des Menschen. Dort findet die Auseinandersetzung mit der Abwehrenergie, dem Wei-Qi statt. Das Wei-Qi hat die Aufgabe, derartige Irritationen an der

Oberfläche zu halten, um die tieferen Schichten des Organismus zu schützen. Wenn es dem Wei-Qi nicht gelingt, das Witterungsübel zu neutralisieren, dringt dieses weiter in die Tiefe und löst dort zunächst heftige Abwehrprozesse aus.

Das Wei-Qi ist Teil des Lungen-Qi. Sein Wirkungsbereich umfasst alle Oberflächen, d. h. Haut und Schleimhäute; es versorgt das zwischen den Meridianen liegende Gebiet.

Das Wei-Qi

reguliert die Abwehrfunktionen, regelt Porenweite, Hautdurchblutung, Stellung der Oberflächenhärchen und ist damit imstande, atmosphärische Schwankungen, die den Körper belasten, abzufangen.

■ Das Wei-Qi im Rhythmus von Tag und Nacht

Es gibt eine alte sehr plastische Beschreibung, wie das Wei-Qi im Tageslauf seinen Ort wechselt. Am Abend, heißt es, zieht sich das Wei-Qi, nachdem es den Tag über die Körperoberfläche beschützt hat, ins Innere des Körpers zurück, um in der Nacht die inneren Organe zu pflegen. Der Ort dieses Zusammenziehens und Eindringens in die Tiefe ist der Punkt Bl 1 im inneren Augenwinkel. In dem Augenblick, in dem das Wei-Qi von außen nach innen strömt, schließen sich die Augen, der Mensch schläft ein. Beim Erwachen nimmt das Wei-Qi den umgekehrten Weg. Bei Nacht ist der Mensch also ungeschützt; er muss sich zudecken, um sich nicht zu erkälten.

Das Wei-Qi zieht sich beim Einschlafen ins Innere des Körpers zurück

Bei Schlafstörungen

verwendet man gern eine Akupunkturmethode, die auf diesen Mechanismus einwirkt. Sie benutzt die Punkte Bl 62 und Ni 6.

■ Das Frühstadium des Infekts

Der Infekt »fliegt den Menschen an«, er fühlt sich unwohl, fröstelt, spürt vielleicht ein leichtes Kratzen im Hals, ein Kribbeln in der Nase, manchmal auch leichte Weichteil- oder Gelenkschmerzen. Evtl. kündigt sich mit einer beginnenden Temperaturerhöhung auch schon ein Fieber an. In jedem Fall besteht ein deutliches Krankheitsgefühl. Wenn der Mensch die Signale seines Körpers ernst nimmt, sagt er alle Verpflichtungen ab, zieht sich zurück, hält sich warm, isst wenig.

In der Auseinandersetzung mit dem Witterungsübel kommt es zur pathologischen Aufladung des Wei-Qi. Dies zeigt sich außer in den beschriebenen Symptomen in einem neu aufgetretenen dünnen, weißen Zungenbelag und an die Oberfläche verlagerten Pulsen. Grundsätzlich gilt: Der Puls ist meist in der

Durch das »Öffnen der Oberfläche« kann es gelingen, den Infekt im Frühstadium zu vertreiben

Schicht anzutreffen, in der das Qi gerade kämpft (s. Kap. 10, Diagnostik). In diesem frühen Stadium gelingt die vollständige Ausheilung des Infekts leicht. Durch das »Öffnen der Oberfläche« mit Hilfe chinesischer Arzneirezepturen, mit erwärmenden Hausmitteln, anderen schweißtreibenden Maßnahmen oder über bestimmte Akupunkturpunkte werden die Poren geöffnet und die Störung wird nach außen geleitet. Wenn diese Behandlungen früh genug erfolgen, können sie den Infekt innerhalb weniger Stunden vollständig vertreiben. Dadurch lässt sich der Übertritt der Erkrankung in das Folgestadium vermeiden.

10.3.2 Der ausgewachsene Infekt – produktive Krise des Immunsystems

Dem sich entfaltenden Infekt muss man seinen Lauf lassen

Das ausgesprochen therapiefreundliche Frühstadium der Erkältung ist in wenigen Stunden, manchmal Minuten, unwiederbringlich vorüber. Danach treibt die Entwicklung in die verschiedenen Phasen des ausgewachsenen Infekts, für die der Körper deutlich mehr Zeit beansprucht. Dabei ist der Zeitrahmen mehr oder minder festgelegt. Wenn der Volksmund sagt, eine Erkältung dauert mit Behandlung eine Woche und ohne Behandlung 7 Tage, spricht daraus die nüchterne Erkenntnis, dass sich die beim Infekt ablaufenden Prozesse nicht abkürzen lassen. Warum? Erstens muss, chinesisch gesprochen, das Abwehr-Qi für die anstehenden Auseinandersetzungen die Säfte, das träge Xue, mobilisieren. Aus Sicht des westlichen Immunologen wird die humorale und zelluläre Abwehr aktiviert. Zweitens geht die Abwehrtätigkeit des Immunsystems in Arbeitsschritten vonstatten, die nach Art einer Prozesskette aufeinander folgen wie Kochen-Essen-Abwaschen im Haushalt. Jeder Schritt ist erst möglich, wenn der vorhergehende abgeschlossen ist.

10.4 Modell der gesunden Immunreaktion am Beispiel der Erkältung

Abweichungen von der Norm lassen sich nur erkennen, wenn die Norm bekannt ist. Im Folgenden wollen wir deshalb das Vierphasenmodell eines typischen »gesunden« Infekts darstellen, wie es sich in den Jahrmillionen der Evolution entwickelt hat. Die diesem Modell entsprechenden Verläufe sehen wir natürlich nur dann, wenn der erkältete Mensch immunologisch gesund ist und wenn er sich so verhalten kann, wie es ihm Körpergefühl und Instinkt nahe legen.

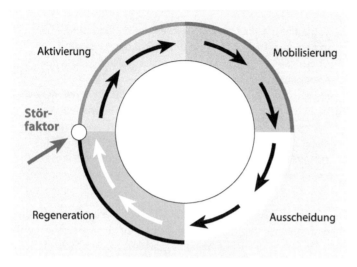

Abb. 10.2 Vierphasenschema der Entzündung. Die Grafik demonstriert die Kreisform des Prozesses. Anfangs- und Endpunkt fallen zusammen

Vier Phasen der Entzündung (◻ Abb. 10.2)
Aktivierungsphase: Die Abwehrenergie Wei-Qi wird wachgerüttelt, Haut und Schleimhäute laden sich energetisch auf. Hauptbeschwerden sind Kälteempfindungen, Körperschmerzen und Krankheitsgefühl. Diese Phase haben wir oben gesondert behandelt, weil es in diesem Frühstadium des Infektes noch ein Zurück gibt
Mobilisierungsphase: Der Infekt führt zu einer Mobilisierung von Abwehrzellen und -stoffen. Die Lymphströme werden gesteigert, die Schleimhäute schwellen an. Schnupfen und Husten sind zunächst noch wässrig oder trocken. Eine belegte Atmung stellt sich ein, der Appetit lässt nach. Beim Magen-Darm-Infekt treten Unwohlsein oder Bauchschmerzen hinzu. Oft entwickelt sich ein Fieber, was die allgemeine Durchblutung steigert. Mit der schleimhautbezogenen Säftemobilisierung oder dem Anstieg des Fiebers lassen die Körperschmerzen der Phase 1 in der Regel nach. Die Hauptbeschwerden dieser Phase ergeben sich aus den Schwellungs- und Entzündungsvorgängen an den Schleimhäuten und aus dem Fieber
Ausscheidungsphase: Auf den Schleimhäuten kommt die Schleimsekretion in Gang. Schnupfen und Husten werden produktiv. Produziert wird ein »gehaltvoller«, meist gefärbter Schleim. Beim Magen-Darm-Infekt entwickeln sich »befreiende« Durchfälle. Wenn die Ausleitungen ihren Höhepunkt erreicht haben, lässt das Fieber (wenn

vorhanden) nach. Die Beschwerden dieser Phase sind
in den Ausscheidungsprozessen begründet. Muskuläre
Überreaktionen im Sinne von Darmkrämpfen oder
spastischem Husten können auftreten
Regenerationsphase: Die Ausleitungen sind bis auf ein kaum noch
beschwerliches Restniveau abgeklungen, die Temperatur hat
sich normalisiert. Der Appetit ist zurückgekehrt. Jetzt ist noch
etwas Zurückhaltung beim Essen geboten. Der Mensch fühlt
sich vielleicht etwas geschwächt, aber frisch, erneuert. In ein,
zwei Tagen kann er sich wieder dem Alltagsgeschäft zuwenden

Das ganze Programm ist in 7 bis höchstens 10 Tagen
abgeschlossen. Dann ist die Reaktionskette zum Ausgangspunkt
zurückgekehrt, der Kreis hat sich geschlossen. Aus Sicht der chinesischen Krankheitslehre bedeutet der Kreisschluss: Das Witterungsübel, das den ganzen Abwehrprozess losgetreten hat, ist
restlos eliminiert. Die körperlichen Abläufe können jetzt wieder
ihren normalen Gang gehen.

Es spricht manches dafür, dass es sich bei dem hier
beschriebenen Phasenschema der akuten Entzündung um eine
Grundsequenz der Immunregulation handelt: Jede einzelne
Phase treibt auf die folgende Phase zu, bringt sie gleichsam hervor. Umgekehrt hat jeder Prozessschritt zur Voraussetzung, dass
der vorhergehende Schritt abgeschlossen ist. Nach Beendigung
des Prozesses, wenn die beteiligten Organe und Gewebe wieder in den Ausgangszustand zurückgekehrt sind, erlischt der
immunologische Antrieb. Die Arbeit ist getan. Der Mensch fühlt
sich wohl und kann sich neuen Aufgaben zuwenden.

10.5 Krankheit durch Infektunterdrückung

10.5.1 Der abgebremste Infekt

Die bloße
Symptombehandlung stört
das Zuendeführen des
Prozesses

Die hier beschriebene Phasenfolge der normalen Entzündung
reagiert recht sensibel auf äußere Einflüsse. Gerade weil
entzündliche Auseinandersetzungen im Körper Beschwerden
verursachen, neigen der Mensch – und sein Arzt – dazu, mit
symptomatisch wirkenden Maßnahmen dagegen anzugehen.
Abschwellsprays jedoch hemmen die für den Abwehrprozess so
wichtige Mehrdurchblutung der Schleimhäute und die Mobilisierung der Lymphe. Antibiotika und andere gegen Entzündung
wirkende Mittel nehmen die Antriebskraft aus dem Prozess. Der
Erkältungsvorgang kommt zum Erliegen. Dies kann in unterschiedlichen Phasen des Prozesses geschehen. Oft sind es die
Reinigungs- und Regenerationsfunktionen, die nicht mehr zum

Zuge kommen. Logische Folge ist, dass sich der immunologische Funktionskreis nicht schließen kann; unerledigte Prozessreste bleiben zurück.

10.5.2 Der Vorgang der Chronifizierung

Zunächst versucht der Organismus, die vor der Zeit abgebrochene Arbeit wieder aufzunehmen, um die fehlenden Entzündungsschritte nachzuholen. Es kommt zu den so verbreiteten rezidivierenden Entzündungen von Bronchien, Mittelohr, Blase usw., die konsequenterweise immer wieder antibiotisch behandelt werden. In vielen Fällen erlahmt nach einiger Zeit – es mögen Monate oder Jahre sein – die Neigung des Immunsystems, das immer noch unerledigte Entzündungsprogramm an der, inzwischen deutlich vorgeschädigten, Schleimhaut abzuarbeiten. Der Patient freut sich, dass die ewigen Entzündungen abgeklungen sind, aber – das Immunsystem vergisst nichts. Gerade die unabgeschlossenen Abwehrprozesse sind es, die im immunologischen Gedächtnis gespeichert werden.

> Ein wiederholt abgeblocktes Immunsystem neigt zu Übergriffen

Es vergehen jetzt oft Jahre der scheinbaren Ruhe. In dieser Zeit entgleist die Immunregulation. In einer Art Wiederholungszwang befällt der Entzündungsprozess Gewebe und Regionen oft weitab von der ursprünglichen Kampfzone. Ein typisches Beispiel sind die dauerhaften Rückenprobleme, sog. Bandscheibenleiden, die sich nach chronischem Schnupfen und Nebenhöhlenkatarrh einstellen. Oft sind die Gewebestrukturen, in denen sich der fehlgeleitete entzündliche Prozess einnistet, bereits vorgeschädigt, wie das Beispiel der genannten Bandscheibenleiden zeigt. Aufgrund jahrzehntelanger Beschäftigung mit chronischen Erkrankungen lässt sich sagen, dass der hier beschriebene Vorgang in den meisten Fällen die Rolle eines Motors der Chronifizierung spielt. Dies gilt in besonderem Maße für Erkrankungen, die mit Entzündung oder Schmerzen einhergehen.

> Bandscheibenleiden Jahre nach chronischem Schnupfen und Nebenhöhlenkatarrh

Die chinesische Tradition hat für die Kraft, die regelrecht ablaufende Vitalprozesse aus der Bahn wirft und immer mehr in eine krankhafte Richtung »umbiegt«, den Begriff »Xie« geprägt. Eine treffende Übersetzung von »Xie« lautet »Abweichung vom Normalkurs der natürlichen Prozesse«. Damit ist offensichtlich derselbe Sachverhalt gemeint, den die uns geläufigeren Begriffe »Immunregulationsstörung« oder »fehlgeleitete Entzündung« bezeichnen. Die Chinesen kombinieren den Xie-Begriff gern mit dem für die Kursabweichung verantwortlichen Witterungsübel (z.B »Kälte-Xie«). Wenn es dem Wei-Qi, der Abwehr, nicht gelingt, einen in den Organismus eingedrungenen Kältefaktor mit Hilfe von Fieber oder über die Abwehrleistungen der Schleimhäute wieder aus dem Körper zu eliminieren, dann verbleibt die Kälte im Körper, als Kälte-Xie.

Die medizinische Forschung des Westens findet immer häufiger, dass Autoimmunprozesse an der Entstehung chronisch entzündlicher Erkrankungen beteiligt sind. Der Begriff der »Autoimmunkrankheit« besagt, dass die Körperabwehr sich hier nicht mehr an »äußeren Feinden« wie Bakterien, Viren, Fremdkörpern oder an abgestorbenem Gewebe entzündet, sondern sich gegen gesunde Körperzellen richtet und diese langfristig zerstört. Man spricht in der westlichen Immunologie auch von »Autoaggressionskrankheit«. Eine Ursache für diese gefährliche Entgleisung der Immunregulation haben die Forscher bisher nicht dingfest machen können; Entgleisungsgefahr scheint besonders dann zu bestehen, wenn es dem Immunsystem nicht gelingt, akute Entzündungen in angemessener Frist zu Ende zu führen – eine erstaunliche Übereinstimmung moderner westlicher Forschung mit alten chinesischen Erkenntnissen.

10.6 Fragen und Ratschläge

Drei Fragen drängen sich dem aufmerksamen Leser an dieser Stelle auf:

- Gibt es weitere Belege, Erfahrungen, Beobachtungen, die die beschriebenen Zusammenhänge beweisen?
- Gibt es therapeutische Hilfe für die Betroffenen?
- Was kann man als Patient oder zur Vorbeugung selbst tun?

10.6.1 Belege für die Infekttheorie der Chinesen

Indizien für die Richtigkeit der chinesischen Theorie lassen sich auf unterschiedlichen Wegen gewinnen: über

- Die detaillierte Registrierung der Infektvorgeschichte unserer chronisch Kranken bis zur frühen Kindheit bei der Erstanamnese
- Die häufige Beobachtung, dass eine Erkältung beim chronisch Erkrankten einen Krankheitsschub auslösen kann
- Die wegweisende Erfahrung, dass eine therapeutische Wiederbelebung der abgesunkenen Infekte zu stabilen Besserungen chronischer Krankheiten führen kann

Auch das Wetter, das manche Menschen in den Knochen spüren, verweist auf die krankmachenden Faktoren, die beschriebenen »klimatischen Agenzien«. Sie sind es, die als stiller Fehlsteuer-Impuls im Körper präsent bleiben und, etwa durch einen Kälteeinbruch oder einen Wetterwechsel, rebellisch gemacht werden. Für den chinesischen Arzt steckt in der Wetterfühligkeit seines Patienten aber auch eine diagnostische Information. Ob dieser den Wechsel vom Regen zum Hochdruckwetter, den Föhn, die feuchte Warmluft oder sonst eine Witterung in seinen Gelenken spürt, ist für den Arzt aufschlussreich. Es enthüllt die immunologische Schwachstelle seines Patienten und zeigt damit die Eintrittspforte jener Erkältungen, die die chronische Erkrankung auf den Weg gebracht haben.

Die Reaktionen des Patienten auf das Wetter sind für den Arzt Wegweiser

10.6.2 Therapeutische Möglichkeiten

Die chinesische Arzneitherapie ist bei chronischen Erkrankungen die entscheidende Methode. Sie bietet die Möglichkeit, den beschriebenen pathologischen Prozess von hinten her aufzurollen und in rückwärtiger Richtung abzuarbeiten.

Im geduldigen Gang zurück durch die Krankheitsgeschichte die fallengelassenen Fäden früherer Erkältungen wiederaufnehmen

Das Therapieziel wird in Stufen erreicht. Dabei gelingt es dem Organismus von Mal zu Mal besser, eine »normale« Erkältung zu produzieren, wenn er sich angesteckt hat. Auf dem Weg zu diesem Ziel werden häufig Vorerkrankungen durchlaufen und zwar in rückwärtiger Reihenfolge; manche nur als Episode, andere als Krise, die nach therapeutischer Intervention mit chinesischen Arzneirezepturen verlangt. Der Übergang auf eine stabile Stufe der Besserung ist erreicht, wenn eine akute Erkältung nicht mehr zu einem neuen Krankheitsschub führt, sondern, umgekehrt, die Symptome der chronischen Krankheit zum Verschwinden bringt oder wenigstens deutlich bessert.

Akute Infekte, die in einer frühen Behandlungsphase nach Möglichkeit vermieden werden sollen, weil das Immunsystem nicht adäquat reagieren kann, sondern lediglich chaotisch überlastet wird, können im weiteren Verlauf zu Therapiehelfern avancieren. Allerdings ist es nötig, Infektattacken engmaschig zu beobachten und mit chinesischer Arzneitherapie zu begleiten. Oft reicht hierzu der telefonische Kontakt zum Therapeuten.

Die chinesischen Arzneidrogen erweisen in allen Phasen des therapeutischen Prozesses ihre große Nähe zu immunologischen Problemstellungen. Ihre Möglichkeiten reichen vom langwierigen Lösen einer Immunstarre bis hin zur effizienten Steuerung krisenhafter Akutinfekte (◼ Abb. 10.3, ◼ Abb. 10.4). So lässt sich beispielsweise in entsprechend komponierten Rezepturen jede der 4 beschriebenen Infektphasen gesondert ansprechen und modulieren. Näheres hierzu findet sich im ▸ Kap. 15 (Arzneitherapie).

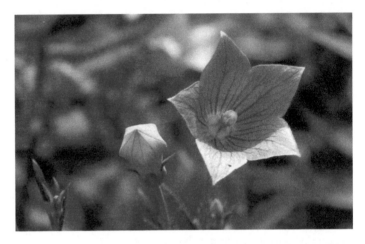

◼ **Abb. 10.3**   Die Wurzel der Glockenblume Platycodon grandiflorum hilft bei Husten und Verschleimung. Da sie das Qi anhebt, soll sie bei Asthma möglichst mit Qi-absenkenden Hustenmitteln wie Bittermandeln kombiniert werden

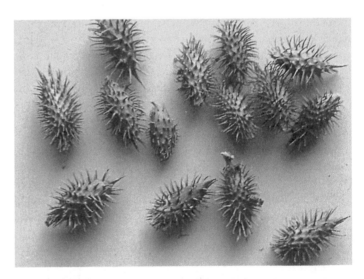

◼ **Abb. 10.4**   Fructus Xanthii, die stacheligen Früchte des Korbblüters Xanthium strumarium stammen aus Nordchina. Sie fördern die Schleimausleitung und werden in bestimmten Phasen der Reaktivierung von alten Infekten eingesetzt

10.6.3 Was kann der Patient selbst tun?

Der Patient kann die Therapie durch eine gesunde Lebensweise unterstützen, eine Lebensweise, die das Immunsystem entlastet und die Steuerung der Therapie erleichtert. Näheres zu diesem Thema findet sich in den ▶ Kap. 18 (Behandelt werden) und 16 (Diätetik), darüber hinaus natürlich auch in der reichhaltigen Ratgeberliteratur der naturheilkundlichen Richtungen. Unter dem Gesichtspunkt der Krankheitsvorbeugung ist es entscheidend, wie der Mensch mit Infekten umgeht. Dabei ist die Konsequenz, mit der er seinen Alltagsrhythmus umstellt, wenn ihn die Erkältung befallen hat, möglicherweise wichtiger als die Frage, ob Antibiotika genommen werden oder nicht.

In unserer Zeit sind es v. a. Überernährung, Unrast und frühzeitige Symptomunterdrückung, die verhindern, dass ein Infekt an Fahrt gewinnen und dann auch richtig ausschwingen kann. Hier ist an die instinktsichere Reaktion von Tieren zu erinnern, die nach Ausbruch einer Krankheit einen warmen geschützten Platz aufsuchen und das Fressen einstellen, um sich ganz den inneren Abwehrprozessen zu überlassen.

> Infekte brauchen Ruhe, Zeit und Enthaltsamkeit

Vielleicht ist das der Preis, den der Mensch für seine ständige Leistungsbereitschaft in der modernen Welt zahlen muss: Er verlernt, sich seinen Körperinstinkten anzuvertrauen, die ihm mitteilen, wann er ruhen soll, wann er lustvoll aktiv sein darf, oder wann vielleicht sogar die äußere Arbeit ganz eingestellt werden muss, weil alle Energien für Vorgänge im Inneren gebraucht werden. Diese Instinktvergessenheit entwickelt sich allmählich: Zunächst gewöhnt der Mensch sich daran, entsprechende Körpersignale zu ignorieren, später werden diese Signale gar nicht mehr wahrgenommen – der Körper schweigt.

Ratschläge für den Ernstfall

Was tut der gesundheitsbewusste Mensch im Infekt?
- Er beachtet die Frühsymptome der Erkältung
- Er geht nicht zur Arbeit und sagt alle Termine ab
- Er hält sich warm
- Er übt Zurückhaltung beim Essen und Trinken, verzichtet insbesondere auf Alkohol, Süßigkeiten, schwere, eiweißreiche Kost und lässt die Zigarette in der Schachtel (wenigstens jetzt!)
- Er belastet das Qi der Milz auch nicht über Gebühr mit Fernsehen, Zeitungslektüre, Telefonieren und so weiter
- Und wenn Arbeit und Termine sich nicht absagen lassen? – Dann soll er möglichst ein paar Tage »Dienst nach Vorschrift« machen, den Infekt ein wenig auf die lange Bank schieben,

aber das Aufgeschobene nachholen, sobald Zeit ist. Das kann er mit oder ohne Hilfe von chinesischen Arzneirezepturen tun
- Und wenn die Entzündungen aus dem Ruder laufen oder lebensnotwendige Termine anstehen, die Fitness voraussetzen? Dann soll er Antibiotika oder Ähnliches nehmen – darf aber dabei nicht vergessen, dass er krank ist und später Nachholarbeit leisten muss, z. B. mit ausleitungsfördernden Rezepturen

Was sagt der Volksmund in China?
Wer die kleinen Krankheiten achtet, bleibt von den großen verschont.

10

Chinesische Diagnostik

© Springer-Verlag GmbH Deutschland, ein Teil von Springer Nature 2019
C. Schmincke, *Chinesische Medizin für die westliche Welt*,
https://doi.org/10.1007/978-3-662-59040-9_11

Die chinesische Diagnostik dringt, um innere Krankheitsprozesse festzustellen, nicht in den Körper ein. Sie legt sich sozusagen auf die Lauer und schaut, wo die Störungen des Inneren außen zum Vorschein kommen. Sie vertraut dabei auf die Wege, auf denen auch beim Gesunden innere Prozesse im Äußeren sichtbar werden. Schon das Aussehen, die Beweglichkeit, die psychische Vitalität sind ja Produkte innerer Prozesse. Wenn diese Prozesse gestört sind, muss das Änderungen im Äußeren nach sich ziehen. Dort sind die Entgleisungen dingfest zu machen.

11.1 Die 4 diagnostischen Verfahren

Wichtigste Äußerungsform innerer Störungen sind die Beschwerden des Patienten und andere von ihm bemerkte Unregelmäßigkeiten. Er wird all dies in der Anamnesesitzung seinem Arzt mitteilen. Der Arzt wird durch gezielte Fragen Dinge in Erfahrung bringen, die dem Patienten nicht aufgefallen sind oder die er nicht für erwähnenswert gehalten hat. Im Fortgang der Therapie wird der Patient lernen, auf welche Symptome er besonders zu achten hat. Er wird in diese Richtung sensibilisiert und wird zunehmend den Sinn verstehen, den die Mitteilungen des Körpers haben können. Zusätzlich wird der Arzt eine körperliche Untersuchung durchführen, um die Krankheitszeichen aufzuspüren, die sich der unmittelbaren Wahrnehmung des Patienten entziehen.

In China werden schulmäßig »die 4 diagnostischen Verfahren« unterrichtet:

- Befragen
- Riechen und Hören
- Betrachten
- Betasten

11.1.1 Befragen

Die Krankenbefragung ist, wie bei anderen medizinischen Richtungen auch, der umfangreichste und wichtigste Teil der Diagnose. Gefragt wird nach allem, was irgendeine Beziehung zu den gestörten Prozessen haben kann: nach Wärme- und Kälteempfindungen, nach dem Schwitzen, dem Stuhlgang, dem Wasserlassen, der Periode, dem Schlaf, der Müdigkeit, dem Geschmacksempfinden, den Schmerzen, dem psychischen Befinden, nach Farbe und Geruch der Ausscheidungen. Die Krankenbefragung trägt also eine große Zahl von

Krankheitszeichen zusammen. Sie geben Hinweise auf die Art der vorliegenden Störung und sind entsprechend zu deuten.

— Wässriges Nasensekret bedeutet Wind oder Kälte
— Intensiv gelbe Farbe von Urin, Schleim, Ausfluss ebenso wie intensiv riechende Ausscheidungen – Stuhl, Urin, Schweiß, Ausfluss, Mundgeruch – verweisen auf innere Hitze, die nach außen geleitet wird
— Dezenter Geruch, dünnflüssige Beschaffenheit und Farblosigkeit der Körperabsonderungen zeigen innere Kälte an. Auch grüner Schleim verweist auf Kälte
— Chronisch kalte Füße bei warmen Händen bedeuten Kälte, Mangel von Nieren- und Milz-Yang
— Kalte Hände und Füße gleichzeitig verweisen häufig auf eine Leber-Qi-Blockade
— Kopfsymptome wie Kopfdruck, Kopfschmerzen, Schwindel, Ohrgeräusche, Sehstörungen, Hautausschläge am Kopf geben Hinweis auf Wind und Hitze oder hochschlagendes Leber-Yang

Zwei Themenkreise interessieren den Therapeuten besonders. Der eine ist die Krankheitsentwicklung. Der Entwicklungsbogen reicht von den frühesten Kinderkrankheiten über die in der Jugend häufig durchgemachten Infekte und die chronifizierten Störungen des Erwachsenenalters – wie Rückenschmerzen, Blasenentzündungen, Stirnhöhlenentzündungen – bis hin zu den gegenwärtigen Leiden. Über diese Befragung erschließt sich dem Diagnostiker häufig die Logik einer immunologischen Entwicklung, die zum Verständnis der aktuellen Krankheit beitragen kann.

Das 2. große Thema ist die Psyche. Der Basisbefund ergibt sich aus Fragen von der Art: Wie ist die gegenwärtige seelische Befindlichkeit? Welche Prägungen und Belastungen aus der Lebensgeschichte sind wesentlich? Daneben interessiert den TCM-Arzt besonders, welche Funktionskreise oder Organe im Zusammenhang mit der seelischen Störung beteiligt sind. Macht sich z. B. eine starke Nervosität besonders dann bemerkbar, wenn der Patient im Autostau oder an der Kaufhauskasse warten muss, dann ist eher die Leber betroffen. Wird er dagegen nervös, wenn zuviel auf ihn eindringt und er zu viele Dinge gleichzeitig verarbeiten muss, dann sind es eher Magen und Milz, deren Kapazität überfordert ist.

Von den Kinderkrankheiten über die Infekte der Jugend und die Störungen des Erwachsenenalters zum gegenwärtigen Leiden

11.1.2 Riechen, Hören

Ein auffallender Geruch der Körperausdünstungen wird von den Patienten selber manchmal nicht bemerkt. So muss sich der Diagnostiker etwa zur Feststellung von Mundgeruch oft auf seine eigene Nase verlassen.

- Ein lauter und dynamischer Klang bei Husten, Sprechen, Atmen weist auf Fülle hin, eine leise und zaghafte Stimmäußerung eher auf Leere
- Plätschern im Bauch bedeutet Kälte im Magen

11.1.3 Betrachten

Der wichtigste Teil dieses im Einzelfall sehr umfangreichen Suchens nach sichtbaren Krankheitszeichen ist die Zungendiagnose.

Die Zungendiagnostik gliedert sich in 2 Teile:
- Es werden Auffälligkeiten an der Zunge registriert, die »Zungenqualitäten«.
- Es wird festgestellt, wie diese Auffälligkeiten auf der Zunge räumlich verteilt sind. Die Beschreibung der Zungenqualitäten wiederum unterscheidet zwischen Zungenkörper und Zungenbelag:

- Zur Seite weichender Zungenkörper: innerer Wind
- Zittriger Zungenkörper: versteckter Wind oder Schwäche.
- Gedunsener Zungenkörper, Zahneindrücke: innerer Schleim oder Milzschwäche
- Rote Farbe: Hitze. Bläuliche Farbe: Blutstauung. Blasse Farbe: Kälte oder Schwäche des Blut-Xue
- Gewebedefekte im Zungenkörper, Risse, Senken, Krater, zeigen an, dass hier alte schwerwiegende Störungen, meistens Hitzeereignisse, ihre Spuren hinterlassen haben
- Zunge feucht belegt: Kälte. Dicker Zungenbelag: starke Belastung mit innerer Feuchtigkeit. Gelber Zungenbelag: Hitze

Das Wirken der Organe zeigt sich auf der Zunge

Auf der Zunge ist der gesamte Organismus nach der oben beschriebenen Yin-Yang-Ordnung abgebildet (◨ Abb. 11.1). »Oben«, an der Zungenspitze, befindet sich das Herz und dicht hinter der Spitze die Lunge. Unten, am Zungengrund finden wir die Niere. Die Seiten der Zunge, die Zungenränder, gehören zur Leber. In der Mitte der Zunge sind Milz und Magen lokalisiert.

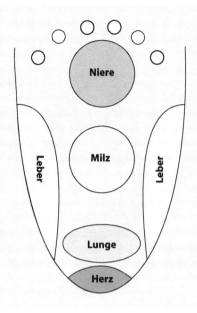

◻ Abb. 11.1   Schema der Organzonen auf der Zunge

Ein ausgesprochen roter Zungenrand bei sonst normaler Zunge bedeutet also Leberhitze, eine auffallende Rötung in der Mitte der Zunge bedeutet Magenhitze – oder der Patient hat einen Bonbon gelutscht.

11.1.4 Betasten

Die Pulstastung steht hier im Zentrum. Die wichtigste Pulstaststelle ist die Arterie am Handgelenk auf der Daumenseite. Hier liegen auf jeder Seite 3 Pulstaststellen hintereinander, deren jede einem Organ zugeordnet ist.

Wie bei der Zungendiagnostik muss auch bei der Pulstastung die Frage nach dem Wie und nach dem Wo beantwortet werden. Welche Qualitäten liegen vor, und wo sind diese Qualitäten festzustellen. Bei der chinesischen Pulstastung geht es also nur in zweiter Linie um Frequenz und Rhythmus des Pulses. Viel wichtiger ist es, die Anfassqualität des einzelnen Pulsschlages zu beschreiben. So bedeutet z. B.:

- Ein scharfgespannter drahtiger Puls: Wind
- Ein schlüpfrig unter der Fingerkuppe weggleitender Puls: Schleim
- Ein tief am Knochen klebender Puls: Kälte

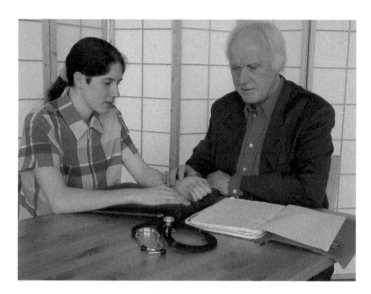

▣ Abb. 11.2   In der chinesischen Pulsdiagnose geht es darum, wie sich der einzelne Pulsschlag anfühlt: drahtig, schlüpfrig, klebend ...

Mit welcher Pulsqualität geht eine krankhafte Erscheinung einher?

Auch wer in den letzten Feinheiten der Pulstastung noch nicht geübt ist, kann mit Hilfe der Pulse einfache Ja-Nein-Entscheidungen erleichtern (▣ Abb. 11.2).

Ein Beispiel: Eine Patientin übergießt den Diagnostiker mit einem ungeheuren Redeschwall, der gar nicht zu bremsen ist. Es stellt sich jetzt die Frage: Liegt hier eine übergroße Hitze von Leber und Herz vor? Ist die Redseligkeit also eine Art Notventil und muss mit kühlenden und absenkenden Rezepturen behandelt werden? In diesem Falle müsste der Herzpuls direkt unter dem linken Handgelenk eher gefüllt sein. Oder ist bei dieser Patientin das Shen, die Herzkraft, die den Redefluss zügeln und in vernünftige Bahnen lenken könnte, erschöpft? Dann müsste der Herzpuls eher schwach sein. Eine kühlende und absenkende Rezeptur wäre in diesem Falle eher schädlich.

Die Pulsdiagnose ist also für eine vollständige chinesische Krankheitsbeschreibung unentbehrlich. Der Therapeut muss es ja nicht zu den letzten Feinheiten bringen, wie man sie den großen chinesischen Ärzten nachsagt. Von ihnen heißt es, dass sie eine Schwangerschaft 7 Tage nach der Empfängnis am Puls feststellen und darüber hinaus ertasten können, ob es ein Junge oder Mädchen wird (▣ Abb. 11.3).

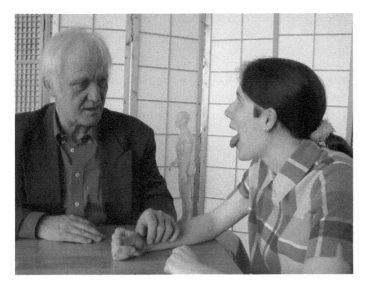

Abb. 11.3 Konsistenz der Zunge, Farbe, Gewebedefekte, Belag usw. geben Aufschluss über die Krankheiten

11.2 Von der Diagnose zur Therapie

Ziel der Diagnostik ist die Formulierung einer Diagnose und eines Krankheitsmechanismus. Die Diagnose beschreibt den aktuellen Krankheitszustand, der Krankheitsmechanismus gibt an, auf welchem Wege sich der aktuelle Zustand entwickelt hat.

Am Beispiel eines Atemweginfekts soll der Weg von der Diagnose zur Therapie veranschaulicht werden:

- Anamnese: Erkältung mit Husten
- Diagnose: Hitze und Schleim im Lungenfunktionskreis
- Krankheitsmechanismus: Eine Kälte blockiert die Lungenfunktion und führt zur Entwicklung von Hitze und Schleim
- Diagnostische Zeichen: Husten, Auswurf von grünem Schleim, der später gelb wird. Der Zungenbefund zeigt Hitze, der Puls Kälte an
- Arzneitherapeutisches Vorgehen: Lunge vorsichtig erwärmen, Schleimauswurf erleichtern. Kühlen nur, wenn der hitzige Prozess zu massiv ist

Der Arzneitherapeut versucht also nicht, die vordergründigen Erkältungssymptome zu beseitigen. Dann hätte er nämlich eine kühlende Rezeptur zur Schleim- und Hustenbewältigung verordnen müssen. Er zielt vielmehr auf den Krankheitsfaktor

Nicht die Symptome beseitigen, sondern in den Krankheitsmechanismus eingreifen

Kälte, der den Körper erst veranlasst hat, hitzige Abwehrprozesse zu starten. Er greift in den zu Grunde liegenden Krankheitsmechanismus selber ein.

Was wäre zu befürchten, wenn der Therapeut kühlende Rezepturen verordnen würde? Die Kälteblockade würde weiter bestehen. Der Husten könnte chronisch werden oder der Kälteprozess würde nach unten sinken mit der Folge, dass die Lungen zwar frei werden, dafür aber Kältestörungen in der unteren Körperzone auftreten wie Blasenentzündung, Hexenschuss, Ischias, Knieschmerzen.

Wer als TCM-Diagnostiker die hinter den Symptomen wirksamen Krankheitsfaktoren sucht, muss sich auf verschlungene Wege einlassen. Der lebendige Organismus antwortet auf störende Impulse nicht immer maßvoll und zielgenau. Eine überschießende Abwehr aber kann Symptome hervorbringen, die die Kehrseite dessen darstellen, was die Abwehr veranlasst hat: Ein Hitzesymptom kann die Antwort sein auf eine Kälteblockade oder auf eine Stauung. Umgekehrt ist auch die Kälteempfindung des Patienten kein eindeutiges Symptom. Sie kann bedeuten:

- eine echte Kälte als Vitalschwäche (Nieren-Yang-Mangel) oder als Infektkälte;
- eine Verkrampfungskälte durch ein pathologisches Leber-Qi;
- eine Kälte durch Schleimstauung.

Im 1. Fall wäre eine erwärmende Behandlung angebracht. In den beiden anderen Fällen ist es durchaus möglich, dass kühlende Rezepturen den Patienten erwärmen, wenn sie denn eine entkrampfende oder entstauende Wirkung haben.

Die Diagnostik wird gern mit der Spurensuche

des Detektivs verglichen. Die Krankheit wäre dann der Übeltäter, der dazu neigt, seine Spuren zu verwischen. Auch die geringsten Symptome können Spuren sein, die zur Diagnose führen und das Profil vom Täter liefern. Eine Behandlung, die auf diesen »Täter« gerichtet ist, bleibt nicht bei den Symptomen stehen, sondern geht, wie es in den alten Schriften heißt, an die »Wurzel der Erkrankung«.

China und Europa

Inhaltsverzeichnis

Geschichte der TCM in China und im Westen

© Springer-Verlag GmbH Deutschland, ein Teil von Springer Nature 2019
C. Schmincke, *Chinesische Medizin für die westliche Welt*,
https://doi.org/10.1007/978-3-662-59040-9_12

Die frühe Geschichte der chinesischen Pflanzenheilkunde liegt im Dunkel. Sie reicht zweifellos bis in die Anfänge der menschlichen Kultur zurück. Schon von Tieren weiß man, dass sie im Krankheitsfall bestimmte Pflanzen bevorzugen, die ihnen förderlich sind, und dass, umgekehrt, ein recht zuverlässiges Warnsystem in Aktion tritt, wenn Giftpflanzen in Reichweite sind. Wie ist es sonst möglich, dass eine Bergziege ringsum so ziemlich alles vertilgt, was die Alm hervorbringt, aber den ebenso prächtigen wie giftigen Eisenhut stehen lässt? Auf der Grundlage derartiger schon im Tierreich vorhandener Fähigkeiten hat sich die Kräuterheilkunde in allen menschlichen Frühkulturen als Teil des Erfahrungsschatzes der Jäger und Sammler entwickelt.

12.1 Ackerbau und Pflanzenheilkunde

Mit dem Aufkommen des Ackerbaus kommen Planung und systematische Erkenntnis im Umgang mit der Natur ins Spiel. Erfahrungen mit dem Wachstum und der Vermehrung der Pflanzen müssen festgehalten und weitergegeben, Jahreszeiten und Witterung registriert werden. Bodenbeschaffenheit und Bewässerung verlangen in vielen Gegenden besondere Beachtung.

Es ist die Naturbeobachtung der Bauern,
die der Pflanzenheilkunde ebenso zu Grunde liegt wie den Theorien und Modellen der TCM.

12

Der Kaiser Shen Nong gilt als Begründer der Agrarkultur *und* der Pflanzenheilkunde

So nimmt es nicht wunder, dass das älteste bis auf den heutigen Tag von Medizinern verwendete Kräuterbuch dem »Göttlichen Landmann«, Shen Nong, zugeschrieben wird. In der Reihe der 3 legendären Kaiser der Frühzeit gilt Shen Nong als Erfinder des Landbaus und der Pflanzenheilkunde. Das ihm zugeschriebene Werk, Shen Nong Ben Cao – zusammengestellt um das Jahr 100 vor unserer Zeitrechnung – beschreibt 365 Arzneipflanzen, die überwiegend heute noch in Gebrauch sind.

Die Grundlagen wurden vor über 2000 Jahren gelegt

Ebenfalls noch vor der Zeitenwende wurde ein weiteres Grundlagenwerk der TCM, das Huangdi Neijing verfasst. Dieser Klassiker des Gelben Kaisers ist ein Gemeinschaftswerk, sozusagen eine Bestandsaufnahme der medizinischen Richtungen und Meinungen jener Zeit. Auch hier wird als Autor eine der Sagengestalten der Vorzeit genannt, Huangdi, der Gelbe Kaiser. Das Huangdi Neijing behandelt – vorwiegend in Form von Dialogen zwischen dem Gelben Kaiser und seinem Leibarzt – alle wichtigen Gebiete der Medizin. Die Themen reichen von der »Physiologie«, der Produktion und Verteilung der Lebensenergie »Qi«, über die Diagnostik bis zur Pflanzenheilkunde und Akupunktur. Dieses Werk zählt noch heute zu den

Basistexten an den Hochschulen für TCM – ein Beleg für die seit dem Altertum fortdauernde Kontinuität des medizinischen Denkens in China.

In der gleichen Epoche entstand ein weiteres grundlegendes Werk der TCM, das Shang han lun (»Abhandlung über schädigende Kälte«). Die japanische Variante der TCM, die Kampo-Medizin geht im Wesentlichen auf das Shang han lun zurück. Diese umfangreiche Schrift bietet neben zahlreichen bis heute häufig verordneten Rezepturen ein ausgefeiltes Krankheitsmodell. Es führt die Entwicklung von Krankheiten auf nicht erfolgreich bewältigte Infekte, auf »Kältekrankheiten« zurück. Auch wenn wir heutzutage dem Sechsschichtenmodell der Krankheitsentwicklung nicht bis in alle Verästelungen folgen können, sind die Grundgedanken des Shang han lun gerade heute aktueller denn je (◻ Abb. 12.1).

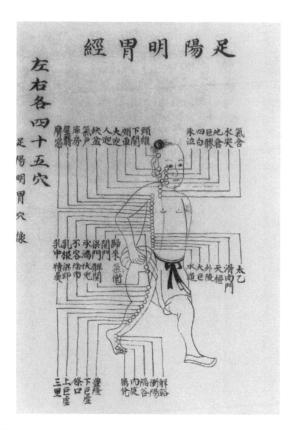

◻ **Abb. 12.1** Historische Darstellung des Magenmeridians (Privates Medizinisches Handbuch, undatiertes Manuskript; © Bildarchiv Preußischer Kulturbesitz, Berlin)

12.2 Blütezeit der chinesischen Kultur

Die Blütezeit der chinesischen Kultur und auch der Medizin reicht bis zum 13. Jahrhundert

Die Geschichtsschreibung datiert die Blütezeit der chinesischen Kultur etwa von der Mitte des 1. nachchristlichen Jahrtausends bis in das 13. Jahrhundert. In dieser Epoche war die chinesische Gesellschaft, zumindest was Technik und Industrie betraf, dem Rest der Welt weit überlegen. Auch die kreativsten Köpfe der Medizin lebten in dieser Zeit. Stellvertretend soll Sun Simiao genannt werden, der berühmteste Arzt des 7. Jahrhunderts. Ihm werden zahlreiche Werke über medizinische und philosophische Themen zugeschrieben. Am bekanntesten ist das Qianjin You Fang (»Rezepte, die 1000 Goldstücke wert sind«). Als Arzt des einfachen Volkes wurde er Jahrhunderte lang als gottähnliche Gestalt verehrt.

Der berühmteste Arzt der nach-klassischen Periode war Li Shi Shen. Er lebte im 16. Jahrhundert und sah es als seine Aufgabe an, die medizinischen Lehren der früheren Generationen zusammenzufassen und zu ordnen. Gemäß der chinesischen Spruchweisheit: »Nur wer selbst forscht, kann am Gespräch mit den Forschern vergangener Zeiten teilhaben«, unternahm Li Shi Shen ausgedehnte Forschungsreisen. Auf die Weise gelang ihm eine großartige Synthese überlieferten Wissens mit den Erkenntnissen seiner Zeit. Sein berühmtestes Werk, das 52-bändige Arzneibuch Ben Cao Gang Mu beschreibt neben fast 2000 Einzelmitteln und 10000 Rezepturen auch die kulturgeschichtlichen Hintergründe von Anbau, Verarbeitung und Gebrauch der behandelten Pflanzen und Mineralien (◻ Abb. 12.2).

12

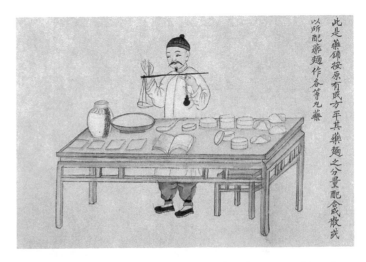

◻ **Abb. 12.2**   Apotheker beim Abwiegen von Arzneirezepturen (Gouache, 2. Hälfte 19. Jahrhundert, Museum für Völkerkunde, Berlin; © Bildarchiv Preußischer Kulturbesitz, Berlin)

12.3 Europa und China treffen aufeinander

Die 2. Hälfte des letzten Milleniums wird von der heutigen China-Geschichtsschreibung als Epoche des Stillstandes und der bürokratischen Erstarrung gesehen. Originelle Ideen waren selten; man beschäftigte sich mit den Schriften der Alten und schrieb Kommentare. Auch in der Medizin stagnierte die Entwicklung. Li Shi Shen gilt als später Abglanz vergangener Größe. Es war, als würde die führende Kulturnation der Welt plötzlich den Atem anhalten in Erwartung der Dinge, die auf sie zukommen sollten.

12.3.1 Die Jesuitenmission in Peking

Was auf China zukam und für die nächsten Jahrhunderte zunehmend sein Schicksal bestimmen sollte, war Europa. Es kam zunächst in Gestalt von Missionaren, später mit Kanonenbooten und Kaufleuten. Die Jesuitenmission begann Ende des 16. Jahrhunderts und währte ca. 150 Jahre. Die Jesuiten hatten sich chinesische Sprache und Bildung angeeignet und die Lebensart des Kaiserlichen Hofes in Peking angenommen. Jetzt berichteten sie dem staunenden Europa von einer blühenden Hochkultur am anderen Ende der Welt. Zu den zahlreichen »Chinoiserien«, die in jener Zeit in Europa Mode wurden, gehörte auch die Akupunktur.

> Mit der Jesuitenmission begann im 16. Jahrhundert ein reger Austausch zwischen China und Europa

Etwa in die gleiche Zeit wie die Jesuitenmission in Peking fällt die erste Erkundung Japans durch Reisende und Ärzte in Diensten der holländischen Ostindienkompanie. Die Holländer betrieben als einzige europäische Macht eine Handelsniederlassung auf einer Insel vor Nagasaki im Süden Japans. Von dort aus konnte der Lemgoer Arzt Engelbert Kaempfer 1690 unter schwierigen Umständen Einblicke in Kultur und Lebensart der Japaner gewinnen. Von ihm stammt einer der ersten Berichte über die Praxis der Akupunktur (s. ▶ Kap. 14, Akupunktur). Genauigkeit und Lebendigkeit der Schilderung lassen erkennen, dass Kaempfer sich eingehend mit den geschilderten Methoden beschäftigt hat und danach offensichtlich von ihrer Wirksamkeit überzeugt war. Wir finden hier auch einen treffenden Ausdruck für das chinesische Qi: »ein allgemeiner Fluss im ganzen Körper«.

12.3.2 China unter dem Diktat fremder Mächte

Nach fast 2 Jahrhunderten des kulturellen Austausches auf der Basis eines wachsenden gegenseitigen Verständnisses folgten weitere 100 Jahre, in denen sich das »Reich der Mitte« radikal von der Außenwelt abschottete. In dieser Zeit verharrte

> Es folgte eine Zeit der selbstgefälligen Isolation und dann der Unterwerfung unter Europa und Japan

China in der Illusion, Zentrum der Welt zu sein, umgeben von unzivilisierten Barbarenvölkern. Es übersah dabei die ungeheuren Entwicklungen, die rings in der Welt passierten: Industrielle Revolution, Imperialismus, Aufteilung der Welt unter die führenden Nationen Europas und Amerikas. Noch 1816 konnte Kaiser Tschia Tsching folgende Botschaft an König Georg III. von England übermitteln lassen: »... Meine Dynastie legt keinen Wert auf ausländische Produkte ... Sie leben so weit vom Reich der Mitte entfernt ... Wenn Sie loyal unsere Oberhoheit anerkennen und pflichtgemäß Unterwerfung bezeigen, brauchen diese Gesandtschaften nicht alljährlich an unserem Hofe zu erscheinen ...« Diese Phase der selbstgefälligen Isolation wurde durch englische Kanonen beendet. In den beiden Opiumkriegen Mitte des 19. Jahrhunderts zerbrach das stolze chinesische Selbstbewusstsein; mit den anschließend von England diktierten »ungleichen Verträgen« verlor China einen Großteil seiner Souveränität an Europa und Japan. Fortan war das volkreichste Land der Erde, das sich immer für den Nabel der Welt gehalten hatte, ein Jahrhundert lang Spielball fremder Mächte. Erst die Machtergreifung der kommunistischen Partei unter Mao Dse Dong 1949 bereitete diesem unwürdigen Zustand ein Ende.

Der radikale Absturz vom Gipfel der Weltkultur zur verachteten und verlachten Halbkolonie steckt den Chinesen bis heute tief in den Knochen. Seit Europa in den Opiumkriegen seine technische Überlegenheit so eindrucksvoll demonstriert hat, kreisen Chinas Gedanken um Probleme der eigenen Rückständigkeit. Dabei standen sich von Anbeginn 2 Richtungen gegenüber, die Traditionalisten, die das große Erbe der chinesischen Kultur bewahren wollen, und die Neuerer, die nach der Devise »Vom Westen lernen«, die gesamte chinesische Überlieferung in Frage stellen, um Platz zu machen für Modernisierungen im westlichen Sinne. Lange Zeit sorgte die Kompromissformel »Wissenschaft und Technik vom Westen, Moral und Philosophie vom Osten« für eine Art Ausgleich zwischen den beiden Parteien. Inzwischen haben sich die Gewichte verschoben: China entdeckt den Kapitalismus westlicher Prägung – schlechte Konjunktur für Traditionalisten.

12.3.3 Die Wiederbelebung der TCM in China

Die schrittweise Verwestlichung Chinas in den letzten 150 Jahren hat die einheimische TCM von Grund auf in eine Verteidigungs-Position gebracht. Als Überbleibsel veralteter Traditionen geriet die TCM zeitweise sogar in Gefahr, verboten zu werden. Landesweite Proteste zwangen die Regierung im Jahre 1929 allerdings, von derartigen Plänen Abstand zu nehmen. Zu tief war die traditionelle Medizin im Volke verankert.

Die schlechte medizinische Versorgung der Bevölkerung veranlasste die chinesische Führung unter Mao Dse Dong und Zhou En Lai in den 50er-Jahren auf Bewährtes zurückzugreifen: Im Zuge einer groß angelegten Renaissance der TCM wurden 25 Hochschulen für TCM gegründet, die alten Klassiker der Medizin neu zugänglich gemacht und Kliniken und Ambulanzen für TCM eingerichtet.

Mit Öffnung der Volksrepublik China Anfang der 70er-Jahre wurde die TCM zum Exportartikel: Akupunkturzubehör, traditionelle Arzneimittel, insbesondere aber die inländischen Fortbildungsangebote brachten Devisen und mehr: Das plötzliche Interesse des Auslands an der chinesischen Kultur und ihren Heiltraditionen führte zu einer enormen Aufwertung der TCM im Lande. Jetzt war China nicht mehr der armselige Schüler, der vom Westen lernen musste. Der Wind hatte sich gedreht, wahre Pilgerströme von Heilpraktikern, Studenten, Ärzten zogen und ziehen ins Reich der Mitte, um sich dort, an der Quelle, ausbilden zu lassen. Eine etwas kleinere Karawane bewegt sich in umgekehrter Richtung: Ärzte und Professoren können, endlich, ins Ausland reisen, um dort als Lehrer oder Therapeuten die TCM zu verbreiten.

> **Renaissance der TCM seit den 50er-Jahren des letzten Jahrhunderts**

Zukunft der TCM in China

Trotz dieser hoffnungsvollen Zeichen bleibt die Zukunft der TCM in China ungewiss. Der alte Konflikt zwischen dem hergebrachten Weltbild der TCM und der technischen Zivilisation des Westens ist nicht gelöst. Alles wird davon abhängen, wie die kreativen Köpfe der TCM in China mit diesem Konflikt umgehen. Werden sie den Verführungen der TCM-Vermarktung entgehen? Werden sie die Chance ergreifen, die in der ungeheuren Flexibilität der TCM liegt, und neue Behandlungskonzepte für das China von heute entwickeln?

12.4 Geschichte der TCM in Europa

So wechselhaft wie die 400-jährige Geschichte der Begegnung von Europa mit China gestaltete sich auch die Beschäftigung des Westens mit der Chinesischen Medizin. Erst spät konnte sie bei uns wirklich Fuß fassen.

12.4.1 Frühes Interesse an der Akupunktur

Zur Zeit der Jesuitenmission in Peking im 17. und beginnenden 18. Jahrhundert standen die Zeichen nicht schlecht für eine Übernahme chinesischen Erfahrungswissens durch den Westen. Damals erkannten die größten Geister Europas den hohen Rang

> **Leibniz hoffte auf eine Befruchtung Europas durch China. Akupunkturmode um 1700 in Paris**

der chinesischen Wissenschaft. So schreibt Leibniz am 21. März 1692 »…(die Chinesen) sind überlegen im Beobachteten, (wir) im Erdachten; tauschen wir die Gaben aus und entzünden wir Licht am Lichte!« Doch sein weltumspannender Plan eines Wissensaustausches zwischen den bedeutendsten Kulturen jener Zeit fiel politischer Kleinkrämerei zum Opfer. Auch die Berichte der reisenden Ärzte über Akupunktur-Praktiken in Japan fanden kein nachhaltiges Echo in Europa; die Pariser Akupunktur-Mode um 1700 blieb eine Episode. Die TCM war für Europa bis ins 20. Jahrhundert hinein eine unbekannte Größe.

Gründe hierfür sind:
- Reiseverbindungen und Kommunikation zwischen Europa und China waren, anders als heute, schwierig und mühselig
- In der Phase der Abschließung Chinas gab es keinen Zugang zu chinesischem Wissen. In der anschließenden Kolonialzeit interessierte sich das imperialistische Europa für Edelmetalle, Seide und Tee aus China, aber nicht für die Geistesschätze der chinesischen Tradition
- Die europäische Wissenschaft war zzt. von Leibniz gerade im Begriff, ihren eigenen Weg zu finden. Damals trat das für die europäische Medizin maßgebliche Maschinenmodell des Menschen seinen Siegeszug an. Daneben war kein Platz für das Menschenbild der alten Chinesen

12

12.4.2 Das 20. Jahrhundert

Das änderte sich in der 1. Hälfte des 20. Jahrhunderts. In Europa und Amerika wurden Menschen aufmerksam auf die TCM und andere fernöstliche Lehren. Das war nicht nur den verkehrstechnischen Errungenschaften der neuen Zeit zu verdanken. Es gab noch tiefer gehende Ursachen: Europa hatte ganze Kontinente militärisch, politisch und geistig unterworfen. Jetzt begann es, an sich selbst zu zweifeln. Die Krise des abendländischen Bewusstseins erfasste Philosophen, Theologen, Künstler und weite Kreise der denkenden Bevölkerung. Mit dem Ende des westlichen Fortschrittsoptimismus gingen Menschen in Europa und Amerika auf die Suche nach Weisheitslehren anderer Kulturen und Völker. Asien wurde zum 3. Mal entdeckt. Im fernen Osten fand man neben vielen anderen Schätzen auch die Akupunktur. In Westdeutschland wurden Akupunktur und Moxibustion nach dem 2. Weltkrieg allmählich bekannt. Naturheilkundlich orientierte Ärzte wie Bachmann, Stiefvater,

Heribert Schmidt und Heilpraktiker wie Brodde hatten sie bei uns eingeführt und verbreitet.

Die Akupunkturpioniere hatten ihre Kenntnisse aus der französischen Kolonie Indochina, dem heutigen Vietnam, und aus Japan. Anfang der 70er-Jahre öffnete China nach über 3 Jahrzehnten der Isolation erneut seine Grenzen zum Westen hin. Damit setzte ein lebhafter Wissenschaftsaustausch zwischen China und dem Westen ein, in dessen Gefolge die Akupunktur und verwandte Richtungen bei uns einen bemerkenswerten Aufschwung nahmen. Dabei zeigte sich, dass die Akupunktur nur eine Einzelmethode aus einem hochentwickelten medizinischen System darstellt, für das sich bald die Bezeichnung »TCM« durchsetzte. Die TCM umfasst neben einer Anzahl eigenständiger Therapieverfahren auch noch eine eigene Krankheitslehre mit einer speziellen Terminologie und Diagnostik. Damit kam auf die europäischen TCM-Schüler nach der Akupunktur eine neue, viel größere Herausforderung zu. Mussten sie doch in fremdartige Vorstellungs- und Begriffswelten eindringen, ohne Hilfestellung von Seiten der etablierten Wissenschaft des Westens oder der Schulmedizin.

Der Sinologe Manfred Porkert aus München war einer der ersten Wissenschaftler im Westen, der – unterstützt von seinen Schülern – das Gesamtgebiet der TCM in systematischer Form dargestellt hat. Seine Werke bieten eine umfassende Grundlage für die praktische Erprobung der chinesischen Methoden im Härtetest des therapeutischen Alltags.

Bei allen Versuchen der Übernahme der TCM im Westen ist zu bedenken: Die Chinesische Medizin ist nicht nur ein System von diagnostischen und therapeutischen Regeln, das möglichst korrekt umgesetzt werden will, sondern auch, oder vor allem, eine Anleitung zum Sammeln von Erfahrung. Diese Qualität ist die Grundlage ihres hohen Alters und erklärt ihre Anpassungsfähigkeit an unterschiedliche geographische und historische Situationen.

> Im 20. Jahrhundert entdeckten naturheilkundlich orientierte Ärzte die Akupunktur. Seit den 70er-Jahren kommt das gesamte medizinische System der TCM hinzu

TCM in China – TCM im Westen

© Springer-Verlag GmbH Deutschland, ein Teil von Springer Nature 2019
C. Schmincke, *Chinesische Medizin für die westliche Welt*,
https://doi.org/10.1007/978-3-662-59040-9_13

In den letzten Jahren wurden von TCM-Therapeuten im Westen zahlreiche Beobachtungen gemacht, die zeigen: Unsere Patienten reagieren oft nicht so auf therapeutische Maßnahmen wie dies nach Angaben der chinesischen Lehrbücher und nach Aussagen chinesischer Kollegen zu erwarten wäre. Dies gilt in besonderem Maße für die Arzneitherapie.

Chinesische Patienten reagieren anders als westliche

Derartige Erfahrungen werfen ein Licht auf die Andersartigkeit der Patienten, mit denen die Schöpfer der TCM vor 1000 oder 2000 Jahren zu tun hatten. Sie konfrontieren uns mit der Frage, ob eine Eins-zu-eins-Übertragung der chinesischen Lehren auf die Menschen im Westen möglich und sinnvoll ist. Im Folgenden sind einige dieser Erfahrungen wiedergegeben. Sie haben eine Gruppe von selbständig denkenden Therapeuten im Westen veranlasst, auf dem Boden der chinesischen Überlieferung eigene, »westliche« Wege in der Arzneitherapie zu suchen.

13.1 Unterschiede zwischen chinesischen und europäischen Patienten

- Bei europäischen Patienten zeigt sich die Wirksamkeit der Arzneirezepturen in Dosierungen, die durchschnittlich um den Faktor 3–6 unter dem in China Üblichen liegen. Dieser Umstand ist seit vielen Jahren auch chinesischen Experten bekannt. Worin er begründet ist, bleibt bis heute offen. Diskutiert werden genetische Unterschiede, kulturelle Prägungen, Ernährung. Auch wenn eine wirklich befriedigende Erklärung bis heute aussteht: Wer in Europa Arznei verordnet, tut gut daran, die »chinesischen« Dosierungen entsprechend abzusenken, wenn er seine Patienten nicht überfordern will.
- Entsprechende Erfahrungen machen wir auch bei der Akupunktur. In China arbeiten die Ärzte mit Reizstärken, die beim durchschnittlichen europäischen Patienten Fluchtreflexe auslösen. Schuld daran sind die Dicke der verwendeten Nadeln, die Einstichtiefe und die Heftigkeit, mit der die Nadel manipuliert wird.
- Arzneimittel, die das Nieren-Yang anregen und in China deswegen unter anderem als Potenzmittel gegeben werden, führen beim westlichen Patienten leicht zu Enttäuschungen. Statt einer Belebung der unteren Funktionen verursachen ihm diese Mittel lediglich einen Kopfdruck oder andere Symptome des hochschlagenden Yang wie Nervosität, Einschlafstörungen, Gereiztheit usw. Ähnliche Beobachtungen

13

machen wir auch mit anderen aktivitätsfördernden Mitteln: Dem Europäer steigt alles gern in den Kopf. Er benötigt Arzneimittel mit entgegengesetzter Wirkrichtung: absenken, entstauen, reinigen.

— Frauenkrankheiten – chinesisch gesehen Störungen des Blutes, Xue – wurden im klassischen China meist mit »fetten« Rezepturen behandelt, also Pflanzenmischungen mit einem hohen Anteil an Xue aufbauenden, Zellwachstum fördernden, nährenden Bestandteilen. Nach unseren Erfahrungen fühlen sich Frauen mit derartigen klassischen Rezepturen in der Tat kurzfristig besser, auf lange Sicht kommt es aber häufig zu Verschlimmerungen ihrer Probleme, sei es durch Stauungen, sei es durch Entgleisung des Periodenrhythmus oder durch zunehmende Verschlackung. Im Gegensatz zu dieser Auffassung haben sich nach unserer Erfahrung bei Störungen wie dem prämenstruellen Syndrom oder den Wechseljahrbeschwerden Rezepturen bewährt, die konträr aufgebaut sind nach der Devise: nicht stoffliche Fülle erzeugen, sondern eher von zuviel Stoffen entlasten, also »bewegen und ausscheiden«. Wenn wir die schlechte Wirksamkeit der klassischen Rezepturen mit der guten Wirkung unserer modernen Mischungen vergleichen, kommen wir zu der Schlussfolgerung: Die Zyklusstörungen der Frauen im klassischen China haben sich häufig auf der Basis einer Leere, einer Auszehrung im Säftebereich entwickelt. Das ist durchaus schlüssig: Diese Frauen haben in der Regel viele Kinder zur Welt gebracht, sie hatten wenig zu essen, ein rundum mühseliges und entbehrungsreiches Leben. Wenn sie krank wurden, war Mangel einer der Väter ihrer Krankheit. Dementsprechend war die Ernährung des Blutes mit chinesischen Arzneimitteln eine Voraussetzung dafür, dass die Mechanismen der Blutregulation wieder greifen konnten.

Zusammenfassend lässt sich
nach heutigem Kenntnisstand sagen: Gemessen am chinesischen Durchschnittspatienten reagieren die Menschen bei uns eher empfindlicher, lassen sich durch Energie zuführende Rezepturen leichter aus der Ruhe bringen und profitieren mehr von entstauenden und entschlackenden Arzneimitteln als von solchen, die aufbauen und Substanz zuführen.

In dem Maße, wie wir derartige Abweichungen der westlichen Krankheitsstrukturen von der altchinesischen »Norm« begreifen, sind wir imstande, die chinesischen Therapieempfehlungen zu modifizieren und an unsere Patienten anzupassen.

13.2 Der Schüler wird selbstständig

In den letzten Jahrzehnten entstanden in Europa neue Methoden auf der Grundlage des Meridiankonzepts

Ganz unabhängig von den oben dargelegten Beobachtungen haben westliche Therapeuten in den letzten 50 Jahren neue Behandlungsmethoden entwickelt, die auf dem außerordentlich fruchtbaren Meridiankonzept der Akupunktur aufbauen. Auch bei diesen Schöpfungen haben spezifisch westliche Problemstellungen Pate gestanden. Auch hier spielte die Beobachtung interkultureller Unterschiede eine wichtige Rolle: Wir im Westen nehmen unseren Körper anders wahr als Chinesen oder Japaner und gehen offensichtlich auch anders mit ihm um. Als Beispiele für diese neu entwickelten Richtungen seien genannt: Die Farb- und Tonakupunktur, die Akupunktmassage nach Penzel, die energetische Therapie nach Radloff und das anspruchsvolle Kairaku-System der Psychotonik von V. Glaser. Die Erkenntnisse der alten Akupunkturärzte Chinas sind in Europa, so scheint es, auf fruchtbaren Boden gefallen. Europa revanchiert sich für den Zutritt zu den Schatzkammern der TCM, den China ihm gewährt hat, mit der Entwicklung eigener Methoden. In dem Maße, wie die Lebensverhältnisse in China sich auf den Westen zu bewegen, wird China vielleicht von den Erfahrungen profitieren können, die Europäer und Amerikaner mit der TCM gemacht haben. Das wäre der Beginn eines neuen Kapitels im west-östlichen Dialog.

13

Heiltechniken

Inhaltsverzeichnis

Qigong

© Springer-Verlag GmbH Deutschland, ein Teil von Springer Nature 2019
C. Schmincke, *Chinesische Medizin für die westliche Welt*,
https://doi.org/10.1007/978-3-662-59040-9_14

Qigong steht als Oberbegriff für eine große Zahl von Richtungen und Schulen der »übenden Arbeit am Qi«, so könnte man Qigong nämlich übersetzen. Es gibt das »stille« und das »bewegte«, das »innere« und das »äußere« Qigong; es gibt Übungssequenzen wie die »5-Tiere-Übung«, den »Kranich«, die »Wildgans«; es gibt das »Finger-Qigong«, das Üben mit den Qigong-Kugeln, das sitzende Qigong usw. Alle diese Übungsformen haben dasselbe Ziel. Eine Energie, die »Qi« genannt wird, soll belebt, ins Fließen gebracht werden; unter gleichzeitiger Beachtung der »drei Orientierungen«: Erdung, Zentrierung und Fühlungnahme mit dem umgebenden Raum.

14.1 Ein Weg der Übung

Die Tradition des Übens gehört zu den Wurzeln der chinesischen Kultur. Sie beschränkt sich nicht auf den Bereich der Medizin und der Gesundheitsvorsorge, sondern hat außerdem enge Beziehungen zu den Kampfsportarten und zu den darstellenden Künsten.

14.1.1 Der Kämpfer, der Tänzer, der Artist

Im Schnittpunkt von Kampfkunst, Tanz und Artistik findet sich das, worauf es bei den Gesundheitsübungen des Qigong und der verwandten Übungsform des Taiji Chuan ankommt: Der Kämpfer muss sich im Boden verwurzeln können – das ist sein Mut aus Beharrlichkeit; er muss den Yin-Yang-Rhythmus von Ausweichen und Angreifen beherrschen – das ist seine Flexibilität; er muss in das Qi des Gegners hineinspüren können – das ist seine Aufmerksamkeit; er muss explodieren können – das ist das Verfügbarmachen von gespeichertem Qi.

Der Tänzer muss all das nach außen zur Darstellung bringen – das ist seine Ausstrahlung. Der Artist muss mit den genannten Fähigkeiten unmöglich scheinende Proben der Geschicklichkeit erbringen – das ist der sichtbare Beweis für das Erreichen der inneren Balance.

14.1.2 Die Merkmale der Übungen

Die hierzulande von einer zunehmenden Zahl von Schulen und Lehrern angebotenen Übungen haben folgende Merkmale:

1. Norm ist die aufrechte Haltung; mindestens ein Fuß hat immer Bodenkontakt
2. Die Bewegungen sind langsam und fließend

3. Hinsichtlich der Rolle der Atmung gibt es unterschiedliche Auffassungen. Nach unserer Erfahrung ist es nicht ungefährlich, die Atmung bewusst zu steuern. Wir empfehlen, den Atem ruhig kommen und gehen zu lassen und ansonsten zu vergessen
4. In jedem Moment des Übens ist die Betätigung der Vorstellungskraft von zentraler Bedeutung

14.1.3 Der Sinn der langsamen Bewegung

Die Langsamkeit ist das auffälligste Merkmal der chinesischen Übungswege. Hier sind wir im Westen zunächst ziemlich ratlos: Wir haben doch ausgeklügelte Methoden und Apparate ersonnen, mit deren Hilfe sich Muskulatur und Kreislauf optimal trainieren lassen; wozu brauchen wir diese »Zeitlupengymnastik«?

Der Grundgedanke hinter dem langsamen Fließen der Bewegung ist: Die willensgesteuerte Muskeltätigkeit soll mit den übrigen Funktionen des Organismus abgestimmt und in Einklang gebracht werden.

Unsere Physiologie unterscheidet 2 Grundfunktionen des Nervensystems: die »animalische« und die »vegetative« Funktion. »Animalisch« sind die willentlich gesteuerten Bewegungen und die Sinneswahrnehmung; »vegetativ« die Steuerungen im Körper, die dem Bewusstsein und Willen entzogen sind, wie die Engstellung oder Weitstellung der Blutgefäße, die Tätigkeit der Verdauungsdrüsen, die Regulation der Hautporen und so weiter. Beide Systeme arbeiten mit unterschiedlicher Geschwindigkeit: Schnell ist die Weiterleitung der Information in den Bewegungsnerven und in den Sinnesnerven, schnell ist auch die Muskelbewegung. Langsam sind dagegen alle Bewegungen im vegetativen Nervensystem, die Regelung der Durchblutung, die Geschwindigkeit, mit der sich die Nadelempfindung bei der Akupunktur ausbreitet, die Darmbewegung, die Geschwindigkeit, mit der es einem bei Schreck kalt den Rücken herunterrieselt, oder die Atembewegung.

> Die »animalischen« Funktionen auf den Rhythmus der »vegetativen« Funktionen einstellen

Das Qigong soll die beiden Systeme wieder zusammenführen. Die Gliedmaßen sollen einem Fließen folgen, dessen langsame Geschwindigkeit in etwa mit der Erregungsausbreitung in den Eingeweidenerven übereinstimmt. – Bewegung aus dem Bauch. Das ist gerade für uns sehr vom Kopf bestimmte Menschen im Westen ungeheuer wichtig.

Beispielsweise haben Menschen, die unter Dauerspannung stehen und unfähig sind, Dinge wachsen zu lassen, oft kalte Hände. In diesem Falle ist die zielgerichtete Willküraktion dem inneren Körperfluss vorausgeeilt und hat dadurch die Entwicklung einer lebendigen Versorgung der Hände blockiert. Muskeltraining hilft da wenig, im Gegenteil, es kann sein, dass die Hände noch kälter werden. Beim Qigong werden die Hände warm; das Wärmegefühl kann sich im ganzen Körper ausbreiten, der Speichelfluss nimmt zu, die Eingeweide geraten in Bewegung – alles Zeichen für eine Aktivierung des vegetativen Nervensystems.

Wenn man vom Qi-Fluss spricht,
ist also immer diese gemeinsame Aktion gemeint: Muskelanspannung und Blutversorgung, Kräfte und Säfte, bewusste Steuerung und unbewusstes Geschehen, Yang und Yin sollen in Harmonie gebracht werden. Der Weg dahin ist ein Weg der Übung.

14.1.4 Das Ziel der Übungen

Ziel aller Qigong-Übungen ist es, eine Beruhigung, Ordnung und Belebung des Qi-Flusses zu erreichen. Am Anfang stehen Erdung und Zentrierung. Die Reihenfolge ist wichtig. Erst wenn die Verwurzelung stimmt, das Zentrum der Qi-Bewegung im Unterbauch (Dantian-Punkt, eine Handbreit unter dem Nabel) geortet ist, die Beine uns nicht als starre Stelzen vom Boden abheben, sondern eine lebensvolle Verbindung mit dem Untergrund herstellen, können wir es wagen, Aktivität zu entwickeln. Andernfalls würde die Aktivität sich von unseren vitalen und emotionalen Wurzeln entfernen, es entstünde reine Akrobatik, Betriebsamkeit ohne Sinn, »gefällige« Bewegung ohne Seele.

14.1.5 Die Rolle der Vorstellungskraft

»Das Qi folgt der Aufmerksamkeit«

Die Betätigung der Vorstellungskraft beim Qigong ist von großer Wichtigkeit. Ein alter Satz lautet: »Das Qi folgt der Aufmerksamkeit«. Eine Aussage von großer Reichweite. Das Qi lässt sich durch die Vorstellungskraft mobilisieren und lenken. So können etwa Schmerzpatienten lernen, sich in einer Weise auf den Schmerzort zu konzentrieren, dass der Schmerz sich löst. Beim Qigong hilft die aktive Mitarbeit des Geistes, den Qi-Fluss zu fördern. Gleichzeitig wird verhindert, dass die Bewegungen rein mechanisch abgespult werden, was gerade dem Routinier leicht passiert.

Die Vorstellungskraft kann beim Qigong in 2 Richtungen betätigt werden: Der Übende konzentriert seine Aufmerksamkeit auf bestimmte Teile des Körpers, auf bestimmte Richtungen oder imaginäre Gegenstände der Umgebung, oder er versucht, in der Phantasie anderen Lebewesen oder Raumdingen ähnlich zu werden. Bekanntestes Beispiel hierfür sind die verschiedenen Tierübungen des Qigong.

Die verschiedenen Imaginationsvorgaben, die wir in unsere Übungsanleitungen eingeflochten haben, gehören wesentlich zum Üben; sie können natürlich bei etwas Erfahrung weiterentwickelt und modifiziert werden.

14.2 Das Beispiel der 8 Brokate-Übungen

Eine sehr alte Übungssequenz stellen die 8 Brokate-Übungen dar. Die Bezeichnung »Brokate«, so wird überliefert, erklärt sich daraus, dass diese Übungen so wertvoll sind wie Brokatstoff. Die Brokate-Übungen sind einfach, verlangen keine besonderen artistischen Fähigkeiten, helfen einem, die Aufmerksamkeit auf das Wesentliche zu lenken, und sind auch zum Üben im stillen Kämmerlein geeignet. Die 8 Brokate-Übungen sind wohl die am häufigsten praktizierte Form von Qigong. Wegen ihrer Verbreitung werden sie von Ort zu Ort in unterschiedlichen Varianten weitergegeben. Wir halten uns an die Form, wie sie von Meister Chu von der in London ansässigen »International Taichichuan Association« übermittelt wurde.

Da die chinesischen Namen der einzelnen Übungen in der Tradition nicht einheitlich sind, oft auch nur schwer erklärt werden können, haben wir hier den Übungen eigene Namen gegeben. Sie sollen der Phantasie des Übenden den Weg weisen.

14.2.1 Voraussetzungen

Die Kleidung muss leicht sein und locker sitzen. Der Bauch braucht Raum; das Gesäß muss Platz haben für die Übungen in der Hocke. Um den Bodenkontakt zu fördern, übt man am besten barfuß oder in Gymnastikschuhen. Die 8 Übungen sind reine Stehübungen ohne Gehen. Innerhalb einer Übung verlassen die Füße die Position nicht.

Es gibt 4 Stellungen, der Rumpf ist immer gerade aufgerichtet:

- Stellung 1, die Normalstellung: Füße schulterbreit parallel, Gewicht leicht auf den Außenkanten, Knie leicht gebeugt
- Stellung 2, Reitersitz: Füße so weit auseinander, dass ein Pferd zwischen den Beinen Platz hätte, Fußspitzen auswärts gerichtet, Knie gebeugt
- Stellung 3: Füße noch ein wenig weiter auseinander, Knie stark gebeugt, Oberschenkel nahezu waagerecht
- Stellung 4: Füße parallel, dicht nebeneinander, Knie leicht gebeugt

14.2.2 Vorbereitung

Man legt die Hände übereinander auf den Bauch an die Stelle, wo der Dantian-Punkt ist (eine Handbreit unter dem Nabel) und gibt dem Bauch Raum; er soll sich in die Hände hineinwölben. Hier ist das Zentrum, der Schwerpunkt der Bewegung, von hier gehen die Impulse aus, die die Bewegung steuern. Es ist außerordentlich wichtig, die Aufmerksamkeit immer wieder diesem Punkt zuzuwenden und sich dabei vorzustellen, dass nicht ich mit meiner Aufmerksamkeit diesen Punkt anschaue, sondern dass hier unter dem Nabel das »zentrale Auge« ist, von wo aus ich mich und die Welt betrachte. Ich versetze mich also in den Dantian-Punkt als Quelle meiner Aktivität.

14.2.3 Vorübung: Stehen wie ein Baum

Die Füße stehen schulterbreit parallel, Außenkanten leicht belastet, Knie leicht gebeugt (Stellung 1). Wer viel Energie hat, kann tief in die Knie gehen, bescheidenere Menschen beugen die Knie nur leicht. Der Rumpf ist aufrecht, der Rücken gerade. Zu vermeiden sind das Hohlkreuz ebenso wie das Gegenteil, die nach hinten fallende Lende. Der Kopf wird aufrecht auf den Wirbeln balanciert (◘ Abb. 14.1a).

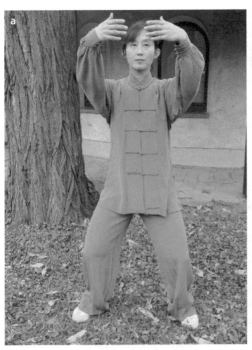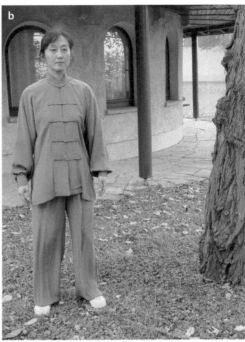

◘ **Abb. 14.1**   **a** Stehen wie ein Baum – Grundstellung, **b** Stehen wie ein Baum – Variante

Folgende Vorstellungen helfen: Die Wirbelsäule verlängert sich über das Steißbein hinaus wie ein Krokodilschwanz, mit dem ich mich am Boden abstütze. Scheitel und Nacken sind über eine Schnur mit der Decke oder dem Himmel verbunden und werden leicht dorthin gezogen. Alternativ: Ich trage eine lange Indianerfeder am Kopf, die die Decke berührt.

Die Schultern fallen seitlich. Die Hände hängen neben dem Körper. Wer es kann, ohne sich zu verspannen, darf die Oberarme leicht anheben, sodass unter den Achseln etwas Luft ist. Die Lippen sind voll und weich, die Zunge spielt am Gaumen hinter den oberen Schneidezähnen ohne zu pressen. Der Atem kommt und geht so gleichmäßig und rhythmisch, dass man ihn vergessen kann. Die Aufmerksamkeit ruht am Dantian-Punkt, an der linken Großzehe oder bei der weiten Wölbung des Erdballs, auf dem wir stehen. Gelegentlich aktiviert man die Vorstellung des Krokodilschwanzes und der Scheitelaufhängung. Der Unterkiefer ist minimal nach vorne geschoben. Man spürt die Anstrengung und genießt es, so zu stehen – aufgerichtet, mit den Füßen fest am Boden in dem Bewusstsein: Niemand kann mich umwerfen.

Wer lange genug geübt hat, dem wird es gelingen, eine Art Raumsinn der einzelnen Körperpartien zu entwickeln, der ihm das Gefühl gibt, von der großen Zehe, vom Dantian-Punkt oder ringsum von der Taille aus die Umgebung zu erspüren. Ein durch regelmäßiges Üben aufgebautes Raumgefühl erleichtert eine aufrechte, gelassen-wache Haltung, in der das Qi fließen kann.

Als Variante bietet sich an, aus Schultergürtel und Armen einen fast geschlossenen Kreis zu formen, bei dem die Fingerspitzen vielleicht 10 cm voneinander entfernt sind; die Schultern hängen zur Seite. Dieser Kreis lässt sich so tief absenken, dass sich die Hände ca. in Höhe des Dantian-Punktes befinden, und er lässt sich bis auf Brusthöhe und schließlich Augenhöhe heben. In einer dieser Stellungen verweilt man eine Zeitlang und lenkt die Aufmerksamkeit auf den Dantian-Punkt (◧ Abb. 14.1b).

14.2.4 Erläuterung

Die großen Muskeln in Gesäß und Oberschenkel geben die Kraft für die Aufrichtung des Menschen. Sie erzeugen durch die Beugung von Knie und Hüfte in der Grundstellung eine Art Vitalspannung, die den ganzen Körper auflädt und die Energie liefert, die beim Qigong gelenkt und »kultiviert« wird.

14.2.5 Die 8 Übungen

- 1. Übung »Der große Ball« (Stellung 1)

Hierzu ◘ Abb. 14.2a. Die Füße stehen schulterbreit parallel, die Arme hängen seitwärts, die Hände finden sich, die Finger verschränken sich, so als halte man einen sehr großen Ball in den Armen. Diese bilden einen Ring um den Ball, der denselben in einer nach oben geführten Bewegung umfährt, bis die Hände, ca. in Augenhöhe, an seinem oberen Pol angekommen sind. Dann drückt man mit weiterhin geöffneten Armen und nach unten gehaltenen verschränkten Händen diesen imaginären Ball langsam nach unten – die Hände sinken mit nach unten gekehrten Handflächen von der Augen- bis zur Oberschenkelhöhe abwärts – bis der Ball im Erdboden verschwunden ist. Darauf wiederholt man diese Kreisbewegung von unten nach oben, aber diesmal mit nach außen gewendeten, immer noch verschränkten Händen. Vorstellung diesmal: Man befindet sich jetzt im Inneren eines Eies oder einer Eihülle und schafft sich mit den Armen und Händen Raum. Diese Bewegung endet hoch über dem Kopf. Dort löst sich die Verschränkung der Hände langsam, die nach außen weisenden Handflächen gleiten an der Innenwand des Balles entlang, von hoch über dem Kopf bis ganz zu den Seiten und schließlich zurück in die

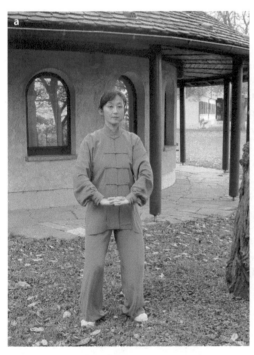
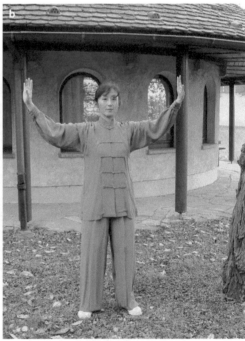

◘ **Abb. 14.2** **a** Der große Ball, **b** der große Ball – im Innern des Balls

Grundstellung; einen Atemzug lang löst sich die Bewegungs-
spannung, dann wird die Übung wiederholt, insgesamt 4-mal
(■ Abb. 14.2b).

- 2. Übung »Bogenschießen« (Stellung 2)

Hierzu ■ Abb. 14.3a. Die Arme hängen in Grundstellung. Die
Hände, Handgelenke voran, werden langsam nach oben gezogen,
als wenn man einen Bogen heben wollte. In Augenhöhe lösen sie
sich dann voneinander, die rechte Hand hält Pfeil und Sehne, die
linke Hand, mit gehobenem Mittel- und Zeigefinger und nach
vorn gewendeter Handfläche, spannt den Bogen ganz weit, das
Auge schaut über die linke Hand in die Ferne auf das Objekt, auf
das man zielt. Das Spannen des Bogens führt zu einer maximalen
Anspannung zwischen beiden Händen, die aber nur in der Vorstellung bleibt und sich nicht in einer Verkrampfung der Muskeln
zeigen darf. Mit der nach rechts wandernden Zielhand wandert
auch der Kopf langsam nach rechts, die Augen blicken über die
Zielhand hinweg in die Ferne auf das Ziel, das anvisiert wird.
Nachdem der Punkt maximaler Anspannung erreicht ist, wird die
Spannung gleich wieder, langsam, zurückgenommen. Hände und
Gesicht wandern wieder zur Mitte, die Hände sinken nach unten in
die Ausgangsstellung. Dasselbe wird zur anderen Seite hin wiederholt. Jetzt hält die linke Hand den Bogen, während die rechte ihn
spannt. Die Übung erfolgt zu jeder Seite hin 2-mal (■ Abb. 14.3b).

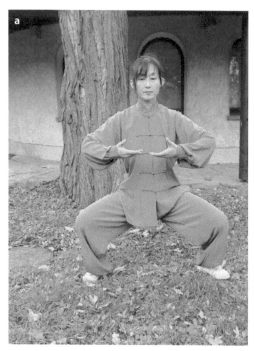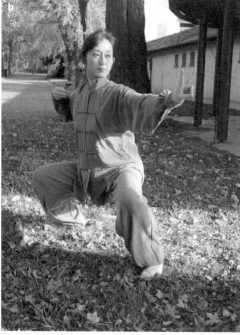

■ **Abb. 14.3** **a** Bogenschießen – den Bogen heben, **b** Bogenschießen – das Ziel anvisieren

■   3. Übung »Himmel und Erde auseinander halten«(Stellung 1)
Die Arme hängen in der Grundstellung, die Hände werden, leicht
hängend, Handgelenke voran, nach oben gezogen. Man stellt
sich vor, die Handgelenke seien über Schnüre mit der Decke verbunden und würden von oben her gezogen. Die Hände steigen
bis zur Augenhöhe, dann erfolgt ein leichtes Hochschlagen der
Hände, bevor sie wieder langsam niedersinken. Sie befinden sich
in einer Linie mit den Unterarmen. Zwischen den Fingern muss
Luft zu spüren sein. Etwa auf Höhe des Dantian-Punktes trennen sich die Hände. Die rechte Hand sinkt ohne Halt langsam
weiter ab, gleichzeitig steigt die linke wieder nach oben. Zwischen beiden entsteht eine imaginäre Spannung. Die linke Handfläche wendet sich zur Decke oder zum Himmel, die rechte zum
Boden. Die maximale Spannung wird erreicht, indem, in einem
kurzen Schub, »Himmel und Erde auseinander gedrückt« werden. Danach langsames Zurücknehmen der Spannung, die linke
Hand sinkt zur Seite nach unten, die rechte Hand steigt leicht zur
Seite hin auf, bis beide ca. in Hüfthöhe sind und gemeinsam zur
Grundstellung niedersinken können. Es folgt die Wiederholung
in gegensätzlicher Richtung: die rechte Hand geht zum Himmel,
die linke zur Erde. Danach wird die gesamte Sequenz in beiden
Richtungen noch einmal ausgeführt (■ Abb. 14.4a).

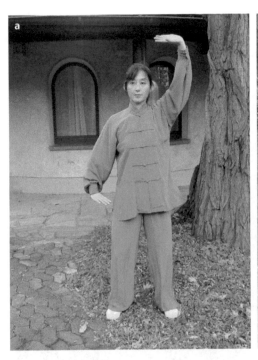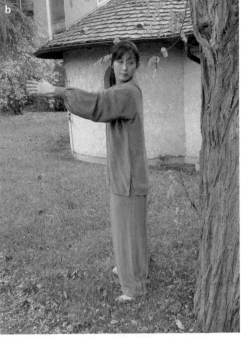

■ **Abb. 14.4**   **a** Himmel und Erde auseinander halten – im Augenblick der maximalen Spannung, **b** sich
umdrehen und nach hinten schauen – in den Händen der imaginäre Baumstamm

- **4. Übung »Sich umdrehen und nach hinten schauen«** (Stellung 1)

Die Füße stehen schulterbreit parallel. Die Hände werden, wie in der vorherigen Übung, bis in Augenhöhe nach oben gezogen. Die Handflächen umgreifen einen dort befindlichen imaginären Baumstamm und gleiten diesen Baumstamm entlang langsam und gleichmäßig abwärts bis zur Grundstellung. Gleichzeitig drehen sich Kopf und Hals und ein klein wenig auch der Rumpf möglichst weit nach hinten, so weit wie die vorne den Baumstamm umgreifenden Hände es erlauben. Man schaut, was hinten ist, und wendet sich sofort wieder langsam zurück zur Grundstellung. Wenn das Gesicht wieder frontal ausgerichtet ist, sind die den Baumstamm hinabgleitenden Hände gerade unten angekommen. Die Übung wird mit der Drehung zur anderen Seite hin wiederholt, insgesamt je 2-mal (◘ Abb. 14.4b).

- **5. Übung »Den Himmel berühren und die Erde durchpflügen«** (Stellung 1)

Hierzu ◘ Abb. 14.5a. Die Füße stehen schulterbreit parallel, die Hände werden wie in den Übungen 3 und 4 bis in Augenhöhe gehoben und steigen dann weiter bis ganz über den Kopf. Die Handflächen drehen sich zur Decke hin und beschreiben, mit der Vorstellung den Himmel zu berühren, einen großen Bogen nach vorne und unten. Unter der Vorstellung, in den Erdboden einzudringen, werden sie, bei gebeugten Knien und gebeugtem Oberkörper, zu den Füßen und schließlich hinter die Fersen geführt, berühren sich dort und beschreiben diesen Kreis zurück: »mit Erde gefüllt« werden sie vor den Unterschenkeln und vor dem Körper nach oben gezogen, bis über den Kopf. Gleichzeitig rollt sich die gekrümmte Wirbelsäule von unten nach oben wieder in die aufrechte Haltung zurück. Die nur halb geöffneten, über dem Kopf gehaltenen Hände entlassen das, was sie eingesammelt haben, in den Raum. Dabei werden sie in einem großen Bogen mit seitlich geöffneten Händen wieder in die Grundstellung zurückgeführt. Die Übung wird 4-mal wiederholt (◘ Abb. 14.5b).

- **6. Übung »Die Brezel«** (Stellung 3)

Hierzu ◘ Abb. 14.6a. Ganz breite Grundstellung. Während der ganzen Übung sind die Oberschenkel waagerecht, das Gesäß ist unten. Die Handflächen werden vorne so auf die Oberschenkel gestützt, dass die Daumen außen liegen, die Finger innen. Der ganze Rumpf wird nur in den Hüftgelenken bewegt, die Taille wird festgehalten. Der Bauch mit dem Dantian-Punkt sinkt zwischen die Oberschenkel, der Rest von Rumpf und Kopf sinkt mit. Der Kopf wird nicht angehoben, sondern steht in der Nackenlinie. Der Rumpf beginnt dann

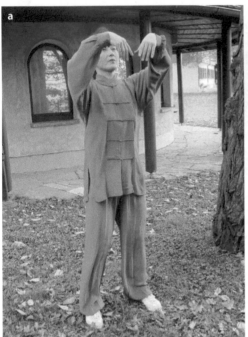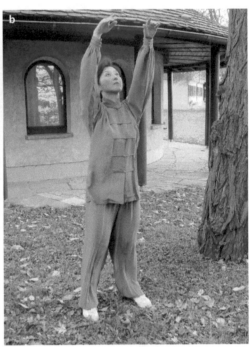

Abb. 14.5   a Den Himmel berühren und die Erde durchpflügen – vor dem Eindringen in den Erdboden, **b** Den Himmel berühren und die Erde durchpflügen – die eingesammelte Erde in den Raum entlassen

eine große Kreisbewegung: zum linken Oberschenkel, über den Rücken zum rechten Oberschenkel und wieder nach unten zwischen die Beine. Dabei ist die Annäherung an den hinteren, den Rückenpol des Kreises mit einer Aufrichtung in den Hüftgelenken verbunden. Die Oberschenkel werden stets waagerecht gehalten. Im Anschluss an die Kreisbewegung steigt der Rumpf in der Mitte zwischen den Schenkeln wieder auf zur Anfangsstellung. Die Bewegungslinie folgt der Form einer Brezel. Die Wiederholung erfolgt in der Gegenrichtung. Die Übung wird insgesamt 2-mal in jeder Richtung ausgeführt (☐ Abb. 14.6b).

■   **7. Übung »Boxen« (Stellung 2)**
Hierzu ☐ Abb. 14.7a. Diese Übung ist kurz. Man nimmt den Reitersitz ein, die Hände werden langsam zur Brusthöhe gezogen, die Fäuste ballen sich, der Blick wird finster und zornig, die linke Hand wird mit gebremster Wucht nach außen geführt, der Kopf folgt der Hand, dann wird die Hand zur Mitte zurückgeführt. Jetzt geht die rechte Hand vor und wieder zurück. Danach die Fäuste absinken lassen und öffnen, Rückkehr zur Ausgangsstellung. Die Sequenz wird insgesamt 2-mal durchlaufen.

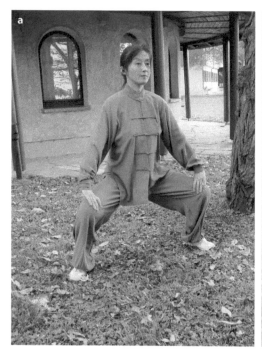
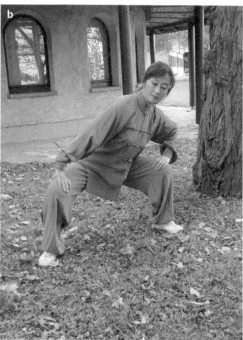

■ **Abb. 14.6** **a** Die Brezel – Ausgangsstellung, **b** Die Brezel – die linke Schulter an der einen Peripherie der Brezel

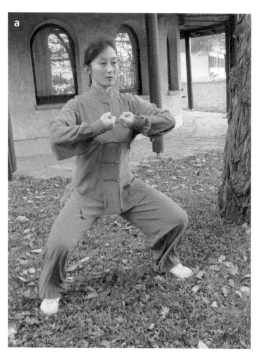
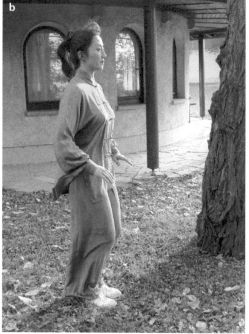

■ **Abb. 14.7** **a** Boxen – die Fäuste geballt, der Blick finster und zornig, **b** Mit dem Scheitel in die Wolken tauchen – die Hände ruhen auf einem Geländer

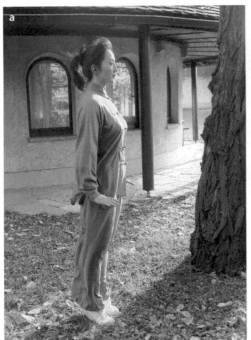
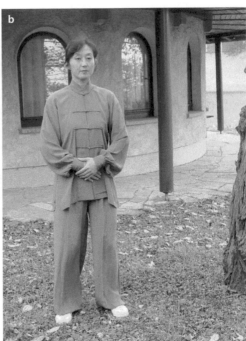

☐ Abb. 14.8   a Mit dem Scheitel in die Wolken tauchen – die Hände stemmen den Körper nach oben, **b** Im Zustand der Ruhe

■ **8. Übung »Mit dem Scheitel in die Wolken tauchen«**
(Stellung 4)

Hierzu ☐ Abb. 14.7b. Die Füße stehen dicht nebeneinander, parallel ausgerichtet. Die Unterarme werden aus der hängenden Grundstellung ein wenig angehoben, sie bleiben neben dem Körper. Die Hände ruhen auf einem vorgestellten Geländer. Während der Körper sich auf die Zehenspitzen stellt, stemmen ihn die Hände von dem imaginären Geländer nach oben. In der Vorstellung taucht der hintere Teil des Scheitels in die Wolken. Langsames Niedersinken auf die Fersen. Insgesamt 6-mal wiederholen (☐ Abb. 14.8a).

Anschließend muss man die Übungen ausklingen lassen. Man legt in lockerer Grundhaltung die Hände auf den Dantian-Punkt und wartet, bis sich Ruhe einstellt (☐ Abb. 14.8b).

14.3 Schwierigkeiten und Hindernisse beim Üben

14.3.1 Vorgeschriebene Fußhaltung

Manchem bereitet die genau vorgeschriebene Fußhaltung Schwierigkeiten. Niemand soll seine Gelenke übermäßig strapazieren. Wenn die Knie den Parallelstand der schulterbreiten Füße in der Stellung 1 nicht mögen, darf man die Fußspitzen leicht nach außen kehren. Die Schwierigkeit gibt sich im Laufe der Zeit.

Grundsätzlich gilt:

Wem Gelenke oder Sehnenansätze während des Übens oder danach schmerzen, der tut sich Gewalt an. Die Haltungsregeln sollen Orientierung geben, aber kein Zwang sein. »Be natural«, sagt Qigong Meister Li aus Chengdu.

14.3.2 Oberschenkelmuskulatur

Die Oberschenkel tun weh, die Muskeln halten den Körper nicht. Bei längerem Stehen mit gebeugten Knien fangen die Muskeln an zu zittern. Ursachen sind Übungsmangel und Übergewicht. Mehr bewegen, weniger essen, die Kniebeugung nicht übertreiben, kann dem abhelfen. Die Oberschenkel sind der Ort der Vitalität, der Bodenverbundenheit. Sorgen Sie für kräftige Oberschenkelmuskeln.

14.3.3 Verspannung

Alles verspannt sich, der Nacken tut weh. Bitte nicht zu ehrgeizig sein, nicht ständig und ohne Unterlass die eigene Haltung reglementieren und korrigieren! Die Haltung ist nicht Endzweck, es geht um den inneren Qi-Fluss, der durch das Ausführen der Bewegungsfiguren angeregt werden soll. Eine große Hilfe kann es sein, sich intensiv in die äußeren Vorstellungen einzufühlen, die vorgegeben werden. An dieser Stelle ist es auch erlaubt, sich eigene Vorstellungsbilder einfallen zu lassen, die den Bewegungen Sinn geben.

Der innere Qi-Fluss und die Ausstrahlung

Stellen Sie sich vor, es schaut jemand zu, der die Vorschriften und Regeln des Qigong nicht kennt, und dem Sie zeigen wollen, welche wunderschöne Ausstrahlung jemand hat, der diese Übungen gut ausführt.

14.3.4 Atmung

Wie soll ich denn atmen? Meister Chu sagt: »Atmung? Ach, das dient bloß der Sauerstoffversorgung.« (»that's just for oxygen«). Das sagt ein Mann, der weiß, wie sehr bei einem Europäer der Qi-Fluss verwirrt werden kann, wenn er anfängt, auf seine Atmung zu achten oder die Atmung willentlich zu steuern.

Die Atmung vergessen

14.3.5 Rückenhaltung

Ich finde die richtige Rückenhaltung nicht. Üben Sie die Grundstellung mit dem Rücken an eine Tür gelehnt. Stellen Sie sich vor, Sie wollen die Tür mit dem Rücken bewegen, eindrücken, schließen. Oder suchen Sie sich einen Partner, mit dem Sie sich Rücken an Rücken aneinander stellen, um dabei gegenseitig ein Gefühl dafür zu kriegen, was ein aufrechter Rücken ist.

14.3.6 Qigong bei Behinderungen

Die belebende und harmonisierende Wirkung des Qigong unterstützt Heilungsvorgänge bei allen Krankheiten. Wer zu schwach ist, setzt sich zum Üben auf einen Stuhl, wer behindert ist, nimmt an den Übungen teil, soweit es eben geht. Zum Beispiel wird bei Halbseitenlähmung nur der gesunde Arm bewegt. Die Übung auf der gelähmten Seite vollzieht sich allein in der Vorstellung. Hier ist das Üben in der Gruppe besonders wichtig: Der Bewegungsfluss der Gruppe überträgt sich auf den einzelnen Teilnehmer, auch wenn die eigenen Fähigkeiten mitzumachen unvollkommen sind.

Wer ein wenig Übungserfahrung hat, dem nützt es schon, wenn er die Übungen nur in der Vorstellung ausführt. Dazu kann er auch im Bett liegen.

Schließlich gibt es Formen des Qigong, die für bestimmte Krankheitsbilder entwickelt wurden.

14.3.7 Ist Qigong gefährlich?

Ja, Qigong kann gefährlich sein. Gefahrbringend sind Ehrgeiz, zu starke Selbstbezogenheit und schwere Fehlhaltung. Wer zu ehrgeizig übt, wird nie ins freie Fließen des Qi gelangen, er wird nie lernen, sich aus dem Dantian-Punkt heraus zu bewegen.

Wer zu viel auf den inneren Qi-Fluss achtet und vergisst, dass er sich im Raum bewegt und dass jede Bewegung mit äußerer Kommunikation zu tun hat, wird vielleicht eine perfekte Qi-Maschine zustande bringen, aber Gespür und Ansprechbarkeit für andere Menschen ein gutes Stück einbüßen.

Wer eine ausgesprochene Fehlhaltung hat, z. B. den Oberkörper in der Grundstellung immer zurücklehnt, weil sein körpereigenes Signalsystem ihm sagt, das ist aufrecht, wird sich diese Fehlhaltungen durch fleißiges Üben eintrainieren und sie schließlich nicht mehr loswerden. Das kann auf Dauer nicht nur zu Problemen mit dem Bewegungsapparat, sondern auch zu den nervösen Störungen und möglicherweise Krankheiten führen, die aus einer gestörten Qi-Balance resultieren. Ein guter Lehrer kann helfen, solche Entwicklungen zu verhindern.

14

14.4 Weitere Qigong-Übungen

14.4.1 Die äußeren Kräftigungsübungen

Von den ungezählten Formen des Qigong sei im Folgenden eine kleine Auswahl aus den sog. äußeren Kräftigungsübungen vorgestellt.

- **Die Ohrübung – der himmlische Trommelschlag**

Man legt die Fingerkuppen auf die Ohrmuschel. Mit kreisenden Bewegungen wird das Innere der Ohrmuschel sanft durchmassiert. Dann werden die Hände so auf die Ohrmuscheln gedrückt, dass die Ohren durch Daumen- und Kleinfingerballen verschlossen sind und sich die Finger am Hinterkopf berühren. Jetzt drückt der Zeigefinger der linken Hand auf den Mittelfinger der rechten und schnellt abrutschend gegen den Hinterkopf, sodass ein dumpfer Ton erklingt. 24-mal wiederholen.

- **Die Zungenübung – Umrühren des Meeres**

Die Zunge versucht, zwischen äußerem Zahnfleisch und Lippen möglichst weit in die Tiefe zu dringen und vollführt 18-mal eine Kreisbewegung um das ganze Gebiss herum, beginnend von links oben nach rechts oben und weiter nach links unten. Der sich dabei bildende Speichel wird in kleinen Portionen »bis zum Dantian-Punkt« hinuntergeschluckt.

- **Das Nasereiben – die Lungen befeuchten**

Die Außenseiten von Daumen und Daumenballen werden so lange aneinander gerieben, bis sie warm sind; danach vollführt man auf- und niederstreichende Bewegungen mit den Daumenkanten an den Nasenflügeln.

- **Augengymnastik**

Die Augen werden ohne Druck geschlossen. Wieder reibt man die Daumenkanten so lange aneinander, bis sie warm geworden sind. Dann erfolgt mit beiden Händen eine sanfte Streichmassage über Augenlidern und Augenbrauen, 18-mal. Anschließend schaut man bei geschlossenen Augen 18-mal nach links und rechts.

- **Das Händebetrachten**

Grundstellung wie beim Brokate-Qigong. Die Hände hängen seitlich herab, dann wird die rechte Hand bis zur Augenhöhe angehoben, sodass die Handfläche ruhig betrachtet werden kann. Wenn man das Bild der ganzen Handfläche aufgenommen hat, erfolgt der Wechsel der Hände. Die Sequenz wird 5-mal ausgeführt (◼ Abb. 14.9).

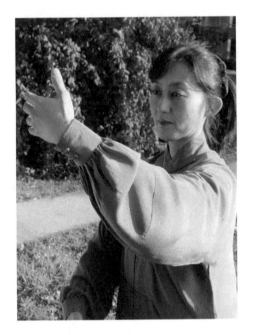

□ Abb. 14.9   Betrachten der Hand

■   **Wie ein Goldfasan auf einem Bein stehen**

Die Arme sind locker zur Seite gestreckt, die Hände nach oben gerichtet, das eine Bein hebt sich, bis der Oberschenkel waagerecht steht, der Unterschenkel hängt frei herunter. Man steht, so lange man ohne Mühe die Balance halten kann, dann Beinwechsel. Die Übung wird 5-mal wiederholt (□ Abb. 14.10).

14.4.2   Übungen mit Qigong-Kugeln

Die bekannteste Übungsform des Qigong, die ein Gerät als Hilfsmittel benutzt, ist das Kugel-Qigong. Das Üben mit den Qigong-Kugeln dient dem gleichen Ziel wie die ganzkörperlichen Qigong-Bewegungen: Beruhigen, Zentrieren und Neubeleben der Qi-Bewegung aus dem Dantian-Punkt heraus.

Die Qigong-Kugeln haben einen Durchmesser von ca. 4–6 cm. Sie bestehen aus Edelstahl, Speckstein, Marmor oder emailliertem Metall. Manche Kugeln enthalten Klangscheiben. Wir verwenden 2 Kugeln und empfehlen, mit Exemplaren kleineren Formats anzufangen.

■   **Stufe 1 – Vorübung**

Man nimmt beide Kugeln in eine Hand, die Hand spürt das Gewicht, die Oberfläche und die Rundung der Kugeln, sie freundet sich mit den Kugeln an.

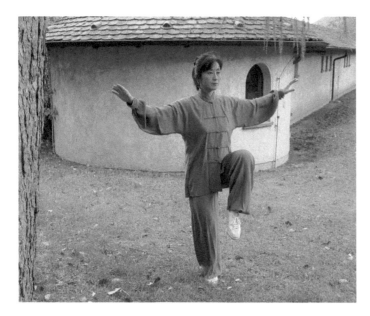

Abb. 14.10 Wie ein Goldfasan auf einem Bein stehen

Der Oberkörper befindet sich in einer fast vollständig entspannten Haltung, die den gesamtkörperlichen Qi-Fluss begünstigt: Die Schultern hängen seitlich, das Ellbogengelenk ist locker, der Rumpf aufrecht, dabei minimal nach vorne gebeugt und ganz leicht angespannt, wie es die Aufmerksamkeit auf den vorderen Raum erfordert. Die Füße stehen nebeneinander auf dem Boden. Man konzentriere sich beim Üben immer wieder auf den Dantian-Punkt oder auf die Füße.

Diese Hinweise zur Körperhaltung gelten natürlich auch für die folgenden Stufen.

▪ **Stufe 2 – Kreisen lassen im Kontakt**

Die Kugeln beginnen langsam umeinander zu kreisen, dabei bleiben sie stets in Kontakt miteinander. Das Kreisen sollte im Uhrzeigersinn und gegen ihn, mit der rechten und mit der linken Hand geübt werden.

Man übt auf dieser Stufe so lange, bis man das Gefühl hat, die Schwere der Kugeln, ihre schmeichlerische Form und das langsame Kreisen haben eine beruhigende Wirkung auf unsere Geistestätigkeit. Erst dann erfolgt der Schritt zur nächsten Stufe (◻ Abb. 14.11).

▪ **Stufe 3 – die Kugeln bleiben auf Distanz beim Kreisen**

Man versucht, die Kugeln im Kreisen beständig auf Abstand zu halten; sie dürfen sich nicht berühren. Auch hier wieder rechtsherum und linksherum, mit der rechten Hand und mit der linken.

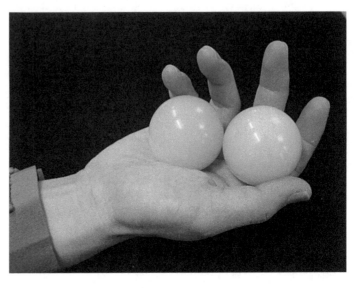

■ **Abb. 14.11**   Qigong mit Kugeln

Die folgenden Stufen stellen Steigerungen dar, bei denen es allerdings nicht um artistische Höchstleistungen geht, sondern um eine Art Belebung des ganzen Körpers. Die Chinesische Medizin beschreibt das als verbesserte Qi-Zirkulation.

Folgende Steigerungen sind möglich:

— Das Verwenden größerer Kugeln
— Das Balancieren von 3 statt 2 Kugeln
— Das Üben mit beiden Händen gleichzeitig, im gleichen oder im entgegengesetzten, spiegelbildlichen Drehsinn

14

Über die Hand den ganzen Körper beleben

Im Grunde ist mit Stufe 3 das erreicht, was zu erreichen war: Die Schwere der Kugeln zieht das Qi nach unten. Das Kreisen um einen Mittelpunkt gibt der Qi-Bewegung das Zentrum. Die Bewegung über Handfläche und Finger belebt und entspannt den ganzen Menschen. Wer sehr erschöpft ist, dem kann es passieren, dass er bei dieser Übung einschläft, und zwar insbesondere bei Stufe 2, bei der er noch nicht darauf achten muss, dass die Kugeln auf Abstand bleiben.

Es ist immer wieder zu betonen: Das Hand-Qigong soll als eine Übung mit gesamtkörperlicher Auswirkung empfunden werden. Reine Fingerfertigkeit ist nicht gefragt. So erreicht man, dass die Atmung vertieft und gleichmäßig wird und, über Stimulation der Handflächen, der Kopf durchströmt wird. Die Verbindung zwischen Hand und Hirn ist fest in unserem Nervensystem verankert, sie ist eine der Grundlagen der menschlichen Kultur.

Wer es versteht, sich von der Schwere der Kugeln und der Trägheit ihres Kreisens anstecken und sein Qi absinken zu lassen, dem widerfährt Folgendes: Das ewig unruhige und angespannte Qi im Kopf und in den 6 Armmeridianen wird bewegt. Die Bewegung wird aufgenommen, verlangsamt, eingeschläfert, nach unten geführt. Der Anschluss an die Beinmeridiane, die unteren Partner der Armmeridiane, kann dadurch hergestellt werden.

Die gleichzeitig beruhigende und belebende Wirkung der Qigong-Kugeln wird durch das Klingen der Klangscheiben unterstützt. Besonders zu empfehlen sind klingende Kugeln bei Kopfkrankheiten, wie Kopfschmerzen, Schwindel, Ohrenklingeln, Gedächtnisstörungen, Altersabbau der geistigen Leistungsfähigkeit, Nervosität, Schmerzen im Bewegungsapparat.

14.4.3 Üben mit den Füßen

In unserer fußvergessenen Zeit
ist es besonders angebracht, die Füße in die Handübungen mit einzubeziehen.

Das kann auf zweierlei Weise geschehen:

1. Die Handübung als imaginäre Fußübung auffassen. Während der Übungen versetze ich mich intensiv in meine Fußsohlen und spüre mit der Zeit, wie sich die kreisende Stimulierung der Handflächen auf die Fußsohlen überträgt.

2. Die Kugeln mit den Füßen bewegen. Hier sind der Phantasie keine Grenzen gesetzt. Die Kugel liegt vor mir auf dem Teppich, ich sitze entspannt aber nicht lasch, ich bin barfuß, meine Fußsohle und meine Zehen spielen mit der Kugel. Dabei ist es wichtig, sich an eine grundlegende Polarität des Fußes ständig zu erinnern: Fußaußenkante und Ferse dienen dem Stoßen und Abstützen, der Rest des Fußes dient dem Erkunden und Aufnehmen des Bodens. Den Punkt Ni 1 kann man als Fußmund bezeichnen. Hier ist, während die Kugel mal rechts rum, mal links rum über die Fußsohle rollt, die Vorstellung zu fördern, dass die Kugel an dieser Stelle aufgenommen, »gegessen« wird.

Akupunktur

© Springer-Verlag GmbH Deutschland, ein Teil von Springer Nature 2019
C. Schmincke, *Chinesische Medizin für die westliche Welt*,
https://doi.org/10.1007/978-3-662-59040-9_15

Die Chinesen haben die sensible Körperoberfläche des Menschen offensichtlich sehr ernst genommen. In der Tat weisen Haut und obere Muskelschicht Nervenendigungen und Sinneskörperchen in einer Dichte auf, wie man sie nicht annähernd im Körperinneren findet. Aber dass diese Sinneselemente mehr können, als uns über Druck, Temperatur und Schwere physikalischer Körper zu informieren, dass sie vielmehr sehr präzise mit inneren Zuständen und Organen verbunden sind, das ist für westliches Denken schwer fassbar. Was wir registrieren, ist lediglich die erstaunliche Wirksamkeit dieser Verbindungen in der Akupunktur. Wir müssen umdenken.

15.1 Meridiane – die Landkarte der Körperoberfläche

Man denke sich ein Liniennetz über den ganzen Körper gelegt. Seine Linien verlaufen vorwiegend in Längsrichtung und verbinden die Füße und die Hände mal mit der Brust, mal mit dem Kopf. Von den Linien gehen vielerlei Verzweigungen und Verbindungslinien ab, von denen einige ins Körperinnere und zu den Organen ziehen. Diese Linien stellen Ströme dar, Lebensströme oder Kraftströme, die die verschiedenen Teile des Körpers miteinander verbinden und bis ins Innere reichen. Das sind die Meridiane.

Die Meridiane folgen wie die Nerven oder Blutgefäße bestimmten Bahnen

Niemand weiß genau, wie die Chinesen auf die Idee mit den Meridianen gekommen sind. Von den Metzgern stammt diese Entdeckung sicher nicht. Wenn sie ein Schwein zerlegen, dann fällt ihr Blick auf Muskeln, Sehnen, Organe, Rückenmark usw., Meridiane sehen sie nicht. Immerhin gibt es so etwas wie Leitungen, Blutgefäße, Nerven. Aber die verlaufen offensichtlich anders als die einigermaßen regelmäßigen parallelen Linien der Meridiane. Außerdem würde es keinen Sinn ergeben, eine Nadel in einen Nerv oder in ein Blutgefäß zu stechen. Nein, die Chinesen haben sich um die Anatomie wenig geschert, es ging ihnen um etwas ganz anderes. Denkbar ist, dass im alten China, vielleicht in Klöstern oder anderen Stätten der Versenkung, eine meditative Selbstwahrnehmung trainiert wurde, die dieses innere Strömen erspürt hat. Im Verlauf der Übungspraxis schließlich ließ sich das Fließen in einer bestimmten Anzahl von Bahnen oder Kanälen lokalisieren. Auch an die systematische Schulung eines Verbindungsgefühls ist zu denken, das die Zusammengehörigkeit auseinanderliegender Körperregionen wahrgenommen hat.

Übung
- Setzen Sie sich entspannt auf einen Stuhl und legen die Hände mit den Handkanten auf die Oberschenkel, die kleinen Finger nach unten, die Daumen nach oben.
- Dann konzentrieren Sie sich nacheinander eine Zeit lang auf jeweils eine der 4 Handseiten, also den Handrücken, die Handkante mit dem kleinen Finger, den Handteller und die Daumenseite.
- Für jede Seite versuchen Sie zu erspüren, mit welchem Teil von Kopf, Brust oder Rücken sie in Verbindung steht. Welche Regionen von Kopf und Rumpf werden jeweils angesprochen?

Wer sich selber von dem Ergebnis überzeugen will, sollte jetzt mit Lesen innehalten.

Es finden sich folgende Entsprechungen: Vom Rücken der Hand geht eine Verbindung zum seitlichen Teil des Kopfs und zur Schläfe, vom kleinen Finger zu Hinterkopf und Nacken. Vom Handteller will sich keine Verbindung zum Kopf herstellen, aber die Brust weitet sich. Der Daumen ist auf Gesicht und Stirn bezogen. Die Meridianverläufe geben diese Selbsterfahrung wider. Auch dass sich von der Handfläche aus der Kopf nicht erreichen lässt, entspricht deren Verlauf. Von der Handfläche gehen nur Yin-Meridiane aus und kein Yin-Meridian berührt (in seinem äußeren Verlauf) den Kopf.

15.1.1 Realität der Meridiane

Diese Übung kann einen ersten Eindruck davon vermitteln, dass die Meridiane Realität sind. Was für eine Realität sie sind und ob sie in bestimmten anatomischen Strukturen ihre Entsprechung haben, das wird wohl noch Generationen von Wissenschaftlern beschäftigen.

Der meditative Übungsweg des Qigong erlaubt es dem Erfahrenen, die Energiebahnen als Wärmeströme wahrzunehmen und zu lenken und auf diese Weise Schmerzen und andere Missempfindungen aufzulösen. Das Qi folgt der Aufmerksamkeit, die Aufmerksamkeit folgt dem Qi, heißt es. Wer so geschult ist, dem gelingt es vielleicht, auch am anderen Menschen, den Zusammenhang einer inneren Störung mit gleichzeitigen Auffälligkeiten eines Meridians nachzuempfinden. Jemand klagt z. B. über ständigen starken Durst, Heißhunger, Aufstoßen und hat gleichzeitig ein heißes Gesicht und eine

Die Meridianverläufe sind als Wärmeströme wahrnehmbar

Empfindlichkeit an einer bestimmten Stelle der 2. Zehe. Das wäre dann so ein aus der Erfahrung gewonnener Mosaikstein: Der Zusammenhang zwischen einer Magenhitze und dem Punkt Ma 44.

■   **Hierzu eine kleine Geschichte**

Eine junge Frau, Medizinstudentin und inzwischen Ärztin für Chinesische Medizin, aber damals noch nicht bekannt mit den Verläufen der Meridiane, erfährt vom Frauenarzt bei der Untersuchung ihrer fortgeschrittenen Schwangerschaft, dass das Kind falsch herum liegt. Steißlage. Wenn es sich nicht dreht, wissen wir, kann es zu Komplikationen bei der Geburt kommen. Wenige Wochen vor der Geburt spürt diese Frau jeden Abend im Bett ein eigentümliches Jucken und Brennen an der Fußaußenkante bis hin zur kleinen Zehe, das sich von Tag zu Tag steigert. Als das Jucken schließlich ganz unerträglich wird, reibt sie heftig mit dem Fuß und der kleinen Zehe auf dem Betttuch solange, bis sie das Gefühl überkommt, die ganze Welt dreht sich. Der Bauch ist in Aufruhr. Wenige Tage später, beim nächsten Untersuchungstermin, stellt die Frauenärztin fest: das Kind hat sich gedreht. Nun weiß der Akupunkteur, dass der Punkt Blase 67, außen an der kleinen Zehe, bei Steißlage behandelt wird. Die sachgerechte Behandlung dieses Punktes – durch Erwärmen mit der Moxazigarre – kann in der Tat zu vermehrten Kindsbewegungen führen, in deren Gefolge dann das glückliche »Rumschnappen« in die richtige Lage passiert. Hier hat sich also ein Meridianpunkt spontan gemeldet und hat gleichzeitig eine »Behandlung« eingefordert, die schließlich zum Erfolg geführt hat.

Dergleichen Geschichten gibt es unzählige zu erzählen. Festzuhalten ist, dass 1 % der Bevölkerung in China wie in Europa beim Stechen eines Punktes mit der Nadel den Verlauf des ganzen angesprochenen Meridians genau lokalisieren und beschreiben kann. In manchen Fällen können auch noch die nachfolgenden Meridiane wahrgenommen werden.

Die Lehre von den Leitbahnen, den Meridianen und den Reizpunkten bietet einen ungeheuer reichhaltigen Schatz an Behandlungsmöglichkeiten und kann darüber hinaus wertvolle Hinweise für die Diagnose geben. Aus dieser Schatzkammer stammt eine große Zahl professioneller Methoden wie Akupunktur, Meridianstimulierung mit Hilfe von Metallstäbchen, Massagetechniken wie Shiatsu und Tuina, verschiedene Moxaverfahren, das Schröpfen, die Punktreizung mit Hilfe von Farben, Tönen, Arzneimittelauflagen oder Injektionen, ferner die Keiraku-Lehre von Prof. Glaser und vieles andere mehr.

Im Rahmen der chinesischen Diagnostik lassen sich einfache Gesundheitsstörungen des Alltags ohne technische Hilfsmittel feststellen und einordnen. Die Akupunkturlehre bietet deshalb – gewisse Kenntnisse der Meridianverläufe und Punkte

15

Die Akupunkturlehre bietet vielerlei Möglichkeiten zur Selbstbehandlung vorausgesetzt – die Möglichkeit der Selbstbehandlung, die man als Laie an sich selber oder besser noch an Freunden und Verwandten ausüben kann. Behandlungsmethoden für den Hausgebrauch sind Punktmassage und die Moxibustion mit der Moxazigarre.

15.1.2 Erste Bekanntschaft mit Akupunktur und Moxibustion im Westen

Akupunktur und Moxibustion sind die ersten Methoden der TCM, die – vor rund 300 Jahren – im Westen bekannt geworden sind. Von dem berühmten Engelbert Kaempfer, der 1690 als Arzt der Ostindischen Kompanie Japan besuchte, stammt einer der ersten Berichte über diese Heilmethode (Kaempfer 1982):

» Die Akupunktur wird nach folgendem Verfahren durchgeführt: Die zu punktierende Stelle wird vorher durch Abtasten der Nerven ausgewählt und dann mit der linken Hand zwischen der Spitze des Mittelfingers und dem Nagel des Zeigefingers gegriffen. Als nächstes wird die Nadel mit dem kleinen Hammer, der in der rechten Hand gehalten wird, mit ein oder zwei Schlägen durch die äußere Haut getrieben. Man legt den Hammer hin und indem man den Griff der Nadel zwischen den Spitzen von Daumen und Zeigefinger dreht, drückt man die Nadelspitze bis zu einer vorgeschriebenen Tiefe ein, die gewöhnlich bei einem halben Zoll liegt, selten bei einem Zoll oder mehr …..

Und er fährt fort (ebd.):

» »Alle Völker, die ihrem Beispiel (sc. dem Beispiel der Chinesen) auf dem Gebiet der Heilkünste folgen – die Japaner, Koreaner, Quinnamesen, die Bewohner der Ryukyu-Inseln, die Bewohner von Formosa, die Tongkingchinesen – nennen diese Substanz »Moxa«, ein gewöhnliches Wort im ungebildeten Sprachgebrauch. Moxa, eine ziemlich weiche, daunenartige Substanz, wird aus den Blättern der jungen Artemisia gewonnen. Die Blätter werden sorgfältig getrocknet, luftig aufgehängt, längere Zeit gelagert, dann durch Zerkleinern und eifriges Zerreiben zwischen den Handtellern zubereitet. In jedem Jahr sammeln Ärzte und gewöhnliche Leute an den ersten fünf Tagen des fünften Monats die Artemisia.
Die Stelle, die für den brennenden Flaum ausersehen ist, hat oft keinen erkennbaren anatomischen Zusammenhang mit dem erkrankten Körperteil, wenn man davon absieht, dass es einen allgemeinen Fluss im ganzen Körper gibt. Angesichts der gebrannten Stelle möchte man die unerwarteten Erfolge für Gaukelei halten. Dafür einige Beispiele:
Man brennt die Spitze des Zehs am linken Fuß, um die Geburt zu erleichtern. Den Nabel brennt man, um die Empfängnis

zu verhüten oder Unfruchtbarkeit zu erzielen. Um Zahnschmerzen zu lindern, brennt man den Muskel des Daumens
an der Körperseite des schmerzenden Zahns. (…) Die tatsäch-
lichen Ergebnisse gestatten es uns nicht, alles als eitlen Betrug
zu bezeichnen …«

Siehe hierzu ◘ Abb. 15.1.

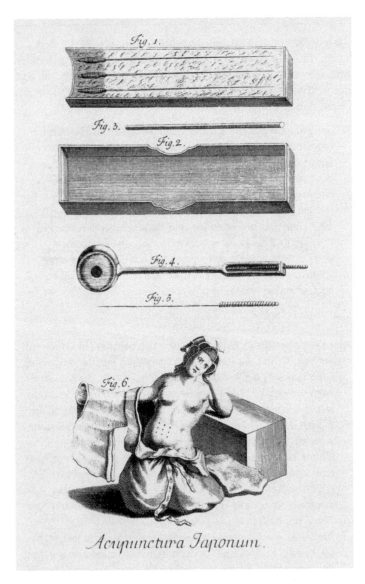

◘ **Abb. 15.1**   Japanerin mit eingezeichneten Akupunkturpunkten (zu
nadeln bei Darmkoliken, jap. »senki«) und Akupunkturbesteck. Bei der
Umarbeitung von Engelbert Kaempfers Originalzeichnung für den Buch-
druck hat der Kupferstecher die Japanerin in eine »barocke« Europäerin
verwandelt. (Aus: Engelbert Kaempfer, Geschichte und Beschreibung von
Japan, Lemgo 1777, © Brockhaus Antiquarium, Kornwestheim)

15

15.1.3 Das Fließen in den Meridianen

Die Lehre von den Leitbahnen der Energie, den Meridianen, und von den Reizpunkten, zeigt, wie sehr sich das medizinische Denken der alten Chinesen von dem des Westens unterscheidet. Schon E. Kaempfer hat in seiner wunderbar detailgetreuen Beschreibung darauf hingewiesen: Der Westen hat auf der Basis der Anatomie eine Auffassung entwickelt, wonach Krankheit an der Substanz und Beschaffenheit der Gewebe festzumachen sei. Er hat demzufolge zahlreiche Methoden entwickelt, mit denen man ins Innere des Körper schauen und bald jedes Organ und jedes Gewebe sichtbar machen kann.

Dem Westen geht es also letztlich um die Erforschung der greifbaren Substanz, der Gewebe, die Träger der Lebensvorgänge sind. Die Diagnostik soll Veränderungen dieser Substanz, den Niederschlag vergangener Lebens- und Krankheitsprozesse feststellen. Die Chinesen hingegen versuchen jenen Lebensprozess selbst zu erfassen. Nach ihrer Auffassung gehört zum Leben ein Strömen. Auch dies ist schon von E. Kaempfer hervorgehoben worden. Etwas strömt durch ein kompliziertes Netzwerk von Bahnen, verbindet alles mit allem und bezeichnet Wege die von außen nach innen, und von innen nach außen führen. Was da strömt, wird als Qi bezeichnet. Wir übersetzten Qi mit »Energie«, wohl wissend, dass es eine treffende Übersetzung nicht geben kann. Mit dem Qi verbunden strömt auch das Xue, meist übersetzt mit »Blut« oder »Säfte«. Qi und Xue, Energie und Blut, fließen also durch die Leitbahnen. Dieses Fließen kann auf die verschiedenste Weise gestört sein, und eben das nennen die Chinesen Krankheit. »Es durchblutet nicht richtig im Kopf«, sagen unsere Patienten und meinen das eher auf chinesische als auf westliche Weise, oder »es staut sich alles im Bauch«, oder »ich bin heute so energielos«. Die Aufgabe der Akupunktur und der verwandten Verfahren ist es, dieses Fließen in Gang zu bringen, Flusshindernisse aufzulösen und dem Fließen die Ausgewogenheit zurückzugeben.

Es hat Versuche gegeben, die Akupunktur von sog. traditionellem Beiwerk zu reinigen und als »moderne wissenschaftliche Akupunktur« der westlichen Medizin anzupassen. Das Ergebnis war eine Schmalspurakupunktur, die die Möglichkeiten dieser erstaunlichen Heilmethode auch nicht annähernd ausgeschöpft hat. Nachdem man nämlich Begriffe wie »Qi«, »Xue«, »Wind«, »Hitze-Feuchtigkeit« usw. aus der Akupunkturlehre verbannt hatte, musste man den Punkten Wirkungen im Sinne von westlichen Krankheitsdiagnosen zuordnen. Nun ist aber, und dies als Beispiel, kein Punkt für »Magengeschwür« in der traditionellen Literatur beschrieben, wohl aber Punkte, die das Leber-Qi entspannen, wenn es den Magen terrorisiert, oder die gegen Feuchtigkeit wirksam sind, die den Magen belasten usw.

> Nur bei Kenntnis der in der traditionellen Lehre beschriebenen Punkteigenschaften lässt sich das Potenzial der Akupunktur ausschöpfen

Welcher dieser Punkte bei der vorliegenden Magenerkrankung der richtige ist, kann erst entschieden werden, wenn die Krankheitskonstellation, die diesem Magenleiden zugrunde liegt, nach chinesischer Manier diagnostiziert ist.

15.2 Lage und Verlauf der Meridiane

Im Folgenden sollen Lage und Verlauf der Meridiane und ihre Verwandtschaftsbeziehungen erörtert werden. Wie überzieht dieses Liniengewebe den Körper und wie kommunizieren seine einzelnen Fäden miteinander? Das Verständnis dieses Teils ist nicht ganz einfach.

Die Meridiane, wie wir sie von den Akupunkturtafeln oder -puppen her kennen, sind Linien, die vorwiegend in Längsrichtung über Arme, Beine, Rumpf und Kopf ziehen und dabei eine Art Gitternetz bilden, das Füße oder Hände mit Brust oder Kopf verbindet. In der Hauptsache sind es 14 Linien (◨ Abb. 15.2a und ◨ Abb. 15.2b).

15.2.1 Die 14 wichtigsten Meridiane

Man zählt 12 Hauptmeridiane und 2 Sondermeridiane, die vorne und hinten in der Mittellinie des Körpers verlaufen. Jeder der 12 Hauptmeridiane besteht aus 2 selbstständigen Ästen, einem linken und einem rechten, die allerdings untereinander über kleine Verzweigungen verbunden sind. Diese Doppelung der Meridiane folgt der Spiegelsymmetrie des menschlichen Körpers.

12 Hauptmeridiane und 2 Sondermeridiane

Die Meridiane verlaufen überwiegend in Längsrichtung, d. h. längs der Gliedmaßen und in Richtung der Rumpflänge. Abweichungen von diesem Prinzip finden sich v. a. am Kopf, dem Körperteil, der sich am deutlichsten von unseren tierischen Vorfahren unterscheidet. Der Hirnschädel ist überdimensional gewachsen, der Gesichtsschädel dagegen wirkt eingedrückt, gestaucht. Dementsprechend gestaucht und gefaltet sind auch die seitlich verlaufenden Meridiane, die diesen entwicklungsgeschichtlichen Deformierungsvorgang am deutlichsten widerspiegeln.

Der Meridianverlauf spiegelt die Entwicklungsgeschichte wider

Interessanterweise geht der mittlere Rückenmeridian (das Lenkergefäß) bis zur Oberlippe, sein Gegenüber am Bauch (das Konzeptionsgefäß) bis zur Unterlippe. Man spricht hier vom Molchschema des Menschen: Der Rücken endet im Oberkiefer, der Bauch im Unterkiefer. Offensichtlich haben die Meridiane etwas mit der Entwicklungsgeschichte des Menschen zu tun.

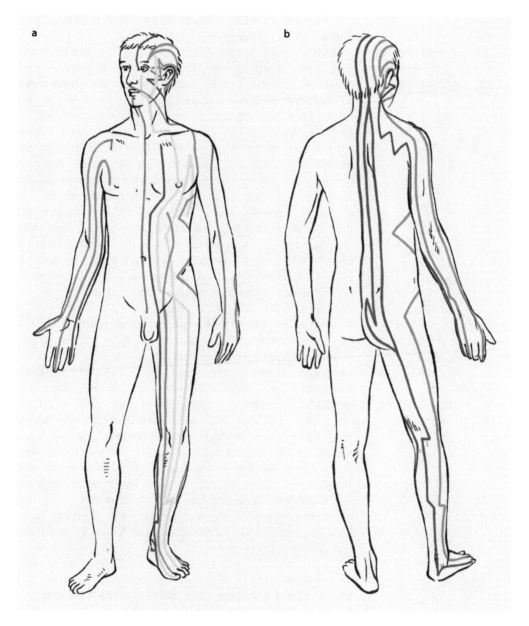

Abb. 15.2 a Ansicht der Meridiane von vorn, auf deren Verläufen befinden sich die Punkte, die durch Nadeln, Fingerdruck oder Erwärmen stimuliert werden können, b Ansicht der Meridiane von hinten. Teilweise sind sie eine Weiterführung der vorderen Meridiane

15.2.2 Meridiane und Organe

Jeder der 12 Hauptmeridiane trägt den Namen des Organs, zu dem er eine besondere Beziehung hat. Dabei gibt es 6 Yang- und 6 Yin-Meridiane entsprechend den Yin- und den Yang-Organen.

Und man unterscheidet 6 Hand- von 6 Fußmeridianen, davon sind je 3 Yin und 3 Yang.

Der Lebermeridian führt zur Leber und zur Gallenblase, aber auch zu den Augen

Wenn wir in diesem Zusammenhang von »Organ« sprechen, lässt sich eine gewisse Doppeldeutigkeit nicht vermeiden. Organ meint in der Akupunkturlehre beides: Das Organ unserer Anatomie und den Komplex von Funktionen, der in der Lehre von den Funktionskreisen den Organen zugeschrieben wird. Ein Beispiel: Der Lebermeridian erreicht mit seinem inneren Ast die Leber im rechten Oberbauch wie auch das zugehörige Yang-Organ, die Gallenblase. Bis hierhin bewegen wir uns noch weitgehend in den Vorstellungen der westlichen Anatomie. Ein weiterer innerer Ast führt allerdings zu den Augen, die bekanntlich dem Funktionskreis Leber zugeordnet sind. Vor allem aber sprechen wir mit der Reizung des Lebermeridians Störungen an, für die weniger die anatomische Leber verantwortlich ist als vielmehr der Funktionskreis: nämlich Qi-Blockaden mit Schmerzen am rechten und linken Rippenbogen, innere Spannungen und Hitzezustände, Periodenstörungen.

Über die Meridiane von Perikard und Dreifachem Erwärmer werden verwandte Meridiane unterstützt

Ein weiteres Hindernis für das Verstehen ergibt sich daraus, dass die Akupunktur 2 »Organe« nennt, die in der Funktionskreislehre nicht vorkommen und von denen eines auch in der westlichen Anatomie unbekannt ist: Herzbeutel (Perikard) und Dreifacher Erwärmer. Es würde hier zu weit führen, auf die Bedeutung dieser »Organe« einzugehen. Wir begnügen uns deshalb mit der Nennung der Beziehungen, die für die Akupunktur wesentlich sind: Der Perikardmeridian ist durch seine räumliche Nähe zum Herzmeridian bei Brust- und Herzbeschwerden hilfreich. Er dient andererseits der Unterstützung des Lebermeridians, zu dem er über die Yin-Yin-Kopplung eine besondere Beziehung hat. Der Meridian des Dreifachen Erwärmers ist sowohl räumlich als auch über die Yang-Yang-Kopplung mit dem Gallenblasenmeridian verbunden und dient deshalb seiner Unterstützung.

15

15.2.3 Die 4 Yin-Yang der Meridianverteilung

Yang oben, Yin unten

Oben ist Yang, besonders der Kopf, unten ist Yin, besonders die Füße. Mit den äußeren Ästen erreichen nur die Yang-Meridiane den Kopf. Yang-Störungen – Wind, Hitze, aufsteigendes Leber-Yang – betreffen besonders diesen Teil des Körpers. Yin-Störungen – Nässe, Schleim, Kälte – dagegen sinken gerne ab ins kleine Becken, in die Beine und in die Füße.

Yang außen, Yin innen

Die Hauptäste der Meridiane verlaufen in der Außenschicht des Körpers: in der Haut, dem Unterhautgewebe und der außen liegenden Muskulatur. Diese Schicht ist Yang im Kontrast zum Inneren des Körpers.

Die großen Gelenke, Knie und Ellenbogen, bilden eine wichtige Barriere für den Energiefluss. Das Gebiet außerhalb, also Unterschenkel und Unterarme, Füße und Hände sind Yang, sie gehören gleichsam zur Außenwelt. Innerhalb der großen Gelenke beginnt das Yin der Innenwelt, die Intimzone eines Menschen. An diesen Barrieren finden wir Störungen – Schmerzen, Hauterkrankungen – bei Menschen, die Schwierigkeiten haben, ihr Inneres mitzuteilen oder die umgekehrt überempfindlich auf äußere Einflüsse reagieren.

Die Körperseiten mit der groben, behaarten Haut, die von der Sonne gebräunt werden, also Rücken, Kopf und Außenseiten von Armen und Beinen, sind Yang. Die Seiten mit der zarten, blassen Haut, also Fußsohle, Innenseite der Beine, Bauch und weiche Seiten der Arme sowie Handflächen sind Yin. Die Yin-Meridiane verlaufen an der Yin-Seite des Körpers, die Yang-Meridiane an deren Yang-Seite. Die einzige Ausnahme bildet der Magenmeridian, der am Bauch verläuft.

Yang ab Knie und Ellenbogen, Yin davor

Yang an den Wetterseiten des Körpers, Yin an den blassen Seiten

15.2.4 Die 3 Umläufe – die Meridian-Uhr

Ein weit verbreitetes Schema besagt, dass die 12 Hauptmeridiane in der gleichen Reihenfolge ineinander übergehen wie die Zeiten ihrer maximalen Aktivität (jeweils 2 h) im Tageslauf aufeinanderfolgen.

Zur Veranschaulichung des Meridianverlaufs über den ganzen Körper bedient man sich gern einer weiteren Unterteilung. Man spricht von den 3 Umläufen.

- Der 1. Umlauf – Meridiane von Lunge → Dickdarm → Magen → Milz – beginnt mit dem Punkt Lunge 1 auf der Brust, führt dann zu den Fingern, zum Kopf, zum Fuß und endet schließlich wieder auf der Brust, womit der Kreis geschlossen wäre. Dieser 1. Umlauf benutzt die Daumenseite des Armes und die Großzehenseite des Beines
- Der 2. Umlauf – Herz, Dünndarm, Blase, Niere – beschreibt diese geschlossene Bewegung über den ganzen Körper an der Kleinzehen- bzw. Kleinfingerseite der Gliedmaßen
- Der 3. Umlauf – Herzbeutel, Dreifacher Erwärmer, Gallenblase, Leber – bedeckt die Mittellinie der Yang- und Yin-Seiten von Bein und Arm

Innerhalb der Meridiane eines Umlaufs bestehen besondere Paarbeziehungen: Die direkt aufeinander folgenden Yin- und Yang-Meridiane gehören gemeinsam demselben Funktionskreis und damit derselben Wandlungsphase an, also z. B. Lunge und Dickdarm zum Metall. Beide haben in unserem Beispiel mit Atmungstätigkeit sowie Haut- und Schleimhautfunktionen zu tun.

Paarbeziehung zwischen den Meridianen eines Umlaufs

Die beiden gleichsinnigen Meridiane eines jeden Umlaufs (Yin und Yin oder Yang und Yang) bilden zu zweit die von uns so genannten »antiken« Meridiane, die über den Rumpf eine Verbindung zwischen Hand und Fuß und damit zwischen oben und unten herstellen. Bei den antiken Meridianen bleibt der Bezug zwischen Leitbahn und Organ im Hintergrund. Eher repräsentieren sie so etwas wie Körperschichten oder Krankheitsstadien. Lehren wie die des Shang Han Lun (s. ► Kap. 10 über Immunologie) oder der Psychotonik (s. ► Kapitel 16) stützen sich auf das System der »antiken« Meridiane. Bei Erkrankungen im Leitbahnverlauf wird, ersatzweise oder zusätzlich (zur Verstärkung), der Partner behandelt (◘ Abb. 15.3 und ◘ Tab. 15.1).

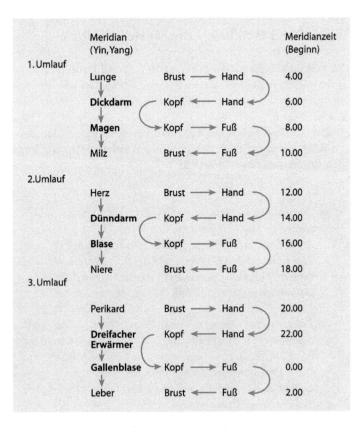

◘ **Abb. 15.3**   Die 3 Umläufe der 12 Hauptmeridiane

◨ Tab. 15.1 Die wichtigsten Shu-Punkte des Rückens

Punkt	1,5 Cun neben Dornfortsatz von Wirbel	Zugehöriges Organ	Wirkung
Bl 13	3. Brustwirbel	Lunge	Stützt Niere und Lunge; senkt das Yang ab; Husten, Asthma, Erregung
Bl 15	5. Brustwirbel	Herz	Absenkend, stützt das Herz; Nervosität, Unruhe
Bl 17	5. Brustwirbel	Blut, Säfte	Bewegt Blut und Säfte; Erschöpfung, Brustspannung
Bl 18, 19	9. und 10. Brustwirbel	Leber, Gallenblase	Nehmen Hitze aus Leber und Gallenblase, lösen Blockaden; Reizbarkeit, bitterer Mundgeschmack; Oberbauchstörungen
Bl 20, 21	11. und 12. Brustwirbel	Milz, Magen	Stützen Milz und Magen; helfen bei Feuchtigkeits- und Schleimblockaden
Bl 23	2.–3. Lendenwirbel	Niere	Stützt die Niere; Vitalitätsmangel mit Kälte, Lendenschmerzen
Bl 25	4. Lendenwirbel	Dickdarm	Stärkt und reguliert Dickdarm und Magen; Verstopfung, Bauchschmerzen
Punkt	1,5 Cun neben Dornfortsatz von Wirbel	Zugehöriges Organ	Wirkung

15.2.5 Die Meridiane ertasten und erspüren

Wir haben jetzt so viel über die Meridiane im Allgemeinen erfahren, dass unserer Entdeckungsreise mit Auge und Finger nichts mehr im Wege steht. Aber es bleibt anspruchsvoll. Die »Anatomie des Menschen von außen betrachtet« braucht unsere Aufmerksamkeit, unsere Sensibilität und Neugier.

Wie können wir den Verlauf der Meridiane orten, welche Wegmarken bieten eine Hilfe, auf welche Besonderheiten stößt die Erkundung? Da sich die Meridiane beider Körperhälften spiegelbildlich verhalten, beschreiben wir hier nur die Meridianverläufe einer Körperhälfte.

Um die Lage eines Punktes genau zu bestimmen, benötigt man manchmal Längenangaben. Dies geht nur mit Hilfe eines Längenmaßes, das mit den Patienten mitwächst, also ein Individualmaß. Wir übernehmen deshalb von den Chinesen die Maßeinheit Cun. Ein Cun entspricht ca. einer Daumenbreite des Patienten. Ein weiterer technischer Begriff ist der »Nagelwinkel«. An so bezeichneten Stellen beginnen oder enden 11 der 12 Hauptmeridiane. Gemeint ist jeweils eine Stelle, die sich in 2 mm Abstand von einer der unteren Ecke des bezeichneten Nagels befindet.

Cun, die Daumenbreite des Patienten, als Längenmaß

Wir verfolgen die Meridianverläufe in der Form einer Übung. Es ist eine Spürübung zum Kennenlernen der Meridiane: Erst machen wir uns mit Auge und Hand mit dem Meridianverlauf von Anfang bis Ende vertraut. Dann nehmen wir eine der bei den einzelnen Meridianen beschriebenen Körperhaltungen ein und konzentrieren uns auf die einzelnen Abschnitte des Meridians und schließlich auf den Meridian im Ganzen. Was spüren wir? Melden sich Körperzonen, die von dem Meridian entfernt liegen?

Lungenmeridian (Lu)

Hierzu ◘ Abb. 15.4a. Anfangspunkt Lunge 1 (Lu 1). Hier, heißt es, tritt die Himmelsenergie in den Körper ein. Wir suchen einen druckschmerzhaften, häufig verhärteten Punkt, der gebildet wird aus dem Schnittpunkt einer Linie, die senkrecht von oben bis unten mit gleichem Abstand zur vorderen Achselfalte und zur Brustwarze verläuft, mit der 2. Rippe. Diese liegt unmittelbar unter dem Schlüsselbein. Von Lu 1 gehen wir nach oben zum Schlüsselbein, dann auf der weichen Haut – Haut an der »Grenze zwischen rotem und weißem Fleisch« – den Oberarm abwärts. Hier sind oft Verhärtungen, »Schleimansammlungen« zu tasten.

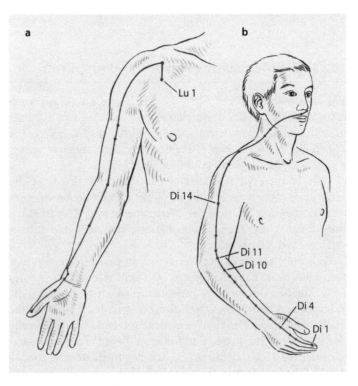

◘ **Abb. 15.4** a Lungenmeridian – er verläuft vom Schlüsselbein bis zum Daumennagel, b Dickdarmmeridian – er beginnt am Zeigefinger und endet neben dem Nasenflügel

15

Der weitere Gang führt in die Ellenbeuge, und zwar auf der Daumenseite der Bizepssehne, die man spürt, wenn man den Bizepsmuskel etwas anspannt. Sodann geht es den Unterarm entlang, bis zur Pulstaststelle zwischen Beugesehne und Speiche an der Daumenseite des Handgelenks, dann weiter auf der Außenseite des Daumens bis zum Daumennagel.

Dickdarmmeridian (Di)

Hierzu ◻ Abb. 15.4b. Der Anfangspunkt Dickdarm 1 (Di 1) befindet sich am daumenseitigen Nagelwinkel des Zeigefingers. Wir wandern von dort gleich zu Di 4, der dort liegt, wo sich beim Heranführen des Daumens an die Hand der Muskelwulst bildet, gehen dann auf der behaarten Seite am Rande des Speichenknochens den Unterarm hinauf, tasten durch die Muskeln in der Tiefe den stets schmerzhaften Di 10, der ca. 3 Querfinger handwärts von der Ellenbeuge liegt, orten Di 11 am daumenseitigen Ende der Ellbogenfalte, gehen dann den Oberarm hinauf bis zu Di 14, der am unteren Ansatz des großen Schulter-Arm-Muskels (Deltamuskel) liegt, und weiter, über Schulter und Hals zur Oberlippe und beenden unsere Reise neben dem Nasenflügel auf Höhe des Naseneingangs.

Magenmeridian (Ma)

Hierzu ◻ Abb. 15.5a. Der Magenmeridian beginnt mit 2 Ästen, die wie die Enden einer nach oben geöffneten Sichel den Oberrand des Gesichts markieren. Magen 1 (Ma 1) liegt direkt unter der Pupille, am Rande der knöchernen Augenhöhle, Ma 8 dort, wo manche Leute ihre Geheimratsecke haben. Die beiden Äste schwingen ineinander, der Fußpunkt der Sichel liegt über dem Kaumuskel, dem Masseter. Von dort geht es weiter zum Adamsapfel seitlich, dort wo man das Pulsieren der Halsschlagader spürt, dann zur Verbindung von Schlüsselbein und Brustbein, über die Brustwarzen zum Unterrand der Brust und dann in einer Linie, die 2 Cun neben dem Bauchnabel liegt, bis zur Leiste; von dort über die Oberschenkelvorderseite, etwas außerhalb der Mittellinie, also über den Hauptteil des großen Geh- und Stehmuskels Quadrizeps bis zum äußeren Knieauge, dem Ma 35, und dort nach unten knapp außerhalb der vorderen Schienbeinkante, vorbei an dem berühmtesten Punkt der Akupunktur, dem Ma 36 unter dem Knie, bis zur Mitte des Fußrückens und schließlich über die Schwimmhaut zwischen 2. und 3. Zehe zum großzehenseitigen Nagelwinkel der 2. Zehe.

Milzmeridian (Mi)

Hierzu ◻ Abb. 15.5b. Der Milzmeridian beginnt am Großzehennagel, führt über den Großzehenballen an der Innenkante des Fußes

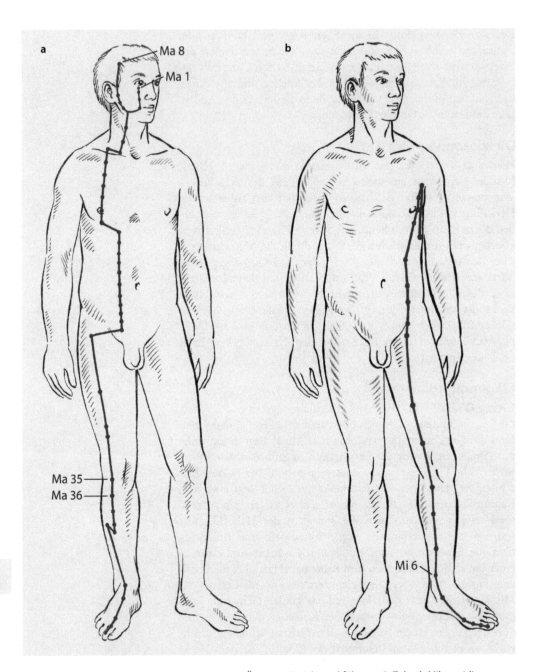

◻ Abb. 15.5   a Magenmeridian – er beginnt mit 2 Ästen im Gesicht und führt zur 2. Zehe, b Milzmeridian – er verläuft vom großen Zeh über die Innenseite von Fuß und Bein bis zur Achselfalte und fällt dort ab

entlang bis zur Mitte des Fußgewölbes, zieht dann nach oben und vor dem Innenknöchel knapp hinter die innere Schienbeinkante, trifft dort eine knappe Handbreit über dem Innenknöchel den wichtigen Punkt Mi 6, zieht dann bis zur großen Mulde, die das Schienbein unter dem Knie bildet, umgreift das Knie an der Innenkante der Vorderseite, steigt dann den Oberschenkel hinauf, durch die Leiste, 4 Cun neben der Mittellinie an der Außenkante der Brust zur vorderen Achselfalte und fällt am Schluss ab zu seinem Endpunkt ca. eine Handbreit unter der Achselhöhle.

Herzmeridian (He)

Hierzu ◼ Abb. 15.6a. Der Herzmeridian beginnt mitten in der Achselhöhle mit dem Punkt Herz 1 (He 1), zieht dann auf der nichtbehaarten, weichen, zarten Seite des Oberarms bis zum kleinfingerseitigen Ende der Ellbogenfalte He 3, dann auf der Yin-Fläche des Unterarms über der Elle bis zu dem Knöchelchen an der Kleinfingerseite des Handgelenks (Erbsenbein), schließlich über die Handfläche zum ringfingerseitigen Nagelwinkel des kleinen Fingers.

Dünndarmmeridian (Dü)

Hierzu ◼ Abb. 15.6b. Der Dünndarmmeridian beginnt am äußeren Nagelwinkel des kleinen Fingers, zieht über die kleinfingerseitige Kante der Hand an der Grenze der Yang-Seite über Ellbogen und Oberarm zur Schulter, in einer Zickzackbewegung über die oberen Partien des Schulterblattes und den Nacken den Hals schräg nach vorn aufwärts zum Kieferwinkel, von dort bis zur Mitte der Wange und wieder zurück bis vor das Ohr.

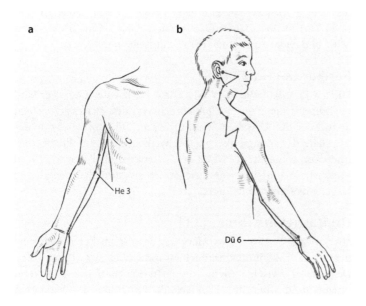

◼ **Abb. 15.6** a Herzmeridian – er beginnt in der Achselhöhle und endet im kleinen Finger, b Dünndarmmeridian – er zieht vom kleinen Finger über Schulterblatt und Nacken zum Gesicht

Blasenmeridian (Bl)

Hierzu ◘ Abb. 15.7a. Der Blasenmeridian beginnt im inneren Augenwinkel, zieht dann über das innere Ende der Augenbraue und die Stirn zum behaarten Kopf, von dort 1,5 Cun neben der Mittellinie zum Nacken (Bl 10), teilt sich dann und verläuft in 2 Bahnen bis zum Kreuzbein, die eine Bahn 1,5, die andere 3 Cun neben der Mittellinie (Dornfortsätze), dann über das Gesäß, bis zur Gesäßfalte in der Mitte des Oberschenkels, wo sich beide Äste vereinigen. Der weitere Verlauf führt über die Hinterseite des Oberschenkels bis zur Kniekehle und Mitte der Wade, hin zum Winkel zwischen den beiden Köpfen des Wadenmuskels. Hier zieht der Meridian nach außen bis zur Oberkante des Fersenbeins neben der Achillessehne und dann an der Außenkante des Fußes entlang bis zum äußeren Nagelwinkel der kleinen Zehe.

Nierenmeridian (Ni)

Hierzu ◘ Abb. 15.7b. Der Nierenmeridian hat als einziger der 12 Hauptmeridiane den Anfangs- bzw. Endpunkt nicht an einem Finger- oder Zehennagel, sondern mitten unter dem Vorderfuß, zwischen Großzehenballen und Kleinzehenballen in einer Grube, führt dann innen am Fuß hoch, vollführt eine Schleife zwischen Innenknöchel, Achillessehne und Fersenbein, zieht am Unterschenkel nach oben, zunächst zum Punkt Mi 6, mit dem er sich vereinigt, steigt dann weiter die Wade aufwärts bis neben die innere Sehne der Kniekehle, führt dann am Oberschenkel bis in die Geschlechtsteile und in einer Bahn, die nur 1/2 Cun neben der Mittellinie liegt, den Bauch aufwärts bis zum Rippenbogen, weicht dann im weiteren Verlauf über der Brust auseinander auf 2 Cun Abstand zur Mitte und endet direkt unter dem Schlüsselbein (Ni 27).

Perikardmeridian (Pc)

Hierzu ◘ Abb. 15.8a. Der Meridian Herzbeutel oder Perikard beginnt auf der Brust 1 Cun seitlich von der Brustwarze, steigt dann über die Achselfalte zum Oberarm, führt in der Mitte der Yin-Seite des Armes, also auf der weißen Haut, zur Ellenbeuge, und dann weiter in der Mitte des Unterarms über den wichtigen Punkt Pc 6 und die Handgelenkfalte bis zum daumenseitigen Nagelwinkel des Mittelfingers.

Dreifacher Erwärmer (3 E)

Hierzu ◘ Abb. 15.8b. Der Meridian des Dreifachen Erwärmers beginnt am kleinfingerseitigen Nagelwinkel des Ringfingers, zieht dann zwischen dem Mittelhandknochen des 5. und 4. Fingers und über das Handgelenk zur Mitte der behaarten Seite des Unterarmes, überquert dort 2 Cun körperwärts von der Handgelenkfalte den wichtigen Punkt 3 E 5, geht zum Ellbogen über den Oberarm zur Schulter und dann

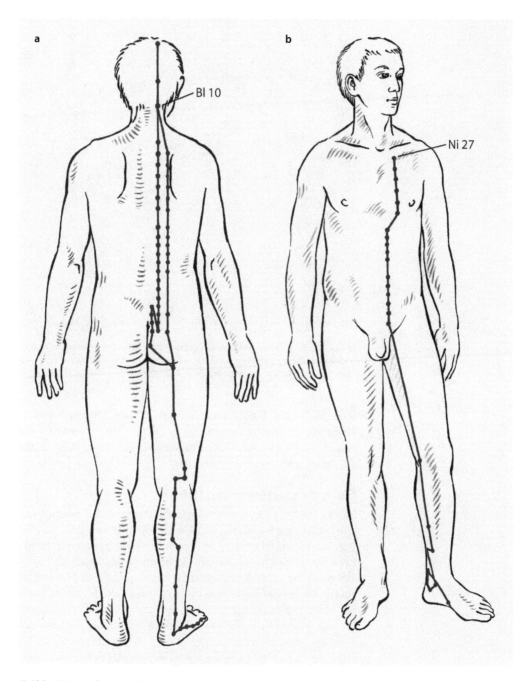

◻ Abb. 15.7   a Blasenmeridian – er beginnt im inneren Augenwinkel und zieht über Stirn und Kopf zum Nacken, von dort in geteilten Bahnen zur Kniekehle und wieder vereint bis zur kleinen Zehe, b Nierenmeridian – er reicht von einer Stelle mitten unter dem Vorderfuß bis unter das Schlüsselbein

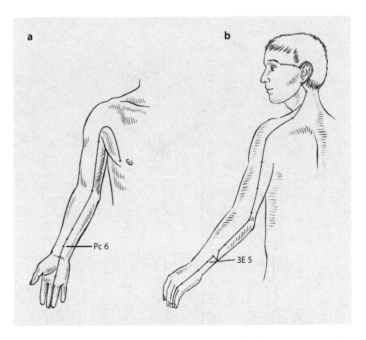

◘ **Abb. 15.8** a Perikardmeridian – er beginnt seitlich der Brustwarze und endet im Mittelfinger, b der Dreifache Erwärmer – er verläuft vom Ringfinger über Schulterblatt, Nacken und Ohr zur Augenbraue

schließlich den Hals hinauf in den Winkel zwischen Unterkiefer und Warzenfortsatz unter dem Ohr, umrundet in einem Halbkreis das Ohr von unten nach oben und endet am äußeren Ende der Augenbraue.

Gallenblasenmeridian (Gb)

Hierzu ◘ Abb. 15.9a. Der Gallenblasenmeridian beginnt ca. einen Querfinger außerhalb des äußeren Augenwinkels, also im Bereich der Schläfe, zieht dann nach hinten zum unteren Ansatz der Ohrmuschel, steigt auf zur Geheimratsecke, beschreibt dann zickzackförmig auf der Seitenpartie des Kopfes 3 von Mal zu Mal weiter werdende Halbkreise um Ohr und Schläfe, findet dann am unteren Hinterhauptsrand seitlich von Bl 10 den Punkt Gb 20 und geht dann in weiteren Zickzacklinien über die Seite des Rumpfes abwärts zum Beckenkamm. Der weitere Weg führt über die Seite des Gesäßes zur Oberschenkelaußenseite, zieht zum Knie, hat direkt unter dem Knie, seitlich am Unterschenkel zunächst den Punkt Gb 34, fällt seitlich am Unterschenkel abwärts, trifft dann vor dem Außenknöchel vorbeiziehend den Zwischenraum der Mittelfußknochen vom 4. und 5. Zeh und mündet am kleinzehenseitigen Nagelwinkel der 4. Zehe.

15

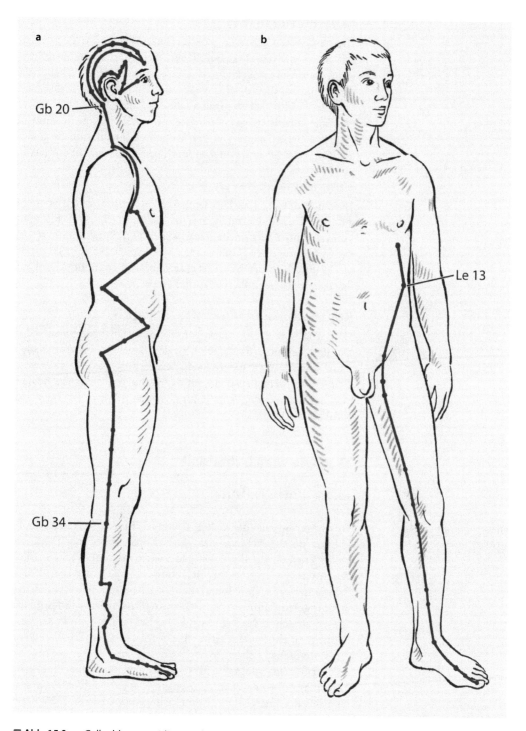

◨ **Abb. 15.9** a Gallenblasenmeridian – er beginnt im Bereich der Schläfe und zieht über Hinterhaupt und Brust hinunter bis zur 4. Zehe, b Lebermeridian – er führt von der großen Zehe bis unterhalb der Brustwarze

Lebermeridian (Le)

Hierzu ◻ Abb. 15.9b. Der Lebermeridian beginnt am kleinzehen-seitigen Nagelwinkel der Großzehe, zieht durch den Zwischen-raum zwischen Großzehe und 2. Zehe über den Fußrücken, trifft den Punkt Mi 6 an der Innenseite des Unterschenkels, steigt am Unterschenkel hoch zur Innenseite des Kniegelenks, geht weiter über die Innenseite der Oberschenkel zur Leiste, zieht dann in einem weiten Abstand von der Mittellinie hinauf zum Ende der 11. Rippe (Le 13) und endet 4 Querfinger unter der Brustwarze.

Lenkergefäß oder Du Mo (LG)

Hierzu ◻ Abb. 15.10a. Das Lenkergefäß beginnt am After, zieht auf den Dornfortsätzen der Wirbelsäule nach oben bis zum Hinterhaupt, überstreicht dann weiter den Kopf und führt in der Stirnmitte über Nasenwurzel, Nasenspitze bis zur Oberlippe direkt unterhalb der Nasenscheidewand und endet im Mund auf der Falte zwischen Oberkiefer und Oberlippe.

Konzeptionsgefäß oder Ren Mo (KG)

Hierzu ◻ Abb. 15.10b. Das Konzeptionsgefäß beginnt auf dem Damm, zieht über das Schambein den Bauch hinauf zum Nabel, dann weiter über Oberbauch, Schwertfortsatz, Brust in die Grube über dem Brustbein, an der rechts und links die beiden Schlüsselbeine enden, geht dann über den Adamsapfel, Hals und Kinn bis zur Unterlippe.

15.3 Wie wird behandelt

15.3.1 Vorbereitung

Gute Lagerung ist die halbe Therapie

Die Lagerung ist die halbe Therapie. Rückenlage mit Kopf-kissen; darauf achten, dass der Kopf weder nach hinten abknickt noch auf die Brust gedrückt wird. Der Nacken sollte durch das Kissen gestützt, die Schultern sollten frei sein. Knie-rolle unterlegen, bei Hohlkreuz doppelte Knierolle. Bei Seiten-lagerung ein hinreichend dickes Kopfkissen verwenden, evtl. Kissen zwischen die Beine schieben. Beim Sitzen entweder sich bequem anlehnen oder Arme und Kopf auf einen Tisch stützen. Nicht im Stehen behandeln.

Der Patient muss warm sein, das gilt auch für die Füße. Wärmflasche oder Rotlicht einsetzen. Nur am warmen Patienten lässt sich der Energiefluss optimal anregen und regeln. Kalte Füße nehmen den Energiefluss nicht an, stoßen ihn ab. Der Patient muss in der Lage sein, sich entspannt auf der Liege hinzulegen.

Zur ersten Kontaktaufnahme und Vorbereitung empfiehlt sich ein leichtes Massieren, manuelles Lösen der verkrampften Arme und Beine, Beruhigung des Nackens durch Handauflegen.

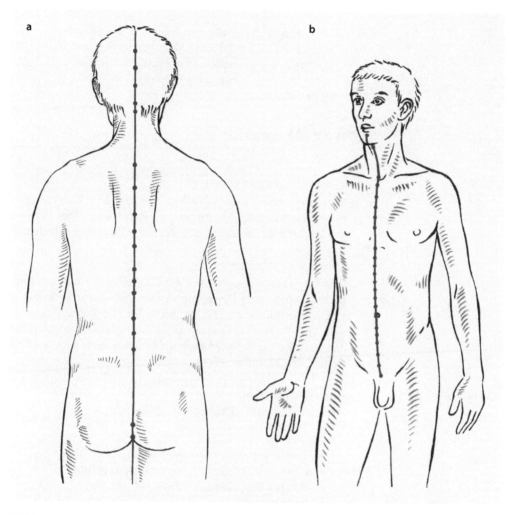

◘ Abb. 15.10 a Lenkergefäß – es führt vom After hinauf zum Hinterhaupt und über die Stirnmitte bis zur Falte von Oberlippe und Oberkiefer im Mund, b Konzeptionsgefäß – es beginnt auf dem Damm und endet in der Unterlippe

Zu Beginn der Behandlung soll man sich darüber orientieren, ob eher ein Fülle- oder ein Leerezustand vorliegt.

— Füllezustand: vitaler Patient; Schmerzen oder sonstige Beschwerden eher heftig; akute Erkrankung, laute Stimme, geräuschvoller Atem
— Lokale Hinweise auf Fülle durch: Schwellung am Meridian oder am Meridianpunkt, Druckschmerzhaftigkeit, bei Säftestauung meistens blaurote Hautfarbe
— Leerezustand: schwache Konstitution; eher chronische Erkrankung, Erschöpfung, leise Stimme; leicht überfordert

> — Lokale Leerezeichen : unbelebtes, blasses Gewebe,
> schwache Durchblutung, Kälte, geringe Reaktion bei
> Berührung. Erleichterung der Beschwerden durch
> Handauflegen oder sanften Druck

15.3.2 Akupressur

■ **Womit wird stimuliert?**

Stimuliert werden kann mit allem, was die Hand bietet: Finger-
beeren, Fingerspitzen (die Fingernägel kurz halten), aber auch mit
den Fingernägeln, den Knöcheln der Faust, den Daumenballen.

■ **Wie wird stimuliert?**

Durch einfaches Drücken mit der Fingerbeere, kombiniert mit
leichten kreisenden Bewegungen, mit Schieben und Streichen
entlang des Meridians. Ferner durch Kneten, Rühren, Bohren,
Kratzen, Vibrieren usw. Auch einfaches Handauflegen ist möglich. Gerade bei Schwächezuständen kann man so mit etwas
Geduld den Meridian wecken.

■ **Drei Reizstärken**

Drei Reizstärken sind zu unterscheiden.

> — Eine Bewegung anregen: mittlere Intensität
> — Eine Fülleblockade auflösen, zerstreuen: heftige
>   Manipulation, die auch schmerzhaft sein darf
> — Bei Leere einen Energiefluss aufbauen, das Qi anlocken:
>   einfühlsame, sanfte Berührung; warten können

Das wichtigste Gesetz der manuellen Therapie lautet: Die Reiz-
stärke muss dem Zustand des Patienten und dem Energiezustand
des behandelten Punktes entsprechen. Solange dieses Grund-
gesetz eingehalten wird und man sich in jedem Augenblick
davon überzeugt, ob der Patient den manuellen Reiz aufnimmt,
ihn verkraftet, ob er Empfindungen hat, die zeigen: es breitet sich
etwas aus, es dringt etwas durch, liegt man richtig. Wenn der
Patient unter der Behandlung Abwehr- und Fluchtreflexe zeigt
und sich verkrampft oder aber nur teilnahmslos daliegt, muss die
Behandlung korrigiert werden.

Ziel der Behandlung ist es, den Punkt »zum Sprechen« zu
bringen. Das Gefühl, es löst sich etwas unter der Behandlung, ist
ein guter Wegweiser. Auch eine tiefere und ruhigere Atmung, das
Auftreten von Darmgeräuschen, das Nachlassen von Schmerzen

und die Entspannung des Gesichts zeigen an, dass man auf dem richtigen Weg ist.

Infrage kommende Punkte auswählen und suchen

Infrage kommende Punkte auswählen, dann die Punkte suchen. Den Punkt zu finden ist bei Fülle einfach, da er oft ein wenig angeschwollen und druckempfindlich ist. Bei Leere findet man häufig eine Mulde, doch auch hier gewinnt man durch leichtes Drücken und Bewegen den Eindruck einer erhöhten Empfindlichkeit. Die Behandlungsdauer je Punkt liegt zwischen 2 und 10 Minuten.

Wie soll sich der Patient verhalten?

Er soll mit Rücken Kopf und Beinen den Kontakt zur Liege suchen und sich ihr anvertrauen, möglichst die Arme oder Beine nicht festhalten. Bei Rückenlage kann der Therapeut zu Beginn der Behandlung die Hand unter die Lendenregion legen und den Patienten damit anregen, loszulassen und sich auf die Liege sinken zu lassen.

Der Patient soll die stimulierende Hand
bei der Behandlung als eine Art Widerlager empfinden, dem er sich entgegendehnt. Wenn der Patient durch die Manipulation in die Verkrampfung getrieben wird, hat der Behandelnde etwas falsch gemacht. Das gilt insbesondere, wenn – wie oft erforderlich – ein leichter Schmerz bei der Behandlung auftritt. Der Schmerz soll lösend wirken, er soll den Patienten nicht in die Flucht schlagen.

15.3.3 Die Behandlung mit Moxa

Die für den Hausgebrauch am besten geeignete Erwärmungsmethode liefert die Moxazigarre.

Praktisches Vorgehen: Zigarre anzünden, mit dem Glühkegel sich der zu erwärmenden Stelle nähern und wieder entfernen. Das soll in einem gleichmäßigen Rhythmus geschehen, bis der Patient die Wärme angenehm spürt und im weiteren Verlauf meldet, dass die Erwärmung sich ausbreitet.

Die Moxabehandlung muss als angenehm empfunden werden, sonst ist sie falsch. Wenn der Patient die Erwärmung nicht erträgt, bricht man die Behandlung ab.

> Überforderungen durch Moxibustion unbedingt vermeiden!

Gelöscht wird die Moxazigarre durch vorsichtiges Eindrehen in Sand oder Salz, dabei nicht den Glühkopf zerdrücken.

Bei vielen Erkrankungen, Schwächezuständen, aber auch bei Blockaden im Bauchraum hat sich die Bauchmoxe bewährt. Man erwärmt den Bauch in einer langsam kreisenden Bewegung um den Bauchnabel, bis der Patient ein angenehmes Wärmegefühl spürt.

▪ **Wirkung der Moxibustion**

Die oberflächliche Erwärmung der Haut mit Hilfe von Moxakraut vereint zahlreiche Wirkungen in sich:

— Sie wärmt und entspannt, sie regt den Qi-Fluss an, löst dadurch Blockaden und fördert die Zirkulation des Xue
— Dadurch dass sie das Qi in die behandelte Körperregion zieht, hilft sie, den Qi-Fluss weiträumig zu steuern
— So kann eine Moxe an Le 3 oder Nierenpunkten des Fußes bei Verspannungen und Schmerzen an Nacken und Kopf sofortige Linderung bringen

15.4 Die Akupunkturpunkte: Zugänge zum Meridiansystem

Die Körperoberfläche eines erwachsenen Menschen ist von hunderten von Punkten bedeckt, die sich alle für Akupunkturen oder andere Reizbehandlungen verwenden lassen. Chinesische Wissenschaftler haben weit über 1000 dieser Punkte erforscht und ihnen bestimmte, ganz individuelle Wirkungen zugeschrieben.

Die Meridianlehre bringt eine gewisse Ordnung in diesen Sternenhimmel von Punkten und Pünktchen, indem die Meridiane Bereiche, die in ihrem Einflussbereich liegen, sozusagen in ihren Energiestrom hineinziehen. Der Punkt verliert seine Selbständigkeit, die individuelle Punktwirkung wird vom Meridiancharakter überlagert.

Auf den Meridianen einer Körperhälfte und den Meridianen der Mittellinie liegen zusammen 365 Akupunkturpunkte. Diese Punkte lassen sich, wie oben gezeigt wurde, auf die unterschiedlichste Weise anregen und stimulieren. Die einfachste Form der Stimulierung ist die Berührung mit dem Finger. Diese Berührung wird von dem Patienten oder der Versuchsperson gespürt, ihre Aufmerksamkeit wandert zu dem Punkt. Da das Qi der Aufmerksamkeit folgt, findet hier also eine Anregung des Qi-Flusses statt.

Über jeden Akupunkturpunkt ist im Prinzip das gesamte Meridiansystem zu erreichen

Die Vorgänge bei der Akupunktur sind im Grunde die gleichen: Jede Reizung eines Akupunkturpunktes führt dazu, dass die Bewegung von Qi und Xue angeregt wird. Diese Anregung kann auf eine kleine Körperzone beschränkt bleiben, sie kann auch den einzelnen Meridian erfassen und sogar das ganze Meridiansystem und die inneren Organe erreichen. Hierzu ist allerdings eine kunstgerechte Stimulierung erforderlich, auch dürfen keine schwerwiegenden Qi-Blockaden oder Xue-Stauungen vorliegen. Weil das Meridiansystem alles mit allem verbindet, man also über einen einzigen Punkt alle anderen erreichen kann, hat sich ein Akupunkteur schon einmal zu der Aussage hinreißen lassen: »Es kommt nicht darauf an, wo man sticht, sondern wie man sticht«.

Für die Praxis empfiehlt es sich,
das »Wie« genauso wichtig zu nehmen wie das »Wo« der Behandlung und sich an den traditionell definierten Punktindikationen zu orientieren.

15.4.1 Die therapeutische Bedeutung der Punkte

Bei der Beschreibung der therapeutischen Wirkung werden dort, wo es angebracht ist, auch die Indikationen für die Punktmassage angegeben.

Wirkung

Unter »Wirkung« findet man eine Auswahl von Wirkeigenschaften, wie sie die Traditionelle Chinesische Medizin beschreibt und außerdem, wenn vorhanden, Hinweise auf besondere Punktqualitäten.

Es muss immer wieder betont werden: Kopfschmerzen oder Magendrücken oder Atemnot bezeichnen keine hinreichende diagnostische Aussage für die Auswahl des rechten Punktes. Die richtige Auswahl setzt vielmehr voraus, dass wenigstens ansatzweise eine chinesische Diagnose gestellt wird. Es gibt sicher 100 Punkte, die bei Kopfschmerzen wirksam sind. Welcher Punkt im Einzelfall angezeigt ist, das entscheidet sich einmal nach der Meridianzugehörigkeit des Punktes und der Meridianlokalisation der Schmerzen. Viel mehr aber noch entscheidet es sich nach allgemeinen diagnostischen Gesichtspunkten:

Ist ein zu behandelnder Kopfschmerz
ein Wind-Kopfschmerz oder vielmehr durch Nässe entstanden? Ist ein hochschlagendes Leber-Yang mit im Spiel? Herrscht ein Fülle- oder ein Leerezustand vor? Derartige Krankheitsfaktoren und Krankheitsmechanismen der traditionellen Diagnostik muss man berücksichtigen, wenn man eine Akupunktur- oder Akupressurbehandlung optimal gestalten will. Bei einfachen und übersichtlichen Krankheitsbildern lässt sich eher darauf verzichten.

Wenn möglich, wurden diese allgemeinen diagnostischen Qualitäten, die zur Wirkbeschreibung des Punktes dazugehören, unter dem Titel »Wirkung« mitgenannt.

Verwendung in der Punktmassage

Der Titel »Verwendung in der Punktmassage« ist mehr pragmatisch orientiert. Er enthält eine kleine Auswahl aus den Diagnosen, die die Speziallehrbücher verzeichnen. Aber auch hier gilt: wenn als Indikation z. B. Bauchschmerzen angegeben sind, dann sollte unter »Wirkung« nachgeschaut werden, welche Art von Bauchschmerzen die TCM für diesen Punkt beschreibt.

15.4.2 Die besonderen Punktkategorien

Innerhalb eines Meridians sind nicht alle Punkte gleichwertig. Von den zahlreichen Punktkategorien der Überlieferung seien hier die 4 wichtigsten genannt.

Der Quellpunkt (Yuan-Punkt)

Jeder Meridian hat einen Quellpunkt. Die Quellpunkte liegen alle im »Äußeren«: Die Arme ab dem Ellenbogen und die Beine ab dem Knie gehören nach chinesischer Auffassung zur Außenwelt. Im Quellpunkt lässt sich die Eigenart des jeweiligen Meridians am besten ansprechen. Die Quellpunkte haben deshalb in der Regel eine stützende Wirkung.

Der Durchgangs- oder Luo-Punkt

Die Luo-Punkte sind Quelle der Netzleitbahnen, zahlreichen verzweigten Nebenmeridianen, die die Regionen zwischen den Hauptleitbahnen ausfüllen. Das Ansprechen dieser Leitbahnen über die Luo-Punkte ist wichtig bei allen Formen von Körperschmerzen. Die 2. Gruppe von Netzleitbahnen führt zu den zugehörigen Organen im Inneren des Körpers, die 3. Gruppe führt vom Luo-Punkt des Yang-Meridians zum Quellpunkt des gekoppelten Yin-Meridians und umgekehrt.

Die Shu-Punkte

Man nennt sie auch Zustimmungspunkte des Rückens. Sie liegen auf dem inneren Ast des Blasenmeridians. Über die Organbeziehungen zu bestimmten Regionen des Rückens bieten sie schöne Einflussmöglichkeiten auf die vegetative Steuerung der Organe, z. B. im Rahmen einer Rückenbehandlung.

Die Behandlung der Rückenpunkte erfolgt entweder in Bauchlage oder aber im Sitzen. Letzteres hat den Vorteil, dass der Patient ausweichen kann, wenn er durch eine zu heftige Druckmassage in die Enge getrieben wird und sein Yang nach oben rutscht, was sich in Kopfschmerz, Schwindel und Benommenheit äußern kann. Er sollte den Rücken aber etwas wölben, sich der behandelnden Hand sozusagen entgegen-dehnen, sodass der Behandelnde nicht nur mit dem Punkt Füh-lung aufnimmt, sondern mit dem ganzen Menschen.

Die Mu-Punkte

Sie werden auch Alarmpunkte genannt. Sie liegen überwiegend auf der Vorderseite von Brust und Bauch. Über sie lassen sich v. a. bei akuten Füllezuständen schnelle Therapieerfolge erzielen.

15.4.3 Die 14 Meridiane und die wichtigsten Punkte

Lungenmeridian (11 Punkte)

- Verlauf

Von der oberen Seite der Brust auf der Yin-Seite des Armes zum Daumen.

- Therapeutische Bedeutung

  - Erkrankungen des gesamten Atemapparates von den Stirnhöhlen bis zu den Bronchien
  - Stützung von Schleimhaut- und Hautfunktionen
  - Befeuchtung
  - Stärkung der beruhigenden und austauschenden Funktion des Lungenfunktionskreises
  - Beruhigung einer übersteigerten Aktivität der Leber
  - Unterstützung der Milz
  - Kehlkopferkrankungen

- Wichtige Punkte

Lu 1

- *Lage:* Auf einer gedachten senkrechten Linie, die genau in der Mitte zwischen der vorderen Achselfalte und der Brust-warze verläuft, über der 2. Rippe. An dieser Stelle findet der suchende Finger meist einen druckschmerzhaften Knoten oder eine Bindegewebevermehrung.
- *Wirkung:* Alarmpunkt der Lunge, Milz und Lunge stärkend, Nässe und Schleim ausleitend.
- *Verwendung in der Punktmassage:* Bei Husten, Asthma, Beklemmungsgefühl auf der Brust, Magenschwäche.

Lu 3
- *Lage:* Auf dem Oberarm, 3 Cun unter der Achselfalte, an der daumenseitigen Grenze der Yin-Haut.
- *Wirkung:* Wandelt Nässe und Schleim um.
- *Verwendung in der Punktmassage:* Bei Husten, Atembeklemmung. Im Bereich von Lungen- und Dickdarmmeridian, insbesondere in der oberen Hälfte des Oberarms finden sich häufig »Schleimansammlungen«, unelastisches, verbackenes, gestautes Unterhautgewebe: Orangenhaut. Hier hilft oft eine intensive Massage zur Befreiung der Atmung.

Lu 5
- *Lage:* In der Ellenbeuge bei leicht angespannten Bizepsmuskel auf der Daumenseite der Bizepssehne in der Tiefe.
- *Wirkung:* Bringt die entspannende und verteilende Kontrolle des Lungenfunktionskreises über den Verkrampfung und Unruhe erzeugenden Leberfunktionskreis zurück.
- *Verwendung in der Punktmassage:* Der in die Tiefe gehende Finger hilft bei Husten und nervöser Unruhe, die sich durch ungleichmäßigen Atem und häufiges Luftanhalten bemerkbar macht (◘ Abb. 15.11a).

Lu 7
- *Lage:* Auf der daumenseitigen Kante des Unterarms, 1,5 Cun ellbogenwärts von der Handgelenkfalte, in dem Winkel, den dort befindliche Knochenvorsprünge (Processus styloides) zur Ellbogenseite hin bilden.
- *Wirkung:* Öffnet den Energiefluss im Konzeptionsgefäß, löst das Lungen-Qi, zerstreut Wind.

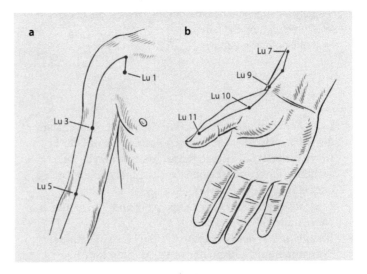

◘ **Abb. 15.11a,b** Lungenmeridian, Punkte an Oberarm (a) und Hand (b)

- *Verwendung in der Punktmassage:* Intensive Stimulation, bei Bedarf auch mit dem Fingernagel, hilft bei asthmatischer Atemnot und Husten.

Lu 9
- *Lage:* In der Handgelenksfalte über der Arteria radialis.
- *Wirkung:* Quellpunkt des Lungenmeridians; stärkt Lunge Milz und Magen; hilft bei trockenen Schleimhäuten, Schleim und Husten.
- *Verwendung in der Punktmassage:* Bei akuten Atemwegsinfekten, Husten; stärkt das Lungen-Qi; fördert die befeuchtende Wirkung des Lungenfunktionskreises. Stabilisiert das Immunsystem.

Lu 10
- *Lage:* Auf der Mitte des Daumengrundgliedes, an der Grenze zwischen weißem und rotem Fleisch.
- *Wirkung:* Kühlt Lungenhitze, macht die Kehle frei.
- *Verwendung in der Punktmassage:* Hilft bei frischem Infekt bei Schweißlosigkeit.

Lu 11
- *Lage:* An dem dem Zeigefinger abgewandtem Nagelwinkel des Daumens.
- *Wirkung:* Den Energiefluss in Rachen und Kehle freimachend.
- *Verwendung in der Punktmassage:* Bei Heiserkeit, Halsschmerzen (◧ Abb. 15.11b).

Dickdarmmeridian (20 Punkte)

- Verlauf

Vom Zeigefinger zum unteren Ende des Nasenflügels.

- Therapeutische Bedeutung

- Obere Atemwege
- Nasennebenhöhlen
- Gesicht
- Stirn
- Nase
- Zähne
- Schultern
- Alle Schleimhautsysteme
- Haut
- Öffnet, leitet aus, nimmt Schmerzen

■   **Wichtige Punkte**

Di 1

— *Lage:* Am daumenseitigen Nagelwinkel des Zeigefingers.
— *Wirkung:* Öffnet die Oberfläche, macht die Sinnesorgane frei.
— *Verwendung in der Punktmassage:* Bei Halsweh und Zahnschmerzen. Selbstbehandlung mit Hilfe des Daumennagels im Zahnarztstuhl möglich. Zu beachten ist, dass dabei Schulter und Nacken nicht verspannt werden.

Di 4

— *Lage:* In der Mitte des Muskelbauches, der sich bei angelegtem Daumen zur Mittelhand hin bildet.
— *Wirkung:* Öffnet die Oberfläche, hilft bei Schmerzen und Windkrankheiten.
— *Verwendung in der Punktmassage:* Heftiges Massieren, indem man den besagten Muskel zwischen Daumen und Zeigefinger nimmt und den schmerzhaften Punkt kräftig knetet. Bei frischer Erkältung kann dessen Behandlung ein erlösendes Schwitzen hervorbringen. Halsschmerzen, Kopfschmerzen, verstopfte Nase. Körperschmerzen allgemein.

Di 6

— *Lage:* Über der Speiche, 3 Cun körperwärts von der Handgelenksfalte; meist als Verdickung, bisweilen schmerzhaft, zu spüren.
— *Wirkung:* Lo-Punkt des Dickdarmmeridians, deswegen für Schulter- und Gesichtsschmerzen aber auch zur direkten Beeinflussung von Lunge und Dickdarm hervorragend geeignet.
— *Verwendung in der Punktmassage:* Schmerzen in Schulter und Gesicht, Blockaden im Darmbereich, Beruhigung der Atmung.

Di 10

— *Lage:* Über der Speiche, 3 Querfinger unterhalb der Ellbogenfalte.
— *Wirkung:* Treibt Wind aus, fördert den Energiefluss in Magen- und Dickdarmmeridian, hilft bei Tennisellbogen.
— *Verwendung in der Punktmassage:* Dieser in der Regel sehr schmerzhafte Punkt hat eine starke, lösende Wirkung. Er eignet sich hervorragend für die Punktmassage. Die lösende Wirkung betrifft sowohl allgemeine Körper- und Kopfschmerzen als auch Erkältungskrankheiten, verstopfte Nase, Nebenhöhlenverstopfung, und 3. auch Magenschmerzen und Blähbauch. Hervorragend geeignet für Kinder mit Bauchschmerzen und Blähungen.

Di 11
- *Lage:* Am speichenseitigen Ende der Ellbogenfalte.
- *Wirkung:* Leitet Wind, Hitze und Nässe aus. Der Punkt ist ähnlich universell verwendbar wie Di 10.
- *Verwendung in der Punktmassage:* Wie Di 10, Nebenhöhlenentzündung, verstopfte Nase, Kopfschmerzen, Körperschmerzen. Während der Punktstimulation sollte man durch aktive oder passive Körperübungen oder durch Massagen den Qi-Fluss in dem erkrankten Gebiet bis zu einem Grad anregen, dass der Schmerz sich meldet.
- Oberarmpunkte des Dickdarmmeridians: Es empfiehlt sich hier, schmerzhafte, verhärtete, aufgequollene Stellen im Verlauf des Meridians aufzusuchen, z. B. Di 14, am unteren Ende des Deltamuskels, zusammen mit den benachbarten Partien des Lungenmeridians. Angezeigt bei: Schulterschmerzen, eingefrorener Schulter, auch Atembeschwerden (◘ Abb. 15.12a).

Di 20
- *Lage:* Neben dem unteren Ende des Nasenflügels auf Höhe der Nasenöffnung.
- *Wirkung:* Verbindung zum Magenmeridian, treibt Wind aus.
- *Verwendung in der Punktmassage:* Die etwas schmerzhafte Stimulierung dieses Punktes mit Hilfe des Fingernagels befreit die Nasenatmung (◘ Abb. 15.12b).

Magenmeridian (45 Punkte)
- Verlauf

Vom Kopf über Brust und Bauch zur 2. Zehe.

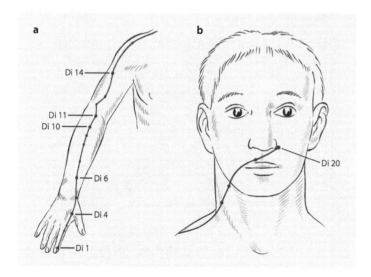

◘ **Abb. 15.12a,b** Dickdarmmeridian, Punkte an Arm (a) und Kopf (b)

■ **Therapeutische Bedeutung**

- Das gesamte Verdauungssystem
- Aufnahme- und Verarbeitungsprobleme auch auf psychischem Gebiet
- Appetitstörungen
- Schleimumwandlung und -ausleitung
- Bauchschmerzen
- Allgemeiner Vitalitätsmangel
- Kräftigung der Beine
- Gesicht
- Stirn
- Knie

■ **Wichtige Punkte**

Ma 2
- *Lage:* Auf dem Oberrand des Jochbeines, ein Cun unter der Pupille.
- *Wirkung:* Wind austreibend.
- *Verwendung in der Punktmassage:* Wichtiger Lokalpunkt bei Augenkrankheiten.

Ma 8
- *Lage:* In der Geheimratsecke an der Haargrenze.
- *Wirkung:* Wind austreibend, Leber und Gallenblase stabilisierend.
- *Verwendung in der Punktmassage:* Kopf- und Augenschmerzen, Unruhe.

Ma 9
- *Lage:* Neben dem Kehlkopf über der pulsierenden Halsschlagader.
- *Wirkung:* Bringt Qi und Xue wieder zusammen.
- *Verwendung in der Punktmassage:* Heiserkeit, Atemnot, Herzunruhe.

❶ Insbesondere bei älteren Menschen kann über diesen Punkt, der über dem sog. Karotissinus liegt, eine überstarke vegetative Dämpfung der Herzfrequenz bewirkt werden.

Ma 11
- *Lage:* Am Gelenk zwischen Schlüsselbein und Brustbein.
- *Wirkung:* Löst Qi-Blockaden.
- *Verwendung in der Punktmassage:* Hier muss mit dem Fingernagel behandelt werden. Bei Hustenreiz, Übelkeit, Sodbrennen, Magenschmerzen, Nackenverspannungen (◘ Abb. 15.13a).

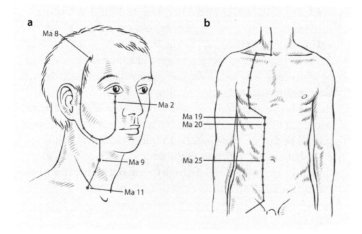

⬛ Abb. 15.13a,b   Magenmeridian, Punkte an Kopf (a) und Körper (b)

Ma 19, 2

Lage: Zwei Cun neben der Mittellinie über und unter dem Rippenbogen; geschwollene oder druckschmerzhafte Stellen werden aufgesucht.

Wirkung: Blockaden der Mitte zerschlagend; Hitze und Nässe bewältigend; versöhnt Leber und Milz.

Verwendung in der Punktmassage: Füllebeschwerden im Oberbauch, Blähbauch, Atemnot durch behinderte Zwerchfellbeweglichkeit, Verstopfung, Schmerzen am Rippenbogen.

Ma 25

- *Lage:* Zwei Cun neben dem Bauchnabel.
- *Wirkung:* Alarmpunkt des Dickdarms, bei Blockaden im Bauchraum.
- *Verwendung in der Punktmassage:* Verstopfung, Blähungen, Bauchschmerzen (⬛ Abb. 15.13b).

Ma 33, 34

- *Lage:* Drei bzw. 2 Cun über der äußeren oberen Kniescheibenkante.
- *Wirkung:* Kälteblockaden des Magenmeridians.
- *Verwendung in der Punktmassage:* Kniegelenkerkrankungen, Magenerkrankung, Kältegefühl im Unterbauch und an den Oberschenkeln, Schwäche der Oberschenkel. Moxa möglich.

Ma 36

- *Lage:* Zwei Cun unter dem äußeren Knieauge, ein Querfinger außen neben der Schienbeinkante, über dem Schienbeinmuskel.

— *Wirkung:* Wichtigster Punkt der Akupunktur. Fördert die Erdfunktion. Punkt mit großer beruhigender und gleichzeitig kräftigender Wirkung.

— *Verwendung in der Punktmassage:* Bei Kniegelenkbeschwerden jeder Art, Magenschmerzen. Darmstörungen, Unruhezuständen durch Überforderung, Erschöpfungszuständen (Moxibustion), Beinschwäche. Hier ist zu beachten, was auch für andere Punkte, die über starken Muskeln liegen, gilt: Es bedarf großer Fingerkraft und gleichzeitig eines erheblichen körperlichen Einfühlungsvermögens, um an diesen Punkten in die Tiefe zu dringen, ohne eine reaktive Anspannung des Muskels zu provozieren.

Ma 40

— *Lage:* In der Mitte zwischen dem äußeren Knieauge und der vorderen Fußgelenkfalte, 2 Querfinger außerhalb der Schienbeinkante.

— *Wirkung:* Yang absenkend und Schleim umwandelnd.

— *Verwendung in der Punktmassage:* Beruhigt Überaktivität des Kopfes, hilft gegen Husten, Verschleimung, Asthma (◘ Abb. 15.14a).

Ma 44

— *Lage:* Unmittelbar vor dem Fußzehengrundgelenk, auf der Schwimmhaut.

— *Wirkung:* Kühlt den Magenfunktionskreis.

— *Verwendung in der Punktmassage:* Kopfschmerzen, Zahnschmerzen, Trigeminusneuralgie, Unruhezustände, Durst auf kalte Getränke.

Ma 45

— *Lage:* Am kleinzehenseitigem Nagelwinkel der zweiten Zehe.

— *Wirkung:* Ordnet das Qi bei Nässe-Schleim-Blockaden.

— *Verwendung in der Punktmassage:* (Fingernagel): Unruhe, Gedunsenheit, Kopfschmerzen, Wechsel von Hitze und Kälte, Kiefersperre (◘ Abb. 15.14b).

Milzmeridian (21 Punkte)

▪ **Verlauf**

Von der Großzehe über die Innenseite des Beines zur Flanke.

▪ **Therapeutische Bedeutung**

— Stütze der Verdauungsfunktion
— Verdauungs- und Unterbauchorgane
— Unterstützung der Lungenfunktion
— Hautkrankheiten

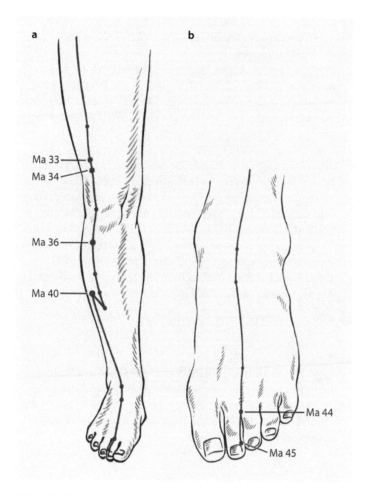

Abb. 15.14a,b Magenmeridian, Punkte an Bein (a) und Fuß (b)

■ **Wichtige Punkte**

Mi 1
- *Lage:* Ballenseitiger Nagelwinkel der Großzehe.
- *Wirkung:* Stärkt die Milz.
- *Verwendung in der Punktmassage:* (Fingernagel, Moxa): Bei Ansammlung von Nässe mit geschwollenem Bauch und Schweratmigkeit, Regelstörungen wie zu heftiger Blutung.

Mi 3
- *Lage:* Unmittelbar hinter dem Großzehenballen, an der Fußinnenkante.
- *Wirkung:* Quellpunkt, stärkt Milz und Magen, hilft Feuchtigkeit zu trocknen und schützt gleichzeitig gegen Säfteverlust.
- *Verwendung in der Punktmassage:* (Moxa): Bei Schwellungen des Großzehengrundgelenks, Milzschwäche mit Appetitlosigkeit, aufgetriebenem Leib, Müdigkeit, Durchfall, Verstopfung.

Mi 4

- *Lage:* Vor dem hinteren Gelenk des Mittelfußknochens, an der Fußinnenkante.
- *Wirkung:* Lo-Punkt des Milzmeridians, stärkt Milz und Magen.
- *Verwendung in der Punktmassage:* (Moxa): Bauchschmerzen, Periodenschmerzen, Verdauungsschwäche (■ Abb. 15.15a).

Mi 6

- *Lage:* Drei Cun (eine Handbreit) über dem Innenknöchel, hinter der Innenkante des Schienbeinknochens.
- *Wirkung:* Wichtiger Vereinigungspunkt von Milz-, Nieren- und Lebermeridian. Wichtigster Punkt der Gynäkologie. Stärkt die Milz, entspannt die Leber und hält die Niere stabil.
- *Verwendung in der Punktmassage:* Bei allen gynäkologischen Beschwerden, erleichtert die Geburt, fördert den Säfte- und Blutumlauf bei Stauungsbeschwerden jeder Art, auch bei Kopfschmerzen und Schlaflosigkeit wirksam.

❶ Mi 6 darf nicht während der Schwangerschaft behandelt werden.

Mi 9

- *Lage:* In der Mulde, die der breite Gelenkkopf des Schienbeins mit dem Schaft des Schienbeinknochens bildet.
- *Wirkung:* Bei Kälte- und Nässebelastung der Milz; bringt das Qi nach unten. Bei Kniebeschwerden, Nässe- und Schleimansammlungen.

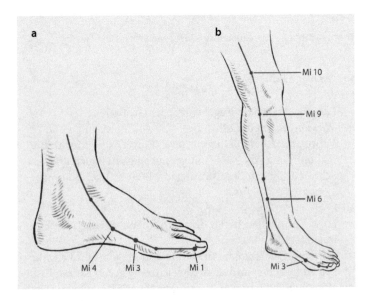

■ **Abb. 15.15a,b**   Milzmeridian, Punkte an Fuß (a) und Bein (b)

15

— *Verwendung in der Punktmassage:* Wichtiger Kniepunkt, insbesondere wenn starke Verschlackung vorliegt; dann auch bei Verdauungsbeschwerden und Atembeschwerden wirksam, bei Gedunsenheit mit Schwäche der Beine.

Mi 10
— *Lage:* Zwei Cun über der Außenkante der Kniescheibe.
— *Wirkung:* Bewegt das Blut und die Säfte.
— *Verwendung in der Punktmassage:* Als blutbewegender Punkt wichtig bei gynäkologischen Erkrankungen, aber auch bei ekzematischen Erkrankungen, die in den meisten Fällen als Bluterkrankungen angesprochen werden müssen (◻ Abb. 15.15b).

Mi 21
— *Lage:* Unter der Mitte der Achselhöhle, zwischen 6. und 7. Rippe.
— *Wirkung:* Extra-Lo-Punkt. Verstärkt das Milz-Qi; macht die Netzbahnen durchlässig.
— *Verwendung in der Punktmassage:* Schmerzen in Brust und Flanken, Atembeklemmung, Körperschmerzen allgemein (◻ Abb. 15.16).

Herzmeridian (9 Punkte)

■ Verlauf

An der Yin-Seite des Armes von der Achselhöhle bis zum kleinen Finger.

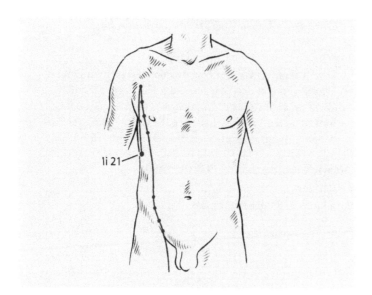

◻ **Abb. 15.16**   Milzmeridian, Punkte am Körper

- **Therapeutische Bedeutung**

  - Psychische und körperliche Koordinationsstörungen
  - Sprachstörungen
  - Verspannungen in Kopf und Nacken
  - Migräne
  - Nervöse Kreislaufbeschwerden
  - Schlafstörungen
  - Schreikrampf
  - Euphorie

- **Wichtige Punkte**

He 3
- *Lage:* Am kleinfingerseitigen Ende der Ellbogenfalte.
- *Wirkung:* Beruhigt, zerstreut Wind, stabilisiert Herz und Leber.
- *Verwendung in der Punktmassage:* Bei Unruhezuständen, Herzrhythmusstörungen, Schläfenkopfschmerz, Kopfschmerzen von zarten Menschen, die unter starkem inneren Druck stehen (◘ Abb. 15.17a).

He 7
- *Lage:* Im Bereich des Erbsenbeins an der Handgelenkfalte.
- *Wirkung:* Quellpunkt des Herzens; stabilisiert Herz- und Milzmeridian; senkt das Qi ab.
- *Verwendung in der Punktmassage:* Wichtiger Beruhigungs- und Ausgleichspunkt. Bei Schlafstörungen, Unruhezuständen, v. a. auch bei Dauerüberforderung.

He 9
- *Lage:* Ringfingerseitiger Nagelwinkel des kleinen Fingers.
- *Wirkung:* Senkt das Yang ab, stützt Herz und Milz.
- *Verwendung in der Punktmassage:* (Fingernagel): Bei Unruhe, funktionellen Herzbeschwerden, Kollapsneigung (Selbstbehandlung mit dem Daumennagel) (◘ Abb. 15.17b).

Dünndarmmeridian (19 Punkte)

- **Verlauf**

Vom kleinen Finger bis vor das Ohr.

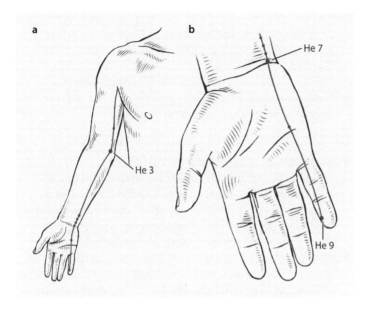

▣ Abb. 15.17a,b Herzmeridian, Punkte an Arm (a) und Hand (b)

■ Therapeutische Bedeutung

— Schulterblatt
— Nacken
— Hinterkopf
— Wirbelsäule
— Nervöse Verkrampfung

■ Wichtige Punkte

Dü 1
— *Lage:* Am Nagelwinkel des kleinen Fingers an der Handkante.
— *Wirkung:* Zerstreut Wind und Hitze, fördert den Milchfluss.
— *Verwendung in der Punktmassage:* Kopfschmerzen, Schweiß-
losigkeit bei Fieber, aggressive Unruhe, Nasenbluten, schlech-
ter Milchfluss.

Dü 3
— *Lage:* An der Falte, die sich bei gebeugten Fingern unterhalb
vom Kleinfingergrundgelenk an der Handkante bildet.
— *Wirkung:* Macht die Rückenleitbahnen, das Lenkergefäß
durchgängig; auf die Art Wind und Hitze zerstreuend.
— *Verwendung in der Punktmassage:* Nackenschmerzen, v. a.
wenn die Beugung und Hebung des Kopfes erschwert sind,
Nasenbluten, Augenentzündung, verstopfte Nase, Schwer-
hörigkeit, Brustbeklemmung, Rückenschmerzen.

Dü 6

- *Lage:* Hinter dem handgelenknahen Knochenvorsprung der Elle, im Winkel zwischen Elle und Streckmuskulatur der Hand.
- *Wirkung:* Zerstreut Wind, löst Muskelverkrampfungen.
- *Verwendung in der Punktmassage:* Schmerzen an Ellbogen, Nacken, Lende; Sehstörungen (◨ Abb. 15.18a).

Dü 9

- *Lage:* Ein Cun über der hinteren Achselfalte.
- *Wirkung:* Zerstreut Wind, macht die Netzbahnen frei.
- *Verwendung in der Punktmassage:* Die Punkte des Dünndarmmeridians, die im Bereich von Schulterblatt und Nacken lokalisiert sind (Dü 9–15), sind überwiegend Windpunkte. Diese Punkte können um andere schmerzhafte Muskelhärten in diesem Bereich wie auch um auffällige Punkte von Blasen-, Gallenblasen- und Drei-Erwärmer-Meridian ergänzt werden. Bei Verspannungs- und Schmerzzuständen in der oberen Körperhälfte, in Armen und Kopf, ferner bei Tinnitus, Augenentzündungen, Heuschnupfen, Zahnschmerzen, aber auch bei Schmerzen im Lendenbereich (◨ Abb. 15.18).

Dü 12

- *Lage:* Über der Mitte der oberen Schulterblattkante.
- *Wirkung:* Zerstreut Wind.
- *Verwendung in der Punktmassage:* Schulterschmerzen, Tinnitus, Zahnschmerzen, Lähmungen.

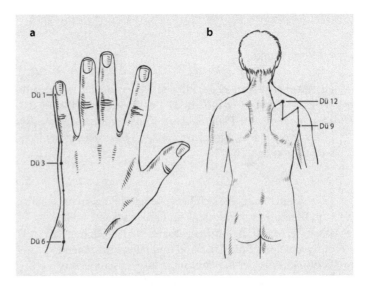

◨ **Abb. 15.18a,b**   Dünndarmmeridian, Punkte an der Hand (a) und in der Schulterblatt- und Nackenregion (b)

🔴 Vorsicht vor Überforderung des Patienten.

Dü 19
- *Lage:* In einer Grube zwischen Gehörgangöffnung und Kiefergelenk bei leicht geöffnetem Mund.
- *Wirkung:* Löst Verkrampfungen.
- *Verwendung in der Punktmassage:* Gehörstörungen, Tinnitus (🔲 Abb. 15.19).

Blasenmeridian (67 Punkte)

▪ Verlauf

Vom inneren Augenwinkel über Kopf und Rücken zum äußeren Nagelwinkel der kleinen Zehe.

▪ Therapeutische Bedeutung

- Füße
- Rücken
- Hinterkopf
- Stirnmitte
- Verstopfte Nase
- Kopfschmerzen
- Augenkrankheiten
- Beeinflussung aller anderen Organe über die Shu-Punkte
- Urogenitalerkrankungen
- Rückenleiden
- Ischias
- Ekzem
- Knie- und Fußgelenkerkrankungen

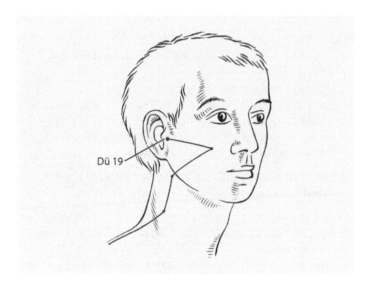

🔲 **Abb. 15.19**   Dünndarmregion, Punkte im Gesicht

▪ **Wichtige Punkte**

Bl 1
- *Lage:* In der oberen Ecke des inneren Augenwinkels.
- *Wirkung:* Kühlt, zerstreut Wind.
- *Verwendung in der Punktmassage:* Kopfschmerzen, Bindehautentzündung, Augenerkrankungen.

Bl 2
- *Lage:* Am inneren Ende der Augenbraue.
- *Wirkung:* Zerstreut Wind, löst den Energiefluss in den Netzbahnen.
- *Verwendung in der Punktmassage:* Kopfschmerzen, Bindehautentzündung, Augenkrankheiten, Stirnhöhlenentzündungen, verstopfte Nase.

Bl 4
- *Lage:* Über der Stirn, 1/2 Cun innerhalb der Haargrenze, 1,5 Cun neben der Mittellinie.
- *Wirkung:* Kühlt, zerstreut Wind, öffnet die Oberfläche.
- *Verwendung in der Punktmassage:* Kopfschmerzen, Bindehautentzündung, Heuschnupfen, Stirnhöhlenentzündungen, verstopfte Nase (◘ Abb. 15.20a).

Bl 10
- *Lage:* In der Verdickung, die der Ansatz der Kapuzenmuskelsehne am Hinterhaupt bildet.
- *Wirkung:* Zerstreut Wind, löst den Energiefluss in den Netzbahnen, setzt Nässe um.
- *Verwendung in der Punktmassage:* Kopfschmerzen, Bindehautentzündung, Heuschnupfen, Stirnhöhlenentzündungen, verstopfte Nase, Geruchsverlust.

Bl 11
- *Lage:* 1,5 Cun neben dem Dornfortsatz des ersten Brustwirbels.
- *Wirkung:* Treibt Wind und Hitze aus.
- *Verwendung in der Punktmassage:* Viele Punkte im Bereich des oberen Rückens sind Wind-Hitze-Punkte. Bei nervösen Verspannungen, Heuschnupfenerscheinungen, Kopfschmerzen, Schulter- und Nackenschmerzen.

❯ Die Druckmassage soll kurz und heftig sein; es darf weh tun, aber den Patienten nicht in die Flucht schlagen.

Bl 13
- *Lage:* 1,5 Cun neben dem zum 3. Brustwirbel gehörenden Dornfortsatz.
- *Wirkung:* Mit Bl 13 beginnen auf dem inneren Rückenast des Blasenmeridians die sog. Zustimmungs- oder Shu-Punkte des

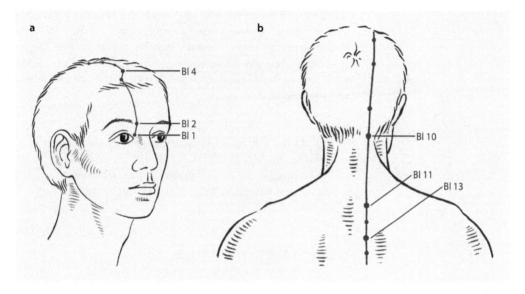

◘ Abb. 15.20a,b   Blasenmeridian, Punkte im Gesicht (a) und an Hinterkopf und Rücken (b)

Rückens. Diese Punkte haben einen Bezug zu den Organen oder Funktionskreisen der jeweiligen Etage (◘ Tab. 15.1; ◘ Abb. 15.20b).

Bl 31
— *Lage:* Über dem Kreuzbein, auf einer Linie, die zwischen den Beckengrübchen und der Mittellinie, in der Höhe des Unterrandes des Beckengrübchens liegt. Die anderen 3 Punkte (Bl 32–34) folgen in einem Abstand von ca. 1 Cun. Die 4 Punkte liegen über den Kreuzbeinlöchern.
— *Wirkung:* Bringt das Qi von Niere und Blase nach unten, hilft so bei Nässe und Hitzestörungen in diesem Bereich.
— *Verwendung in der Punktmassage:* Über diese Punkte wird auf die Organe des kleinen Beckens Einfluss genommen, auf Geschlechtsorgane, Blase, bei Stauungen im kleinen Becken, chronischer Prostatitis, Periodenstörungen; aber auch wirksam bei Beinleiden. Hier ist auch Moxibustion möglich. Alle Rückenpunkte lassen sich in der Punktmassage verwenden.

❯ Nur so viel Druck ausüben, wie der Patient vertragen kann, ohne in die Defensive gedrängt zu werden. Also darauf achten, dass nicht Fluchtreflexe ausgelöst werden und Verspannungen entstehen, die schließlich bis zum Kopfschmerz führen können. Am besten, der Patient sitzt mit gebeugtem Rücken, legt Kopf und Oberkörper auf einen Tisch und ist so imstande, den Druck des Fingers mit einem Gegendruck zu beantworten, oder wenn es zu viel ist, auszuweichen.

Grundsätzlich lohnt es sich, im Verlauf des inneren Astes aber auch des äußeren Astes des Blasenmeridians am Rücken nach Muskelhärten zu suchen, wobei man bevorzugt in den Etagen sucht, in denen die Organstörung vermutet wird. Die klarste Beziehung zu den Organetagen haben dabei natürlich die Punkte auf dem inneren Ast.

Bl 36
— *Lage:* In der Mitte des Oberschenkels, in der Gesäßfalte.
— *Wirkung:* Kräftigt die Niere.
— *Verwendung in der Punktmassage:* Lendenschmerzen, Hämorrhoidenschmerzen, Urogenitalbeschwerden (◘ Abb. 15.21a).

Bl 40
— *Lage:* In der Mitte der Kniekehle.
— *Wirkung:* Niere und Leber kräftigend, Hitze und Hitze-Feuchtigkeit ausleitend.
— *Verwendung in der Punktmassage:* Lendenschmerzen, Abgeschlagenheit durch Sommerhitze, Ekzeme, Kniegelenkbeschwerden. Vorgehen: Man nimmt bei Rückenlage das Knie in die Hände und versucht von unten her vorsichtig z. B. mit dem Mittelfinger in diesen Punkt einzudringen.

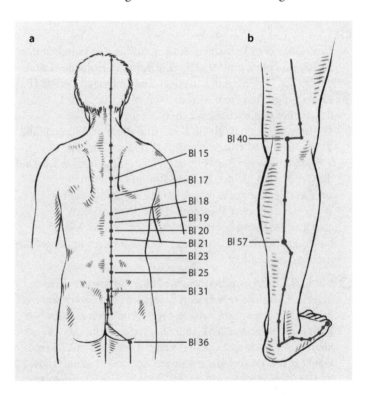

◘ **Abb. 15.21a,b** Blasenmeridian, Punkte an Körper (a) und Bein (b)

Bl 57

— *Lage:* Sieben Cun oberhalb des Fersenbeins am Außenknöchel (Bl 60).
— *Wirkung:* Wind, Nässe und Hitze aus dem Bauch (dem Mittleren Erwärmer) austreibend.
— *Verwendung in der Punktmassage:* Hexenschuss, Ischias (◘ Abb. 15.21b).

Bl 60

— *Lage:* In der Mitte des äußeren Randes des Fersenbeins unter dem Außenknöchel.
— *Wirkung:* Gibt der Leber eine Stütze, stärkt Sehnen und Muskeln, treibt Wind aus; löst den Energiefluss in den Netzbahnen.
— *Verwendung in der Punktmassage:* Kopf-, Augen-, Nackenschmerzen, Kniebeschwerden, Rücken- und Fußschmerzen.

Bl 64

— *Lage:* Am körperseitigen Köpfchen des 5. Mittelfußknochens, von der Seite her zu drücken.
— *Wirkung:* Quellpunkt des Blasenmeridians. Senkt ab, treibt Wind aus.
— *Verwendung in der Punktmassage:* Kopf-, Augen-, Nackenbeschwerden, Heuschnupfen, Bindehautentzündung, Erregungszustände.

Bl 67

— *Lage:* Am äußeren Nagelwinkel der Kleinzehe.
— *Wirkung:* Stabilisiert die Funktionskreise Niere und Blase.
— *Verwendung in der Punktmassage:* Mit dem Fingernagel massiert bei den verschiedensten Urogenitalerkrankungen. Moxabehandlung kann hilfreich sein bei Steißlage.

❯ Angewendet zwischen der 32. und 36. Schwangerschaftswoche kann es die Wahrscheinlichkeit der spontanen Drehung der Frucht bedeutend steigern. Im Allgemeinen spüren die Frauen eine deutliche Zunahme der Kindsbewegungen unter oder nach der Behandlung.

Lagerung: Entspannte Haltung, entweder Rückenlage oder Indische Brücke. Einfühlsames 10- bis 20-minütiges Erwärmen mit Moxazigarre (◘ Abb. 15.22).

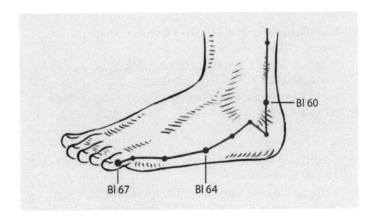

Nierenmeridian (27 Punkte)

■ **Verlauf**

Von der Fußsohle über die Innenseite des Beines bis zum Schlüsselbein.

■ **Therapeutische Bedeutung**

- Urogenitalerkrankungen
- Potenzstörungen
- Schlaf- und Gedächtnisstörungen
- Stützung und Beruhigung bei Nervosität und Angst

■ **Wichtige Punkte**

Ni 1

- *Lage:* Unter der Fußsohle.
- *Wirkung:* Das Yang absenkend, den gesamten Qi-Mechanismus regulierend und stützend.
- *Verwendung in der Punktmassage:* Auch dieser Punkt wird gleichzeitig für Störungen im Urogenitalbereich verwendet wie bei Erkrankungen, die mit der chinesisch gedachten Nierenfunktion im weiteren Sinne zusammenhängen: bei Unruhezuständen, Angstattacken mit Kältegefühl und Zittern (Moxibustion) (■ Abb. 15.23a).

Ni 3

- *Lage:* Zwischen Innenknöchel und Achillessehne.
- *Wirkung:* Quellpunkt. Stützt Niere und Leber. Über dem Rand des Fersenbeines am Innenknöchel liegen dicht übereinander die 3 Punkte Ni 3–5, die vergleichbare Wirkung haben und bei der Massage gern gemeinsam behandelt werden. Die Region

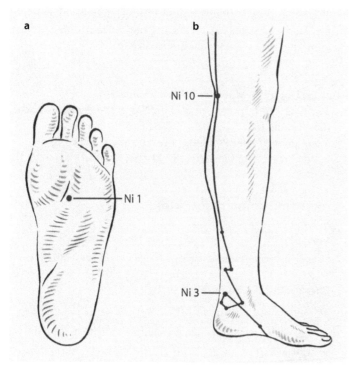

◘ Abb. 15.23a,b Nierenmedian, Punkt Ni 1 unter der Fußsohle (a) und Punkte am Bein (b)

zwischen Innenknöchel, Ferse und Achillessehne repräsentiert Vitalität, Mut, Standhaftigkeit und Schnellkraft, alles Attribute, die mit dem Nieren-Qi verknüpft sind. Von hier aus lassen sich die Organe ansprechen, die der Niere zugeordnet werden: Unterbauch, Geschlechtsorgane, Harnorgane, Knie, Lenden, Hüften. An diesen Organen zeigen sich auch die Nieren-störungen: Füße werden kalt vor Angst, die Knie schlottern vor Angst oder vor Kälte, jemand macht sich in die Hose oder kriegt Bauchweh vor Angst, bei mangelnder Vitalität stellen sich Lenden-, Hüftschwäche, Impotenz ein.

— *Verwendung in der Punktmassage:* Bei Störungen der Geschlechts- und Harnorgane, Schwäche in Lenden und Knien, Hüftschmerzen, Unterbauchschmerzen, Seh- und Hörstörungen; bei Nierenschwäche.

Ni 10
— *Lage:* Zwischen den beiden Sehnen, die an der Innenkante der Kniekehle liegen.
— *Wirkung:* Fördert die Ausleitung von Hitze und Nässe im Bereich der Urogenitalorgane.

— *Verwendung in der Punktmassage:* Urogenitalerkrankungen des Mannes, chron. Prostatitis, Impotenz, Harnröhrenentzündung; Knieschmerzen (■ Abb. 15.23b).

Ni 27
— *Lage:* Unter der Mitte des Schlüsselbeines.
— *Wirkung:* Fördert den Umsatz von Nässe und Schleim, macht die Atmung frei.
— *Verwendung in der Punktmassage:* Husten, Übelkeit und Erbrechen, aufgetriebener Leib (■ Abb. 15.24).

Perikardmeridian (9 Punkte)

▪ Verlauf

Von der Brust zum daumenseitigen Nagelwinkel des Mittelfingers.

▪ Therapeutische Bedeutung

— Spannungen in Brust und Bauch
— Übelkeit
— Herzrhythmusstörungen
— Angina pectoris
— Nervöse Verspannungen

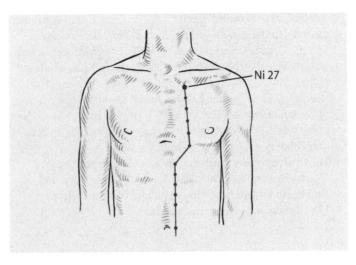

— Ni 27

■ **Abb. 15.24** Nierenmedian, Punkte am Körper

15

■ **Wichtige Punkte**

Pc 6

▬ *Lage:* In der Mittellinie der Yin-Seite des Unterarms, ca. 2 Cun körperwärts von der Handgelenkfalte zwischen den dort liegenden Sehnen.

▬ *Wirkung:* Lo-Punkt. Regelt den Energiefluss zwischen Herz, Magen und Milz; entspannt die Leber, leitet Wind, Hitze und Nässe aus.

▬ *Verwendung in der Punktmassage:* Übelkeit, Herzstechen, auch Angina pectoris, große Anspannung im Brustkorbbereich, Schmerzen über der Gürtellinie, Erregungszustände. Der massierende Finger bohrt sich sanft zwischen die Beugesehnen und versucht in der Tiefe ein Ausstrahlungsgefühl auszulösen.

Pc 7

▬ *Lage:* In der Mitte der Handgelenkfalte.

▬ *Wirkung:* Quellpunkt. Kühlt und beruhigt Herz und Magen, nimmt Spannung weg. Hilft bei Feuchtigkeitsbelastung und Schwäche, Müdigkeit mit Erregung, Schwäche von Leber, Herz und Milz.

▬ *Verwendung in der Punktmassage:* Ein schöner Punkt bei nervöser Erschöpfung mit Ängstlichkeit; am besten mit dem Fingernagel zu behandeln.

Pc 9

▬ *Lage:* Am daumenseitigen Nagelwinkel des Mittelfingers.

▬ *Wirkung:* Stabilisiert den Kreislauf, hilft gegen Hitze.

▬ *Verwendung in der Punktmassage:* Wichtiger Punkt bei Kollaps und Herzunruhe. Mit dem Fingernagel zu stimulieren, Selbstmassage mit dem Daumennagel (◨ Abb. 15.25).

Dreifacher-Erwärmer-Meridian (23 Punkte)

■ **Verlauf**

Vom Ringfinger zum äußeren Ende der Augenbraue.

■ **Therapeutische Bedeutung**

▬ Seitliche Schmerzen an Kopf, Nacken, Rumpf und Beinen
▬ Schmerzen beim Drehen
▬ Schläfe
▬ Ohren
▬ Augen
▬ Unterstützung des Gallenblasenmeridians

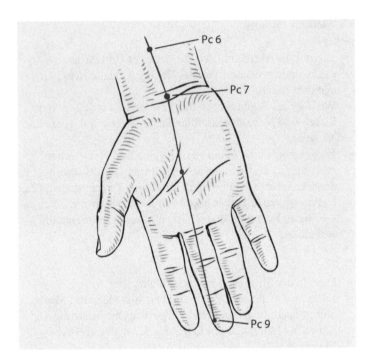

◘ Abb. 15.25   Perikardmeridian, Punkte an der Hand

■ **Wichtige Punkte**

3E 1
═ *Lage:* Am kleinfingerseitigen Nagelwinkel des Ringfingers.
═ *Wirkung:* Treibt Nässe und Wind aus, öffnet die Kopforgane.
═ *Verwendung in der Punktmassage:* Bei Ohrenschmerzen jeglicher Art und Tubenkatarrh, Mittelohrentzündung, Halsschmerzen. Intensive Behandlung mit dem Fingernagel.

3E 3a
═ *Lage:* Druckschmerzhafter Punkt zwischen dem Ende der Grube, die die Mittelhandknochen 4 und 5 bilden, und dem Handgelenk.
═ *Wirkung:* Befreit den Kopf.
═ *Verwendung in der Punktmassage:* Geduldiges Massieren dieses Punktes nimmt Katerkopfweh und Benommenheit.

3E 5
═ *Lage:* Zwei Cun körperwärts von der Handgelenkfalte in der Mitte der Yang-Seite des Unterarms.
═ *Wirkung:* Treibt Wind und Hitze aus, öffnet die Netzbahnen.
═ *Verwendung in der Punktmassage:* Intensives Massieren hilft bei Kopfschmerzen, Migräne, Augenerkrankungen, Gallenkoliken.

15

3E 17
- *Lage:* Unter dem Ohrläppchen, an der Hinterkante des Unterkieferknochens.
- *Wirkung:* Leitet Wind aus.
- *Verwendung in der Punktmassage:* Kopfschmerzen, verstopfte Nase, Tinnitus (◘ Abb. 15.26).

Gallenblasenmeridian (44 Punkte)

- Verlauf

Vom äußeren Augenwinkel über die Seite von Kopf, Rumpf und Bein zur 4. Zehe.

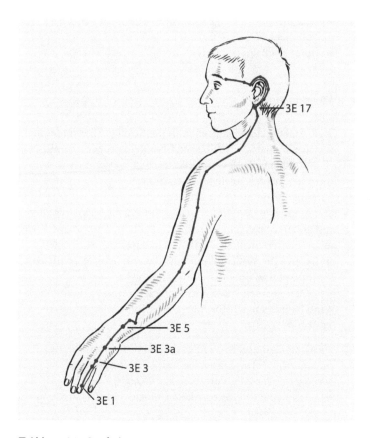

◘ **Abb. 15.26** Dreifacher-Erwärmer-Meridian, Punkte Ringfinger bis Augenbraue

■ **Therapeutische Bedeutung**

— Alle seitlichen Erkrankungen
— Ohren
— Augen
— Seitlicher Nacken
— Bewegung durch Drehen oder in seitlicher Richtung führt zu Schmerzen
— Starrheit
— Unbeweglichkeit
— Anpassungsstörungen
— Gallenblasenerkrankung
— Migräne
— Augenkrankheiten
— Hüfterkrankungen bei seitlicher Schmerzausstrahlung

■ **Wichtige Punkte**

Gb 4–8
— *Lage:* Entlang der Haargrenze an der Schläfe. Hier findet man oft schmerzhafte Muskelhärten über dem großen Kaumuskel (Temporalismuskel), v. a. bei Menschen, die zum Zähneknirschen neigen sowie bei Migränikern.
— *Wirkung:* Wind und Hitze ausleitend.
— *Verwendung in der Punktmassage:* Intensives Massieren dieser und anderer Schädelpunkte des Gallenblasenmeridians – wie auch weiterer, nicht als Punkt bezeichneter Muskelhärten im Bereich des Gallenblasenmeridians an Schläfe, seitlichem Hinterkopf und über dem Ohr – hilft bei vielen Formen von Kopfschmerzerkrankungen, durch Wind bedingten Sehstörungen, Schwindel, Ohrensausen (◘ Abb. 15.27a).

❶ Die Massage dieser oft sehr druckschmerzhaften Punkte muss mit Gefühl und langsam steigender Intensität erfolgen. Zu rabiates Vorgehen kann Kopfschmerz, Schwindel und Übelkeit auslösen. Vorsicht bei Behandlung im Schmerzanfall.

Gb 20
— *Lage:* Seitlich am Hinterhauptsrand zwischen Kapuzenmuskel und Kopfnickmuskel.
— *Wirkung:* Leitet Wind aus, kühlt Hitze. Wichtiger Windpunkt.
— *Verwendung in der Punktmassage:* Man behandelt ihn ähnlich wie seinen Partner, den Bl 10, am besten, indem man die Stirn des Patienten in die eine Hand nimmt und mit Daumen und Mittelfinger in den Punkt Gb 20 hineingreift und ihn mit leicht drehenden Bewegungen oder auch mit

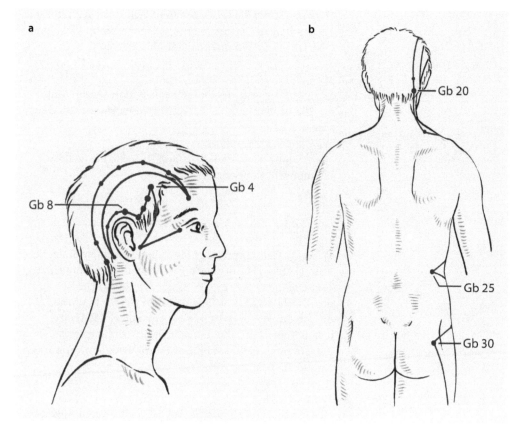

◘ Abb. 15.27a,b   Gallenblasenmeridian, Punkte am Kopf (a) und am Körper (b)

kontinuierlich steigendem Druck aktiviert. Bei windbedingten
Kopfschmerzen (pochend, seitlich, mit Sehstörungen verbunden) oft überraschend schnell wirksam, desgleichen bei
Sehstörungen, die mit Wind zu tun haben. Auch bei Schwindel
und verschiedenen Folgen gestörter Hirndurchblutung, Tinnitus, sowie bei Windkrankheiten in anderen Regionen des
Körpers.

Gb 25
— *Lage:* Unter dem Ende der 12. Rippe.
— *Wirkung:* Alarmpunkt der Niere.
— *Verwendung in der Punktmassage:* Schmerzen und Schwäche
der Lenden, gestörte Harnausscheidung.

Gb 30
— *Lage:* Auf der Linie, die den Ansatz des Steißbeins mit dem
großen Trochanter an der Seite des Oberschenkels dicht unter
dem Hüftgelenk verbindet, 1/3 der Verbindungstrecke vom
Trochanter entfernt.

- *Wirkung:* Stützt die Leber, zerstreut Wind und verteilt Nässe.
- *Verwendung in der Punktmassage:* Schmerzen in Hüfte und Oberschenkel, Gedunsenheit (◨ Abb. 15.27b).

Gb 31
- *Lage:* Auf der Seite des Oberschenkels, dort wo der Mittelfinger anstößt, wenn die herabhängenden Hände den Oberschenkel berühren.
- *Wirkung:* Windkrankheiten.
- *Verwendung in der Punktmassage:* Hilfreich bei Juckreiz, Lähmungen, Kopfschmerzen.

Gb 34
- *Lage:* Unter und vor dem oberen Köpfchen des Wadenbeins am Knie.
- *Wirkung:* Meisterpunkt der Muskeln und Sehnen. Stützt Leber, Milz, Niere und Gallenblase, gegen Wind, Nässe und Hitze.
- *Verwendung in der Punktmassage:* Ähnlich wie bei seinem Nachbarn, Ma 36, benötigt man viel Kraft, um aus diesem Punkt eine Wirkung herauszukitzeln. Bei seitlichen Kopfschmerzen, seitlichen Körperschmerzen, Beklemmungsgefühlen im Brustkorb, Verdauungsstörungen, Knieschmerzen.

Gb 37
- *Lage:* Seitlich am Unterschenkel, 5 Cun über dem Außenknöchel.
- *Wirkung:* Lo-Punkt. Wirkt gegen Wind- und Augenkrankheiten.
- *Verwendung in der Punktmassage:* Seitlicher Kopfschmerz, Migräne, Sehstörungen.

Gb 39
- *Lage:* 3 Cun über dem Außenknöchel.
- *Wirkung:* Fördert die Qi-Bewegung in der oberen Körperhälfte und beseitigt dadurch Wind und Hitze aus diesem Bereich.
- *Verwendung in der Punktmassage:* Gallenkoliken, seitlicher Kopfschmerz, Nackenschmerzen mit insbesondere behinderter Kopfdrehung, Rückenschmerzen vom gleichen Charakter, Lähmungen.

Gb 41
- *Lage:* Zwischen dem 4. und 5. Mittelfußknochen, unter der Sehne, die über diesem Zwischenraum verläuft. Von außen zugänglich, wenn man die Sehne wegschiebt.
- *Wirkung:* Bindet die unteren 6 Meridiane zusammen; fördert den Ausgleich zwischen ihnen; ist wegen seiner den

15

Yin-Yang-Ausgleich fördernden Wirkung einer der wichtigs-
ten Migränepunkte.
— *Verwendung in der Punktmassage:* Migräne, auch im akuten
Anfall; eine Möglichkeit bei Gallenkoliken und seitlichen
Bauchschmerzen (◻ Abb. 15.28).

Lebermeridian (4 Punkte)

▪ Verlauf
Von der großen Zehe bis unter die Brust.

▪ Therapeutische Bedeutung

— Anregung des Energieflusses
— Energieblockaden
— Stauung
— Unterleibserkrankungen
— Augenkrankheiten
— Kopfschmerzen in Scheitelhöhe
— Spastik der Gliedmaßen und Eingeweidemuskulatur
— Winderkrankungen
— Erkrankungen durch heruntergeschluckte Aggressionen

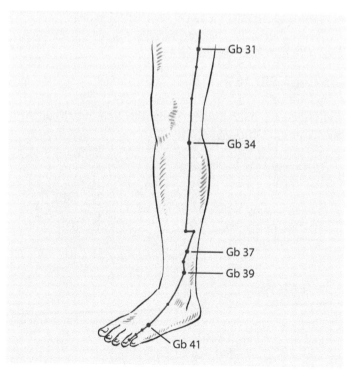

◻ **Abb. 15.28**   Gallenblasenmeridian, Punkte am Bein

- **Wichtige Punkte**

Le 3
- *Lage:* Im körperseitigen Winkel der Grube zwischen dem 1. und 2. Mittelfußknochen.
- *Wirkung:* Stabilisiert Leber und Gallenblase. Löst dadurch Energieblockaden, die durch zu zaghaften Energiefluss bedingt sind. Wirkt auf die Augen und den Scheitel.
- *Verwendung in der Punktmassage:* Alle Augenerkrankungen, Kopfschmerzen in Scheitelhöhe, Unterbauchschmerzen, nervöse Verspannung insbesondere mit gereizter Schwäche, alle gynäkologischen Erkrankungen.

Le 8
- *Lage:* Auf der Innenseite des Knies, direkt über dem Kniegelenkspalt.
- *Wirkung:* Stabilisiert das Leber-Yin. Stimuliert den Wasserhaushalt.
- *Verwendung in der Punktmassage:* Kräftige Stimulierung dieses Punktes kann bei Blasenentzündungen helfen; bei Knieschmerzen.

Le 14
- *Lage:* Unter der Mitte der Brust, in einer senkrechten Linie mit der Brustwarze.
- *Wirkung:* Stärkt das Leber-Qi, verschafft Kühlung.
- *Verwendung in der Punktmassage:* Bei aggressiven Spannungen im Brustkorb (◘ Abb. 15.29).

Lenkergefäß (26 Punkte)

- **Verlauf**

Vom Steißbein über Rücken und Mittellinie des Kopfes zur Innenseite der Oberlippe.

- **Therapeutische Bedeutung**

— Vereinigung aller Yang-Meridiane
— Hitzekrankheiten
— Ohnmacht

- **Wichtige Punkte**

LG 14
- *Lage:* Zwischen den Dornfortsätzen des siebten Halswirbels und des ersten Brustwirbels.
- *Wirkung:* Kühlt, klärt, stabilisiert.
- *Verwendung in der Punktmassage:* Fieber, Hitzschlag, Hautentzündung (Entzündung dabei auch bluten lassen) (◘ Abb. 15.30a).

15

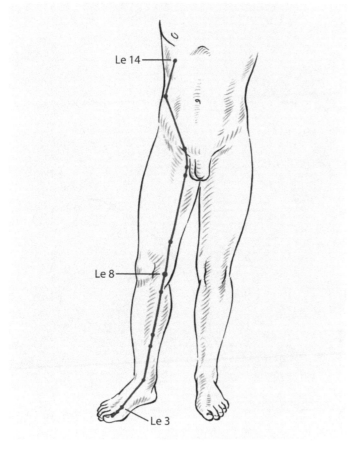

◘ Abb. 15.29 Lebermeridian

LG 20

- *Lage:* Auf dem Scheitel, an der Stelle der kleinen Fontanelle.
- *Wirkung:* Stützt Leber und Herz, senkt das Yang ab, aktiviert. Windpunkt.
- *Verwendung in der Punktmassage:* Kopfschmerz, Lähmungen, Verspannungen, Schlafstörungen, Sehstörungen (◘ Abb. 15.30b).

LG 26

- *Lage:* Zwischen Nasenscheidewand und Oberlippe, etwas oberhalb der Mitte.
- *Wirkung:* Stützt Magen und Milz, hilft gegen Nässe und Schleim, öffnet die Sinne.
- *Verwendung in der Punktmassage:* Schock, Ohnmacht, Krämpfe (◘ Abb. 15.31).

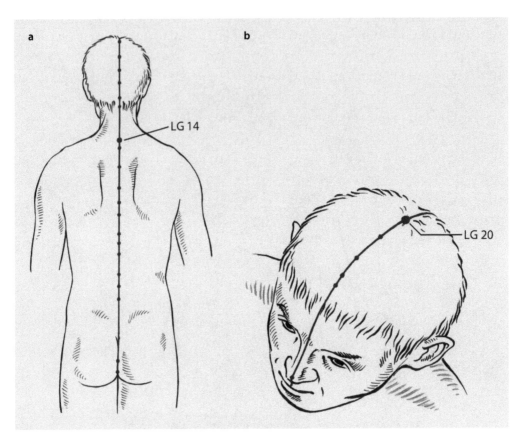

Abb. 15.30a,b   Lenkergefäß, Punkte am Körper (a) und am Kopf (b)

Konzeptionsgefäß (24 Punkte)

- **Verlauf**

Von der Mitte des Dammes über die Mittellinie von Bauch und Brust zur Unterlippe.

- **Therapeutische Bedeutung**

  - Vereinigung aller Yin-Meridiane
  - Störung des Energieflusses im Unterbauch, in den Verdauungsorganen und im Brustkorb

- **Wichtige Punkte**

KG 6
- *Lage:* 1,5 Cun unter dem Nabel.
- *Wirkung:* Reservoir der männlichen Vitalenergie. Stützt und mobilisiert das Nieren-Qi.
- *Verwendung in der Punktmassage:* Erschöpfung, Impotenz, Bauchschmerzen.

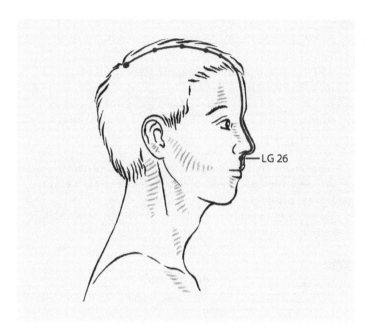

◘ Abb. 15.31   Lenkergefäß, Punkte im Gesicht

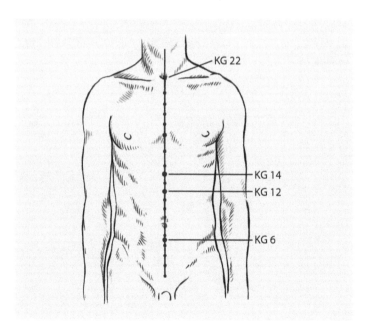

◘ Abb. 15.32   Konzeptionsgefäß

KG 12
- *Lage:* Zwischen Bauchnabel und Schwertfortsatz des Brustbeins.
- *Wirkung:* Alarmpunkt des Magens. Gleicht das Magen-Qi aus, hilft bei Nässe.
- *Verwendung in der Punktmassage:* Völlegefühl, Stirnkopfschmerz, Müdigkeit.

KG 14
- *Lage:* 2 Cun unter dem Schwertfortsatz des Brustbeins.
- *Wirkung:* Alarmpunkt des Herzens. Stabilisiert Herz und Magen, beruhigt.
- *Verwendung in der Punktmassage:* Nervosität, Schreckhaftigkeit, saures Aufstoßen.

KG 22
- *Lage:* In der Grube über dem Brustbein.
- *Wirkung:* Stabilisiert Milz und Lunge, stillt Husten und Halsweh.
- *Verwendung in der Punktmassage:* Reizhusten, Kloßgefühl (◘ Abb. 15.32).

Sonderpunkt Yintang
- *Lage:* Zwischen den Augenbrauen.
- *Wirkung:* Zerstreut Wind.
- *Verwendung in der Punktmassage:* Kopfschmerzen, verstopfte Nase.

15

Psychotonik: Die Psychosomatik der Meridiane

© Springer-Verlag GmbH Deutschland, ein Teil von Springer Nature 2019
C. Schmincke, *Chinesische Medizin für die westliche Welt*,
https://doi.org/10.1007/978-3-662-59040-9_16

Das alte China hat mit der Entdeckung der Meridiane eine körper-lich-seelische Dimension des Menschen erschlossen, die kreative Geister in aller Welt zu eigenen Schöpfungen inspiriert hat. Eine der anspruchsvollsten therapeutischen Lehren, die europäische For-scher-Therapeuten im 20. Jahrhundert auf Grundlage des Meridian-systems entwickelt haben, stellt die Psychotonik Volkmar Glasers dar. Sie scheint besonders geeignet, unsere abendländisch-einseitige Wahrnehmung zu korrigieren. Lenkt sie doch unseren Blick auf einen Aspekt, der im Rahmen moderner Akupunktur-Traditionen wenig Beachtung gefunden hat: die Außenwirkung der Meridiane.

16.1 Qi-Bewegung innen – Qi-Bewegung außen

Soziale Räume sind angefüllt mit leiblicher Vitalität

Unsere Medizin fühlt sich bekanntlich für das Innere des Men-schen zuständig, diesen von Haut umschlossenen Raum mit seinen Organen, Geweben und seinen physiologischen Funk-tionen. In diesem Innenraum wird die Krankheit aufgespürt, auf ihn richten sich die Therapien. Was dabei leicht übersehen wird: Zur Vitalität des Menschen gehört auch noch ein Außen-raum, eine Sphäre, die angefüllt ist mit Lebensprozessen und Qi-Flüssen. In diese ist er als Mitspieler handelnd und erleidend eingebunden. Kontaktverhalten, Mitschwingen, sich in der dinglichen und sozialen Mitwelt bewegen und bewegt werden, Ausstrahlung, Wahrnehmen, Handeln, – alles dies sind Qi-Pro-zesse im Äußeren, die zum Lebendig-Sein ebenso dazugehören wie Herzschlag und Verdauung. Sie stellen den kommunikati-ven Aspekt unserer Psychosomatik dar. Die Schnittstelle zwi-schen beiden Räume bildet unser Selbst, bildlich darzustellen etwa als Kreuzungspunkt der Linien einer liegenden 8.

16.2 Von der Sensomotorik zur Psychotonik

Der Arzt Volkmar Glaser, geb. 1912, hatte bereits in den 30er Jahren des letzten Jahrhunderts Gelegenheit, die Meridiane kennenzulernen. In der ihm zur Verfügung stehenden Literatur japanischen Ursprungs trugen sie den Namen Kairaku.

Die Frage nach der biologischen Funktion der Meridiane

Beim Anblick der ebenso fremdartigen wie eindrucksvollen Meridiantafeln drängte sich ihm die Frage auf, was die bio-logische Bedeutung, die Funktion dieser Meridiane sein könnte. »Wozu brauchen Lebewesen so etwas wie ein Netzwerk von Bah-nen, in denen, wie es heißt, ein »Qi« fließt?«

V. Glaser hat auf die Beantwortung dieser Frage seine Lebensarbeit als Arzt und Forscher verwandt. Er hat dabei die Psychotonik geschaffen. (Der Begriff Psychotonik betont den Zusammenhang zwischen unserer Psyche und dem Erregungs-zustand unserer Muskulatur.)

16

16.3 Atem und Muskulatur als Kommunikationsorgane

Um Glasers Erkenntnisse nachvollziehbar zu machen, müssen wir Elemente aus der TCM mit Einsichten der europäischen Atem- und Körpertherapie verbinden. Unter der Thematik – Kommunikation als leiblich-seelischer Vorgang – streifen wir in einem weiten Bogen die Rolle von Muskulatur und Atmung und kommen dann zurück zu den Meridianen.

Spätestens seit Sigmund Freud wissen wir, dass bewusstes Handeln und Erleben nur die Spitze eines mächtigen Eisbergs unbewusst ablaufender seelischer Prozesse darstellt. Vergleichbares gilt für unser Bewegungssystem: Die herkömmliche, verengte Sichtweise der Muskulatur als Vollzugsorgan für willensgesteuerte, zweckbestimmte Bewegungen erfasst nur die Vorgänge in der »Chefetage«. Unterhalb dieser Sphäre, ganz im Verborgenen, ist unser Muskel-Sinnessystem in ununterbrochener Regsamkeit damit beschäftigt, das Fundament für die bewusste Auseinandersetzung mit der Welt bereitzustellen.

Dabei geht es um folgende Aufgaben:
- Vorbereitung von Handlungen,
- Aufbau von Beziehungen,
- Fühlungnahme zu Personen oder Dingen auch über die Distanz, dadurch
- Orientierung im Begegnungsraum, körpersprachliches Mit-Leben kommunikativer Prozesse (◘ Abb. 16.1).

Wichtigstes Sinnesorgan für diese Selbstverortung im sozialen Raum ist die Muskulatur. Denn Muskeln können mehr als sich zu kontrahieren. Sie enthalten, ebenso wie Sehnen und Gelenkkapseln, feine Sinnesfühler, die Dehnungsgrad und Spannungszustand der Muskulatur und damit auch die Stellung der Gliedmaßen registrieren. Man spricht von der »Tiefensensibilität«. Gemessen am Volumen des Informationsflusses gilt sie als größtes Sinnesorgan des Menschen.

Die Tiefensensibilität liefert in jedem Augenblick eine Momentaufnahme, ein inneres Bild des Körpers im kommunikativen Geschehen. Auf Grund ihrer engen Verschaltung mit den motorischen Funktionen der Muskeln wurde der Begriff »Sensomotorik« geprägt.

Da der (wache) Mensch in Haltung, Atmung und Bewegung stets auf seine Mitwelt bezogen ist, spiegelt diese Momentaufnahme seiner inneren sensomotorischen Verfassung gleichzeitig die äußere Situation wieder, in die er handelnd, denkend oder träumend verflochten ist.

Die Körpersprache des Menschen wird demnach hervorgebracht durch das unwillkürliche Auf und Ab, den Fluss im Spannungsspiel der Muskulatur.

Die Muskulatur – das größte Sinnesorgan des Menschen

Körpersprache entsteht aus unwillkürlicher Muskeltätigkeit und Atembewegung

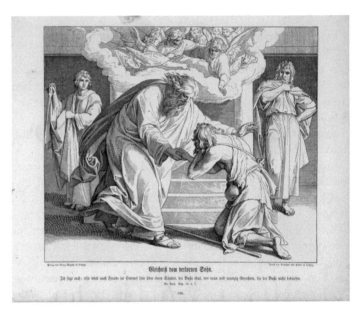

Abb. 16.1 Körperhaltung und Körpersprache. Reuevolles Bitten, vergebendes Empfangen, feindselige Reserve (Gleichnis vom verlorenen Sohn, Julius Schnorr von Carolsfeld 1860; Foto: © Bibliotheca Hertziana – Max-Planck-Institut für Kunstgeschichte, Rom)

Damit dieser Fluss in Gang kommt und bleibt, die Muskeln also Träger der kommunikativen Lebendigkeit des Menschen werden können, müssen sie in einem dazu passenden Ausgangszustand sein: weder kontrahiert und hart (pathologischen Qi-Fülle) noch schlaff und reaktionslos (Qi-Leere), sondern weich, leicht vorgespannt, reaktionsbereit, »wach«. Wir sprechen von einer Qualität des »Gelöst-Seins«, der gelassenen Bereitschaft. In dieser Verfassung kann unser Bewegungssystem auch die zarten Bewegungen aufnehmen und weiterleiten, die vom Yin-Yang des Atemrhythmus ausgehen.

Auch die Spontanatmung ist Organ und Übermittler unserer emotionalen Gestimmtheit; dies ist in der Atemtherapie erarbeitet und mit der Psychotonik um den chinesischen Kontext erweitert worden.

Eine der Übersetzungen für »Qi« lautet »Atem«. Der Funktionskreis »Lunge« ist, wie beschrieben, zuständig für Rhythmus und Kommunikation. Gleichzeitig reguliert er die der »Leber« zugeordneten Muskeln und Sehnen.

16.4 Die Kairaku als Strukturgeber körpersprachlicher Kommunikation

Das System der 6 in Abschnitt 15.2.4 beschriebenen Doppelmeridiane (◘ Tab. 16.1) war, entsprechend der japanischen Tradition, die Basisinformation, auf die Glaser seine Forschungen aufgebaut hat. Diese Bahnen binden obere und untere Körperhälfte (»Himmel und Erde« in uns) aneinander und bringen damit die in der Verbindung der 2 Pole bestehende Ganzheit des Menschen zur Darstellung – und dies besser und ausdrucksstärker als die 12 »modernen« Organmeridiane.

Glasers Überlegung war: Wenn die Chinesen sagen »in den Meridianen fließt Qi«, ist dann nicht vielleicht Qi = Atem gemeint, im Sinne einer »kommunikativen Energie«, die das Beziehungsgeschehen jedes Menschen in seiner Mitwelt vital unterbaut und strukturiert?

Und welches ist die Rolle der einzelnen Meridiane in der körpersprachlichen Kommunikation?

V. Glaser investierte viele Jahre forschender Körperarbeit, bis schließlich die Erkenntnis in ihm reifen konnte, dass die 6 (Doppel-)Meridiane Elementarthemen menschlichen (Sozial-)Verhaltens verkörpern.

Jede der 6 antiken Meridianachsen kann durch geeignete Übungen in einer Darstellungsform realisiert werden, die ihn als eine Art Urgebärde sowohl von außen sichtbar als auch innerlich spürbar werden lässt. Diesen elementaren Bewegungs- und Haltungsformen hat V. Glaser, in Anlehnung an die japanische Bezeichnung, den Namen Kairaku gegeben. Die Kairaku

Kommunikative Funktion der Meridiane

Die 6 Kairaku verkörpern Grundthemen menschlicher Kommunikation

◘ **Tab. 16.1** Die archaischen (Doppel-) Meridiane (Japanisch: Kairaku)

Tai Yang (Großes Yang)	Tai Yang der Hand Dünndarmmeridian	Tai Yang des Fußes Blasenmeridian
Shao Yang (Kleines Yang)	Shao Yang der Hand 3-Erwärmer-Meridian	Shao Yang des Fußes Gallenblasenmeridian
Yang Ming (Strahlendes Yang)	Yang Ming der Hand Dickdarmmeridian	Yang Ming des Fußes Magenmeridian
Tai Yin (Großes Yin)	Tai Yin der Hand Lungenmeridian	Tai Yin des Fußes Milzmeridian
Shao Yin (Kleines Yin)	Shao Yin der Hand Herzmeridian	Shao Yin des Fußes Nierenmeridian
Jue Yin (Weichendes Yin)	Jue Yin der Hand Herzbeutelmeridian	Jue Yin des Fußes Lebermeridian

bilden in ihrer Gesamtheit eine vorsprachliche Grammatik des menschlichen Kontaktverhaltens.

Die Kenntnis dieser Grammatik kann helfen, Haltungs- und Bewegungsstörungen diagnostisch als Zeichen gestörter Kommunikationsfähigkeit zu verstehen und mit dem Patienten gemeinsam zu bearbeiten.

16.5 Kairaku-Thematik exemplarisch: Das Shao Yin

Yin: Etwas bewirken durch Nicht-Tun

Es würde den Rahmen eines Ratgebers sprengen, wenn wir die genannten Elementarthemen der 6 Kairaku (3 Yang und 3 Yin) in einer Ausführlichkeit darstellen wollten, die Missverständnisse nicht aufkommen lässt. Wir wollen uns daher auf ein Beispiel beschränken und wählen dazu einen Yin-Kairaku.

Yin steht für das wirkende Nicht-Tun.

Körperhaltungen mit Yin-Ausstrahlung haben eine Außenwirkung, die Andere zum Handeln veranlasst (mich versorgen, mir von sich erzählen, mich belasten). Die 3 Grundformen des Von-mir-aus-Aktivseins gehören zum Yang.

Das Shao Yin (Kleines Yin, Herz-Nieren-Meridian) verläuft vom Kleinfinger zur Achselhöhle, sodann ganz innen auf der Rumpf-Vorderseite vom Schlüsselbein zu den Geschlechtsorganen, schließlich innen hinten die Beine hinunter am Innenknöchel vorbei zum vorderen Drittel der Fußsohle. Der Tiefenverlauf erfasst die innersten Muskelschichten.

Der schlafende Säugling – Inbegriff des Shao Yin

Shao Yin gehört mit seinem Gegenpol, dem Tai Yang, zur frühen Entwicklungsphase des Menschen. Eine plastische Verkörperung der Shao Yin-Thematik ist der schlafende Säugling (◘ Abb. 16.2).

Durch das Shao-Yin-geprägte Einstellungen und Handlungen
- Aufnehmen
- Sich jemandem überlassen
- Sich regenerieren
- Sich versorgen lassen
- Nur das tun, wozu man wirklich Lust hat
- Andere anlocken (nur durch Hingabe, sonst gar nichts)
- Zuhören können

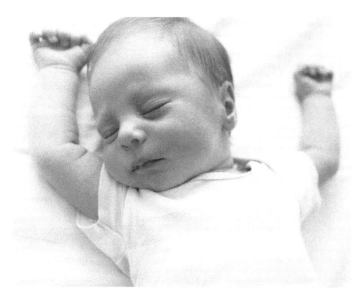

◨ **Abb. 16.2**   Schlafender Säugling. (© kieferpix / Fotolia)

16.5.1 Ein Beispiel zum Shao Yin: Sich-Tragen-Lassen

Die Fähigkeit, sich tragen zu lassen, wird in der frühesten Kindheit erworben (kontaktfähige und zugewandte Eltern vorausgesetzt). Was dabei gelernt wird, ist ein komplexes, aus psychologischen (Vertrauen!) und muskulären Anteilen zusammengesetztes Verhaltensmuster. Für die Psychotonik ist das Sich-Tragenlassen eine unwillkürliche sensomotorische Leistung hohen Ranges, die in enger Beziehung zum Shao Yin steht. Zunächst könnte man meinen, hier sei ein Zustand vollendeter Passivität gefragt. Bei etwas Überlegung dürfte allerdings klar werden, dass ein Erschlaffenlassen der Muskulatur eher hinderlich ist. Wer einmal ein schlafendes Kind tragen musste, weiß wovon ich rede. Aber auch die muskuläre Erstarrung hilft nicht weiter. Leichen in der Starre, heißt es, seien schwer zu transportieren. Den richtigen Weg, der zwischen den beiden Extremen liegt, findet das Kind spontan: Es stellt sich einfach mit Wunsch und Wille (Intention) auf das Getragenwerden und natürlich auch auf den Träger ein. Die tonische Feineinstellung der zuständigen Muskeln folgt dieser Intention von selbst. Umgekehrt werden im Träger die auf diese Fremd-Intention antwortenden Muskeln angesprochen. Ein Kreisprozess.

Sich-Tragenlassen: eine Leistung des Shao Yin

Kinder können sich noch tragen lassen. Wenn sie müde sind und uns beim Tragen zu schwer werden, sagen wir: Mach dich leicht.

Wer diese Yin-Fähigkeit in der harten Schule des Erwachsenwerdens nicht verloren hat, dem steht die Welt offen. Bei wem diese Gabe verkümmert ist, der kann sich durch eine Psychotonik-Behandlung helfen lassen, sie wiederzufinden. Der Gewinn kann vielfältig sein: Der bewegungsgestörte Manager entdeckt Boden, Beine und die Lust am Nichtstun wieder, die Sängerin berührt ihre Zuhörer tiefer, der Nervöse kann wieder schlafen.

Das Shao Yin wird durch die tiefen Muskelschichten verkörpert

Unabhängig davon, welchen Zugang der Behandler wählt, damit sein Klient die verschüttete Fähigkeit »sich tragen zu lassen« wieder entdeckt und sich zu eigen macht – der Erfolg wird davon abhängen, dass es gelingt, die Tiefenmuskulatur im Bereich des Shao Yin zu lösen, bzw. auf Chinesisch: einen Qi-Fluss in der betroffenen tiefen Muskelschicht zu ermöglichen. Zu dieser Schicht gehört u. a. der Psoas, ein Muskel, der, in der Tiefe des Rumpfes den Lendenwirbeln angelagert, physiotherapeutisch schwer ansprechbar und oft Quelle von Hüft- und Rückenbeschwerden ist. – Der Weg der Psychotonik ist es, in Verbindung mit der manuellen oder übenden Arbeit die dem Shao Yin eigene oben beschriebene Begegnungsart beim Klienten wachzurufen.

16.6 Das Tai Yang – Gegenspieler und Partner des Shao Yin

Um dem Eindruck einer Yin-Lastigkeit der Kairaku zu begegnen, einige Sätze zur Yang-Thematik:

Für das Tai Yang sind Sich-Abgrenzen und Kontakten ein und dasselbe

Das Tai Yang ist Yang-Gegenspieler und -Partner des Shao Yin auf der frühkindlichen Entwicklungsstufe des Menschen. Im Tai Yang drückt sich die Neigung – man könnte fast sagen der Trieb – des Menschen aus, seinen Eigenraum durch Kontaktaufnahme zu anderen Menschen oder auch zu Dingen zu finden, zu erproben und zu behaupten. In diesem Sich-Abarbeiten an der Widerständigkeit des Außen, die durchaus lustbetont sein kann, entsteht ein frühes Gefühl des Selbst als Kraftzentrum. Für die Psychotonik ist Abgrenzung also nicht die Frucht eines Rückzugs auf mein Selbst. Nur im interessierten Kontakt, dem Sich-Reiben am Gegenüber, meiner Umwelt, erfahre ich die Grenze zwischen Ich und Nicht-Ich.

Die Muskelschichten des Tai Yang liegen oberflächlich. Ihr Verlauf entspricht der Topographie von Blasen- und Dünndarmmeridian. Menschen, die sich einer kämpferischen Auseinandersetzung stellen, brauchen einen guten Qi-Fluss in der zugehörigen Muskulatur. Dies zeigt sich besonders deutlich in der Nackenpartie. Wenn diese einknickt, hat der Kämpfer innerlich schon das Handtuch geworfen.

Shao Yin und Tai Yang sind nur 2 Elemente aus dem System der Kairaku. Sie bilden die Basis, auf der sich die differenzierteren Begegnungsarten des Menschen entwickeln. Gemeinsam fundieren die 6 Elementarformen das Verhaltensrepertoire eines reifen Menschen, der den unterschiedlichsten Herausforderungen menschlicher Kommunikation gewachsen ist.

16.7 Zur Behandlung in der Psychotonik

In der Therapie geht es weder um Kräftigung (»Muskelaufbautraining«), noch um Entspannung allein, sondern um Fördern von Durchlässigkeit und Reaktionsfähigkeit als Voraussetzung für einen wirksamen Qi-Fluss.

Therapeutischen Zugang gewinnt die Psychotonik über bestimmte (Partner-)Übungen im »Kommunikativen Bewegen«, manuell über die »Atemmassage« und durch Lenken der Vorstellungskraft des Klienten oder Schülers (Imaginationsübungen).

Die Therapie besteht in gezielten Kommunikationsangeboten. Sie sollen die Kontaktfähigkeit des Patienten ansprechen, um sein Qi damit in den Außenraum »hinein zu locken«. Beispielsweise gibt eine im Dauerhartspann gehaltene Muskelregion Hinweise auf eine Qi-Blockade des betroffenen Meridians, und diese wiederum verweist darauf, dass ein bestimmtes Kommunikations- oder Lebensthema für den Klienten problembehaftet ist. Was soll die Therapeutin tun? Passive Dehnung der zurückgezogenen Muskeln ist nicht statthaft. Der Klient hat ja vielleicht seine Gründe, bestimmte Kommunikationsthemen zu verweigern. Statt zu dehnen bietet die Therapeutin sich als Kommunikationspartnerin an. Ihre Angebote haben Begegnungscharakter. Sie sollen den Klienten animieren, das problematische, nicht gelebte Thema wieder zuzulassen. Die Lösung der betroffenen Muskelketten, wenn sie denn gelingt, ist atemwirksam.

> Therapie dringt nicht ein; sie spielt sich im Begegnungsraum ab

Die therapeutische Herangehensweise unterscheidet sich demnach grundlegend von den aufs Innere zielenden Verfahren wie Akupunktur, Akupressur usw. Vegetative Reaktionen wie De-Qi-Gefühl, Rötung, Quaddelbildung, Darmgeräusche, die bei der Akupunktur höchst erwünscht sind, sollen vermieden werden. Behandlung findet im sog. Begegnungsraum statt. Die Reaktionen des Patienten, an denen die Psychotonik-Therapeuten sich bei der Arbeit orientieren, bestehen in charakteristischen Veränderungen von spontanem Zuwendungsverhalten, Atmung, Muskelspannung, Körperhaltung und Ausdruck.

Jenseits der Therapie kann die Psychotonik dem Musik- oder Schauspiellehrer helfen, Ausdruck, Überzeugungskraft und

Differenzierungsvermögen seiner Schüler zu entwickeln. Nicht umsonst hat Prof. Glaser einige Jahre an der Musikhochschule im Fach Sprecherziehung unterrichtet.

16.8   Anwendungsgebiete der Psychotonik, Ausbildung

Die Psychotonik findet, allein oder in Verbindung mit etablierten Methoden, in vielen Bereichen Anwendung.

Anwendungen der Psychotonik
- Kommunikationstraining, Coaching
- Störungen am Bewegungssystem
- Als »psychosomatisch« klassifizierte Erkrankungen, besonders, wenn sie sich in Körperhaltung oder Fehlspannung der Muskulatur äußern, oder wenn als Ursache eine Kontaktstörung vermutet wird
- Erkrankungen der Atemfunktion
- Schulung von Sängern, Sprecherziehern, Schauspielern, Rednern
- In Körpertherapien als methodische Bereicherung und Hilfe zur Selbstreflexion des Therapeuten

Die Fortbildung zum Psychotonik-Therapeuten oder -Lehrer verlangt neben dem Erlernen der Meridianverläufe und der Anatomie des Bewegungssystems eine einfühlende Erarbeitung der Kairaku-Themen. Darüber hinaus hat die Selbsterfahrung einen hohen Stellenwert. Im gegenseitigen Behandeln und im gemeinsamen Üben werden die Zusammenhänge zwischen Bewegungssystem und Begegnungsthemen zur eigenen inneren Erfahrung. Sie ist ebenso Grundlage für die Arbeit am Menschen wie eine präzise Diagnostik mit Hand und Auge.

Ausbildungsstätten sind u. a. das Lehrinstitut für Psychotonik unter Annelies Wieler in Zürich und die Klinik am Steigerwald in Gerolzhofen.

16.9   Meridiane – Verbindung von Innen und Außen

Die Psychotonik betont die kommunikative Dimension des Qi.

Während das Computerzeitalter dazu neigt, Kommunikation als Informationsaustausch auf rein kognitiver Ebene anzusiedeln, sieht die Psychotonik die Kommunikationsnetze zwischen den Menschen als Teil ihrer Leiblichkeit.

Die Meridiane (in ihrem äußeren Verlauf) stehen zwischen innen und außen. Nach außen organisieren sie den (sozialen und dinglichen) Handlungsraum des Menschen; nach innen sind sie auf eine komplexe Weise mit der Funktion der inneren Organe und des vegetativen Nervensystems verbunden.

Das Fließen des Qi durch die Meridiane dient ganz wesentlich dazu, das Außen und das Innen miteinander zu verbinden. Wie diese Verbindung der beiden Sphären in Gesundheit und Krankheit konkret beschaffen ist, auf diese Frage hat V. Glaser mit seiner Kairaku-Lehre eine Antwort gegeben. Sie beschreibt die Psychosomatik des gelingenden und des gestörten Kontaktverhaltens und gehört zum Lehrplan der Psychotonik-Ausbildung.

Nicht thematisiert wurde von V. Glaser die andere Richtung der Innen-Außen-Beziehung: Wie werden innere Störungen, z. B. immunologische Konflikte, im Äußeren, also auf der Verhaltensebene, abgebildet? Hier sehen wir immer wieder deutliche Zusammenhänge (etwa bei Kindern mit dem ADHS), sind aber von einem wirklichen Verstehen noch weit entfernt.

Wer in den Gesamtkomplex der Fragen Licht bringen will, die sich aus der Innen-Außen-Beziehung der Meridiane ergeben, wird nicht darauf verzichten können, sich auf ein erneutes, vertieftes Gespräch mit der chinesischen Tradition einzulassen.

Dabei kann es geschehen, dass sich aus dieser Beschäftigung neue Ausblicke auf das alte (neuzeitliche) Rätsel des Leib-Seele-Zusammenhanges ergeben.

Die Arzneitherapie

© Springer-Verlag GmbH Deutschland, ein Teil von Springer Nature 2019
C. Schmincke, *Chinesische Medizin für die westliche Welt*,
https://doi.org/10.1007/978-3-662-59040-9_17

Mit weitem Abstand wichtigste Methode der TCM ist die Arzneitherapie. 80 % aller TCM-Behandlungen, erfährt man aus China,
sind Arzneibehandlungen. Erst danach kommen Akupunktur, Tuina-Massage und Qigong.

17.1 Arzneipflanzen aus China

Während die auf der Meridianlehre und den Vorstellungen
vom Qi-Fluss basierenden »äußeren Verfahren« wie Akupunktur, Moxabehandlung, Akupressur und Qigong auch dem
Laien vielfältige Anregungen für Selbstbehandlung und vor-
beugende Gesundheitspflege geben, muss vor der Anwendung
der chinesischen Arzneitherapie ohne entsprechende Ausbildung
nachdrücklich gewarnt werden. Die Verordnung chinesischer
Arzneimittel setzt eine exakte chinesische Diagnosestellung
und die Kenntnis grundlegender Gegenanzeigen und Gefahren-
situationen voraus. Andernfalls stochert der Therapeut im Nebel
herum, der therapeutische Nutzen ist unsicher, Gefährdungen
des Patienten sind durchaus möglich.

*Chinesische Arzneimittel
gehören in die Hände
ausgebildeter Therapeuten*

17.1.1 Das Dekokt

Bei den chinesischen Arzneimitteln handelt es sich um Teile von
Pflanzen, um Mineralien und, selten, auch um tierische Pro-
dukte. Man spricht deshalb von »Rohdrogen« im Gegensatz zu
Fertigarzneien (◘ Abb. 17.1).

Teile von Tieren, die vom Aussterben bedroht sind, spielen
hinsichtlich ihrer Wirkung nicht annähernd die Rolle, die manche Medien ihnen zuweisen. Sie werden in der seriösen TCM
nicht verwendet. Die häufigste Zubereitungsform der chinesischen Arzneien ist die Abkochung, in der Apothekersprache
»Dekokt« genannt. Die gern gebrauchte Bezeichnung »Heiltee«
führt leicht zu Missverständnissen. Unter »Tee« verstehen wir
einen Aufguss; der Apotheker sagt: »Infus«. Die allermeisten chinesischen Heilpflanzen geben aber ihre wertvollen Wirkstoffe
erst dann an die Lösung ab, wenn sie ca. 1/2 h lang gekocht,
»dekoktiert« werden.

Die chinesischen Arzneimittel müssen wegen ihrer starken
Wirksamkeit einer ganz anderen Arzneikategorie zugeordnet
werden als die bekannten und nützlichen Kräutertees unserer eigenen Volksheilkunde wie Kamille, Fenchel, Schafgarbe,
Johanniskraut usw.

*Dekokte chinesischer
Heilpflanzen sind keine
»Heiltees«*

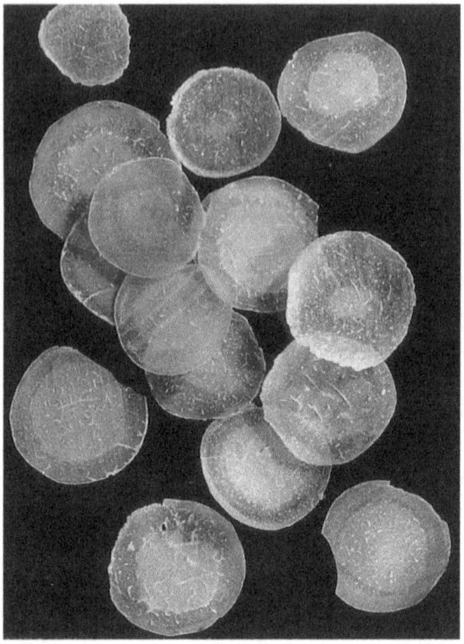

Abb. 17.1 Wurzelstock der Pinellia, die zu den Aronstabgewächsen gehört, durch Präparation entgiftet und in Scheiben geschnitten. Ein warmes Mittel, das trocknet, Milz und Magen stärkt und das Qi nach unten führt

17.1.2 Die europäische Pflanzenheilkunde

Jeder, der bei uns einen belebenden Tee aus Zitronenverbena kennen gelernt, eine Erkältung mit Holunderblüten und Lindenblüten behandelt oder Brennesseltee gegen Wasseransammlungen eingenommen hat, weiß, was für ein wunderbarer Hausmittelschatz uns mit den einheimischen Tees gegeben ist. Und diese Hausmittel sind, wenn man nicht ganz unvernünftig mit der Dosierung umgeht, glücklicherweise ungefährlich. Allerdings hat die europäische Pflanzenheilkunde oder Phytotherapie dafür, dass sie in weiten Teilen »hausmittelfähig« geworden ist, einen hohen Preis gezahlt: Beim Übergang von der alten europäischen Pflanzenheilkunde zur modernen Phytotherapie sind stark wirkende und damit potenziell gefährliche Arzneikräuter eliminiert worden. Dies war durchaus folgerichtig, denn für diese Mittel waren ja nach Verlust des antiken oder mittelalterlichen Heilwissens die Handhabungsregeln in Vergessenheit geraten.

Freilich gibt es auch bei uns neben der volkstümlichen Kräutermedizin eine professionelle Phytotherapie. Sie arbeitet mit diagnosebezogenen Arzneiformeln, die je nach Patient individuell variiert werden können. Die Methode der Phytotherapie genießt in Deutschland als »besondere Therapierichtung« den Schutz des Arzneimittelgesetzes. Nun werden seit jeher in

Deutschland auch Arzneipflanzen ausländischer Herkunft verordnet. Es besteht deshalb kein Anlass, die chinesische Phytotherapie von dieser gesetzlichen Schutzklausel auszunehmen.

17.1.3 Herkunft der Arzneipflanzen

Die im Westen verwendeten chinesischen Arzneipflanzen, die »Rohdrogen«, stammen aus China. Dort werden sie ganz überwiegend feldmäßig angebaut, zum kleinen Teil aber auch in der Natur gesammelt. Anschließend werden die Rohdrogen in sog. Arzneipflanzenfabriken gereinigt, geschnitten und für den Versand vorbereitet. In Deutschland existieren einige Importfirmen, die in großem Maßstab Arzneipflanzen aus China beziehen. Diese Firmen beliefern unsere Apotheken. Zuvor sorgen sie für die vorgeschriebenen Analysen und achten auf die Qualität der Ware. Der ganze Weg vom chinesischen über den deutschen Importeur und die Apotheken bis zum Endverbraucher wird von den deutschen Arzneimittelbehörden überwacht. Das ist gut so. Es ist auch nicht anzuraten, chinesische Arzneien über den internationalen Versandhandel oder andere dunkle Kanäle zu beziehen. Chinesische Arzneimittel sollten apothekenpflichtig sein. Nur der Apotheker kann kontrollieren, ob die ausgegebene Arzneipflanze mit der Verordnung übereinstimmt und ob die vorgeschriebenen Untersuchungen bzgl. Reinheit und Giftfreiheit durchgeführt worden sind.

Fertigarzneien, also Kräuterextrakte in Form von Tabletten, Tropfen oder Granulaten, erkaufen ihre leichtere Handhabbarkeit mit einer Reihe von Nachteilen: Es gibt arzneirechtliche Probleme, die Beteiligung der Geschmacksorgane als Diagnosehelfer entfällt (s. ► Kap. 18, Behandelt werden), die Qualität der Mittel ist schlechter zu kontrollieren, besonders im Hinblick auf Beimengungen, und sie bieten weniger Flexibilität bei der Verabreichung individueller Rezepturen. Fertigarzneien haben sich deshalb bei uns nicht durchsetzen können.

17.2 Der »gefährliche« Ginseng

Das Beispiel Ginseng mag illustrieren, was chinesische Heilpflanzen leisten und welche Gefahren sie bergen.

17.2.1 Ein chinesisches Märchen

Die Ginsengwurzel (◘ Abb. 17.2a,b) genießt in China seit jeher einen sagenhaften Ruf als Mittel zur Kräftigung und zur Lebensverlängerung. Zahlreiche Legenden und Volksmärchen kreisen

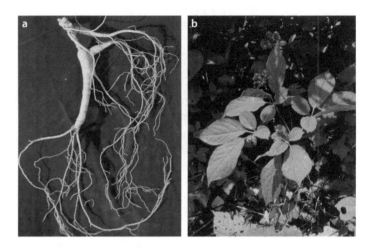

◻ Abb. 17.2a,b   Ginseng, frische, nicht getrocknete Wurzel (**a**) und Pflanze mit Beeren (**b**)

um diese Pflanze. Ein häufig vorkommendes Motiv in diesen Märchen sind die Ginsenggeister, kleine lustige Kinder, die in alten Ginsengwurzeln wohnen.

Ein aufschlussreiches Ginsengmärchen handelt von 2 Ginsengsammlern, die im tiefsten Wald auf ein seltsames Wesen treffen. Es ist ein Mann ohne Kleider, über und über bedeckt mit gelben Haaren, der in einer altertümlichen Mundart zu ihnen spricht. Ob der Kaiser Shih Huang-Ti noch lebt, fragt er die beiden. Als die staunenden Männer entgegnen, der Kaiser sei schon seit weit über 1000 Jahren tot, erzählt der Waldmensch seine Geschichte: Er sei damals, als der Kaiser Männer für den Bau der großen Mauer rekrutierte, in die Wälder geflohen. Die ganze Zeit habe er sich nur von Ginsengwurzeln ernährt, jetzt sei er froh, dass er wieder heim gehen könne. Die beiden Männer nehmen das Wesen mit sich. Als sie in die Stadt kommen, zerfällt der Waldmensch zu Staub.

17.2.2 Ein Langzeitversuch in den USA

Der Ginseng gehört in die Gruppe der Arzneipflanzen, die das Qi stützen und die Vitalkräfte anregen. Die Anwendungsgrenzen für dieses stark wirkende Mittel sind in den chinesischen Arzneibüchern klar definiert. Bei Yin-Schwäche, großer innerer Hitze, dem Vorherrschen starker Fremdenergien, innerer Disharmonien und Spannungen ist dieses Mittel kontraindiziert.

Nun ist in den USA ein Langzeitversuch mit Versuchspersonen angestellt worden, die nach dem Zufallsprinzip ausgewählt worden waren. Über mehrere Monate musste Ginseng in der empfohlenen therapeutischen Dosierung (ca. 5 g/Tag) eingenommen werden. Das Resultat war: Ca. 1/3 der »Versuchskaninchen« hat nach 3

17

Ginseng kann zu Bluthochdruck führen

Monaten einen Bluthochdruck entwickelt (der sich nach Versuchsende glücklicherweise wieder zurückgebildet hat).

Der Versuch zeigt, dass Ginseng gefährlich sein kann, wenn man ihn ohne vorherige Diagnosestellung einnimmt – etwa um Vitalität und Potenz zu stärken. Zum Glück ist der Ginsenggehalt in den hierzulande angebotenen Aufbaumitteln und Tonika so niedrig, dass kein Schaden zu befürchten ist. Er liegt deutlich unter der empfohlenen Tagesdosis. Guter Ginseng ist teuer.

17.2.3 Der verantwortungsvolle Umgang mit Ginseng

Kunstgerecht eingesetzt kann der Ginseng (◩ Abb. 17.2a,b) eine große Hilfe bei Zuständen schwerer Entkräftung sein, gerade auch im Alter, wie vor einigen Jahren von dem greisen Politiker Teng Hsiao Ping berichtet wurde. Natürlich weiß jeder chinesische Arzt, dass er vor der Verordnung einen »inneren Wind« mit Sicherheit ausschließen muss, um nicht einen auf der Lauer liegenden Schlaganfall zu provozieren.

Was sehen wir, wenn wir einem alten, chronisch kranken Menschen hier in Europa Ginseng geben? Er wird vielleicht für einige Tage aufblühen. Dann werden sich verschiedene Beschwerden einstellen, die zum Abbruch der Behandlung zwingen. Er wird vielleicht einen trockenen Mund bekommen, sich über Kopfdruck beklagen, sein Herzschmerz wird sich wieder melden, Schlafstörungen werden aufkommen, vielleicht sogar Verwirrtheit und Atemnot.

Zum Glück sagen uns die chinesischen Arzneibücher genau, wie der Ginseng wirkt: Er stimuliert das Qi, die Vitalenergie, und befähigt den Menschen, wieder aktiv am äußeren Leben teilzunehmen. Diese Wirkung setzt eine geordnete innere Struktur voraus, damit der Mensch durch den kräftigen Qi-Impuls nicht überfordert wird. Diese Ordnung finden wir bei unseren älteren Patienten in der Regel nicht. Innere Spannungszustände, versteckte Entzündungen, gestörte Blutverteilung aufgrund von Gefäßverkalkungen erfordern gründliche »Aufräumarbeiten« mit Hilfe geeigneter chinesischer Arzneirezepturen, bevor der Organismus die Ginsengwurzel oder andere Qi-Stimulanzien adäquat verarbeiten kann. Die Rezepturen, die wir unseren chronisch Kranken in der Regel verordnen, haben eine der Wirkrichtung des Ginseng eher entgegengesetzte Aufgabe. Sie sollen die Energien nach innen lenken, damit Altlasten bearbeitet werden können. Das kostet Zeit, ist aber unvermeidlich, wenn endlich doch ein Gleichgewicht der Energien erreicht werden soll.

Ginseng stimuliert das Qi – oft gefährlich für ältere Patienten

17.3 Was die chinesischen Arzneimittel leisten

Mit der Methode der chinesischen Arzneitherapie sind die meisten bekannten Krankheiten zu behandeln. Also Nebenhöhlenentzündung und Asthma, Allergien und Darmentzündungen, Rheuma und multiple Sklerose, Depressionen und Panikattacken, Migräne und Schwindel, Neurodermitis und Schuppenflechte usw.

Bei vielen Erkrankungen hat die schulmedizinische Behandlung Vorrang, etwa bei intensivmedizinischen, chirurgischen und psychiatrischen Notfällen, bei Krebs, Zuckerkrankheit, Herzinfarkt, Schlaganfall usw. Aber auch hier können chinesische Arzneimittel, frühzeitig eingesetzt oder zur Behandlung von Begleitsymptomen und Spätschäden verschrieben, Erstaunliches leisten.

Zu den »sicheren« Indikationen gehören: Atemwegserkrankungen, Neurodermitis, orthopädische Schmerzerkrankungen, Kopfschmerzen …

Es gibt »sichere« Indikationen, wie z. B. fast alle Formen von Atemwegserkrankungen, einschließlich chronischer Nebenhöhlenentzündungen und Asthma, Neurodermitis, orthopädische Schmerzerkrankungen, Kopfschmerzen jeder Art. Es gibt aber auch Diagnosen, bei denen zwar von Fall zu Fall schöne Besserungen erzielt werden können, die aber meist langwierige Behandlungen erforderlich machen und in Einzelfällen gar nicht auf die Therapie ansprechen. Hierzu sind die sog. neurologischen Systemerkrankungen zu rechnen, also multiple Sklerose, Morbus Parkinson und andere. Chronisch entzündliche, meist autoimmunologisch entgleiste Erkrankungen, einschließlich chronischer Hepatitis und entzündlichem Rheuma, sprechen in der Regel auf die Arzneibehandlung an. In vielen Fällen wird man die Arzneitherapie mit Akupunktur und anderen »äußeren« Verfahren kombinieren, durchaus nicht nur bei Schmerzerkrankungen.

Ausschlaggebend für den Erfolg der Therapie ist nicht allein die Diagnose. Entscheidend sind auch Motivation und Mitarbeit des Patienten und das Ausmaß, in dem vielleicht jahrzehntelange Vorbehandlungen den Organismus geschädigt haben.

17.4 Die 8 therapeutischen Verfahren

17

Die therapeutischen Verfahren, von denen einige auch dem europäischen Naturheilkundler geläufig sind, geben einen ersten Überblick darüber, was die Arzneimittel leisten und in welchen Situationen sie eingesetzt werden. Die ersten 3 Verfahren dienen der Ausleitung.

Die 8 therapeutischen Verfahren
1. Die Oberfläche öffnen, Schwitzen anregen
2. Erbrechen und Auswerfen von Schleim hervorrufen
3. Über Blase, Niere und Darm nach unten ausleiten
4. Zusammenballungen, Blockaden von Energie, Stauungen von Blut und Lymphe zerstreuen, Verschlackungen aufbrechen
5. Erwärmen
6. Kühlen
7. Energien oder Säfte ergänzen, den Gewebeaufbau fördern
8. Ungleichgewichte in die Balance bringen, Energieflüsse harmonisieren

17.4.1 1. Die Oberfläche öffnen, Schwitzen anregen

Im ersten Stadium der Erkältungskrankheiten, wenn das *Wei-Qi* aufgeladen ist, wird durch das Verfahren diese Fülleblockade der Oberfläche gelöst. Die Poren werden geöffnet, Schweiß tritt auf die Haut, die Erkältung ist ausgestanden. Dies gilt aber nur für das frühe Stadium der Erkältung. Hierher gehören alle die bewährten Hausmittel, mit deren Hilfe man, zur rechten Zeit angewendet, eine Erkältungskrankheit abfangen kann, also: Sauna, Lindenblütentee, ein heißer Grog, eine kurze heftige körperliche Anstrengung usw. Auch eine Akupunktmassage von Di 4 oder Di 10 oder Lu 10 kann sinnvoll sein. Das Öffnen der Oberfläche mit den dafür vorgesehenen chinesischen Medikamenten öffnet auch die Schleimhäute. Schleim wird ausgeworfen, die Atmung geht freier. Auch die Blasentätigkeit kann aktiviert werden. In späteren Erkältungsphasen aber hilft diese Maßnahme nicht. Im Gegenteil, die Schleimhäute werden überreizt, und der Schweißverlust schwächt. Zu beachten ist auch, dass das Öffnen der Oberfläche den Menschen anfälliger macht für schädliche Witterungseinflüsse. Unter der Behandlung soll das Haus gehütet werden, andernfalls ist auf warme Kleidung zu achten.

Wirksames Verfahren bei frischen Infekten

Öffnende Medikamente wie etwa die Magnolienblüte haben neben der Behandlung des frischen Infektes noch eine andere wichtige Funktion. Bei der therapeutischen Aufarbeitung alter, abgesunkener Entzündungen können sie helfen, den Entzündungsprozess einem geeigneten Ausgang zuzuführen, etwa der Nasenschleimhaut, um ihn dort auszuleiten. Dieser Ausgang ist in der Regel mit dem Organ identisch, über das der Krankheitsprozess in den Menschen eingedrungen ist. Im Falle der Nasenschleimhaut könnte die Anfangserkrankung also ein chronischer Nebenhöhlenkatarrh gewesen sein (ausführlich dazu s. ▶ Kap. 9, Witterungsbedingte Krisen – die Immunologie der Chinesen).

Verfahren zur Reaktivierung alter, abgesunkener Entzündungen

17.4.2 2. Erbrechen und Auswerfen von Schleimhervorrufen

Die Verordnung von Brechmitteln bei akuten Füllezuständen in der oberen Körperhälfte – bei Atemnot, schwerer, den Hals zuschnürender Halsentzündung oder Übelkeit und Druck auf dem Magen – war auch in der europäischen Medizin üblich. Dieses Verfahren wird von TCM-Therapeuten in Deutschland selten angewendet. Als Überbleibsel dieser Praxis finden wir noch Brechmittel als Bestandteil von Hustentropfen.

17.4.3 3. Über Blase, Niere und Darm nach unten ausleiten

Mit diesem Verfahren werden Hitze und feuchte Schlacken über die unteren Ausgänge ausgeleitet. Auch diese Form der Ausleitung war in der europäischen Tradition der Säftelehre von großer Wichtigkeit. Die Ausleitung über den Darm hieß »Purgatio«, Reinigung. Abführmittel sind »Purgativa«. Das wichtigste Purgativum, Rhizoma Rhei, die chinesische Rhabarberwurzel, war über Jahrhunderte das meistimportierte chinesische Arzneimittel in Europa. Dieses Verfahren darf immer nur kurzzeitig eingesetzt werden, Dauergebrauch von Purgativa schädigt die Säfte.

Ausleitung: auch in der europäischen Tradition verbreitetes Verfahren

Ausleitungen müssen durch Rezepturbestandteile vorbereitet werden, die die unerwünschten Substanzen erst in eine ausscheidungsfähige Form überführen. Andernfalls gehen durch diese Maßnahmen wertvolle Vitalstoffe verloren und die Schlacken bleiben im Körper.

17.4.4 4. Zusammenballungen, Blockaden von Energie, Stauungen von Blut und Lymphe zerstreuen, Verschlackungen aufbrechen

Auch die mit den Blockaden und Stauungen verbundenen Schmerzen werden gelindert

Verkrampfungen, Blockaden des Bewegungsapparates oder der Verdauungsorgane werden gelöst; der Energiefluss wird befreit. Die Lösung dieser *Qi-Blockaden* durch entsprechende Arzneimittel nimmt natürlich auch die Blockadeschmerzen oder bringt die Verdauung wieder in Gang. *Xue-Stasen*, Säftestauungen, wie man sie etwa bei Periodenstörungen beobachten kann, werden durch eine Arzneimittelklasse aufgelöst, die einen besonderen Bezug zum Xue, also zum Blut hat. Auch diese Verordnungen wirken schmerzstillend.

17.4.5 5. Erwärmen

Wärmen und Kühlen haben eine Sonderstellung unter den therapeutischen Maßnahmen, die Körperfunktionen aktivieren oder dämpfen. Sie sollen im Inneren des Organismus bestimmte Schichten oder Organbereiche gezielt auf »Normaltemperatur« bringen. Warmblütler sind auf eine gewisse Konstanz des inneren Temperaturmilieus angewiesen, damit die Selbstheilungskräfte des Organismus sich ungestört entfalten können.

Von dieser »inneren Temperierung« sind die äußeren kühlenden oder erwärmenden Anwendungen zu unterscheiden. Diese wirken direkt nur auf die Haut und mittelbar, auf reflektorischem Wege, wie man sagt, auf die darunter liegenden Organe oder Gewebe. Die Wärmflasche wärmt also nicht den Darm, sondern die Haut. Dies wiederum wirkt entkrampfend auf die Bauchorgane und entlastet von gestautem Blut.

Bei Kältezuständen – verminderter Entfaltung der Lebenswärme, wozu die chronisch kalten Füße ebenso gehören können, wie dauernde Müdigkeit, Blasenentzündung, manche Schmerzerkrankungen des Bewegungsapparates, schlechte Verdauungsfunktion usw. – wird das Verfahren »Erwärmung des Inneren« angewendet. Die Balance der wärmenden und kühlenden Funktionen des Organismus wird in der TCM für so fundamental erachtet, dass alle Medikamente der Materia Medica (s. nächster Abschnitt, Die Materia Medica) nach ihrem Temperaturverhalten charakterisiert sind.

Alle Medikamente werden nach kalt und warm unterschieden

17.4.6 6. Kühlen

Wenn die Kühlfunktionen des Organismus überfordert sind und sich Hitzeprozesse verselbständigt haben, finden wir Fieber, Durst, trockenen Mund, bestimmte Formen von Schlafstörungen, Nervosität bis zur Manie, Feuchtigkeitsmangel der Schleimhautorgane, Entzündungen usw. Die zahlreichen Verfahren der Kühlung bieten eine breite Palette von Einflussmöglichkeiten, um die hitzige Überaktivierung von Körperfunktionen zu dämpfen und die damit verbundenen Beschwerden zu lindern. Gleichzeitig werden Schleimhautfunktionen und Immunsystem in einem Maße beruhigt und gekräftigt, dass sie ihre Arbeit wieder effektiv tun können.

Eine wichtige Rolle spielen bestimmte kühlende Arzneipflanzen in der Behandlung chronischer Krankheiten. Sie haben die Fähigkeit, Ablagerungen, Schlackendepots – chinesisch: »unsichtbaren Schleim« – aufzubrechen und über den Blutweg den Ausscheidungsorganen zuzuführen (◘ Abb. 17.3).

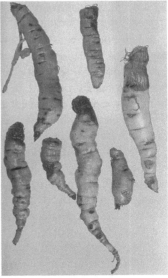
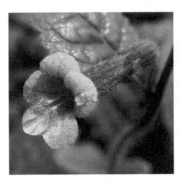

◙ Abb. 17.3 Der Wurzelstock der Rehmannia hat eine stark kühlende und befeuchtende Wirkung auf das Xue

17.4.7 7. Energien oder Säfte ergänzen, den Gewebeaufbau fördern

Die zahlreichen chinesischen Arzneimittel, die diesem Verfahren zugeordnet sind, haben einen phantastischen Ruf. Wir alle wollen mehr Kraft, mehr Energie, Potenz, eine frischere Haut, knackiges Gewebe. Halten diese Mittel, was man sich von ihnen verspricht?

Ginseng und chinesische Engelwurz sind berühmte Vertreter

In der Tat, die Gruppe der »Supplentia«, wie sie von Porkert genannt werden, sucht ihresgleichen in der Welt der Naturarzneien. Der schon genannte Ginseng ist einer ihrer hervorragendsten Vertreter. Ginseng gehört zur Gruppe der Supplentia des Qi, die die aktiven Kräfte des Menschen stützen und ergänzen. Andere Gruppen umfassen Pflanzen, die im stofflichen Bereich aufbauend und regenerierend wirken. Ihr berühmtester Vertreter ist die chinesische Engelwurz, Angelica sinensis. Auch für Pflanzen dieser Gruppe gelten die beim Ginseng genannten Vorsichtsmaßregeln (s. ► Kap. 11, Abschnitt TCM in China – TCM in Europa).

17

17.4.8 8. Ungleichgewichte in die Balance bringen, Energieflüsse harmonisieren

Dies ist sicher das anspruchsvollste Verfahren der chinesischen Medizin. Jede gute Therapiemethode hat die Balance der körperlichen und seelischen Funktionen im Sinn.

Balance im Sinne der 5 Wandlungsphasen heißt z. B.: Die Holzenergie der Leber darf sich nur so maßvoll entfalten, dass die Formkraft des Herzens nicht überfordert wird, die Rückbindung an das Wasserelement sich nicht löst, die rhythmische Funktion des Metallelements zum Tragen kommt und der ganze Prozess in der Erdenergie mit ihrer durchlassenden und verbindenden Kraft zentriert bleibt. Therapie heißt dann: an der richtigen Stelle dämpfen, an einer anderen Blockierungen lösen oder aktivieren, damit das ganze Räderwerk wieder harmonisch in Gang kommt. Mit komplexen Arzneirezepturen, wie natürlich auch über klug zusammengestellte Punktekombinationen in der Akupunktur, lässt sich dieses Ziel erreichen.

> Das Ziel jeder Therapie: die Balance der Wandlungsphasen wiederherstellen

17.5 Die Materia Medica – Der Arzneimittelschatz der Chinesen

Der chinesische Arzneimittelschatz, die Materia Medica, umfasst einige 1000 Mittel. Sie sind entsprechend ihrem Wirkungsschwerpunkt in knapp 20 Hauptgruppen eingeteilt Alle Mittel sind hinsichtlich ihrer Wirkung nach einem einheitlichen Schema charakterisiert. Wir nennen diese Schema den »Arzneisteckbrief«.

17.5.1 Der Arzneisteckbrief

Die Arzneisteckbriefe enthalten das pharmakologische Wissen ungezählter Generationen von Ärzten und Heilkundigen. Sie sind folgendermaßen aufgebaut:

- Temperaturverhalten
- Geschmack
- Organbezug
- Wirkung
- Spezielle Indikationen und Kontraindikationen
- Bewährte Kombinationen wie auch Unverträglichkeit mit anderen Mitteln
- Toxizität (Giftigkeit), wo vorhanden
- Dosierung und Verabreichungsform

Darüber hinaus finden sich meist noch Angaben zu Botanik oder Zoologie und zu Arzneimittelgewinnung oder -herstellung.

Die Positionen »Temperaturverhalten« und »Geschmack« verdienen es, eingehender betrachtet zu werden.

17.5.2 Das Temperaturverhalten

Auch in den alten europäischen Kräuterbüchern wurde für jedes Mittel angegeben, ob es wärmend oder kühlend wirkt. Die Chinesen benutzen eine 7-stufige Skala:

- kalt,
- kühl,
- Tendenz zur Kälte,
- neutral,
- Tendenz zur Wärme,
- warm,
- heiß.

Cortex Cinnamomi, die chinesische Zimtrinde, ist ein heißes Mittel (◘ Abb. 17.4). Das bedeutet: Nach der Einnahme von Zimtrinde verschwinden bei einem Patienten mit innerer Kälte Symptome wie Frostigkeit, kalte Füße, Durchfall, Appetitlosigkeit, Unterleibsbeschwerden, Lendenschmerzen usw. Beim Gesunden dagegen, der im Übermaß Zimtrinde zu sich nimmt, treten Hitzesymptome auf.

Ein bekanntes Mittel mit kühlender Wirkung ist die Scrophularia-Wurzel. Sie wird bei akuter Mandelentzündung gegeben.

Bei der Zusammenstellung der Rezepturen wird in jedem Fall mitbedacht, welches Temperaturverhalten der Rezeptur sich aus der Kombination der Einzelkomponenten ergibt.

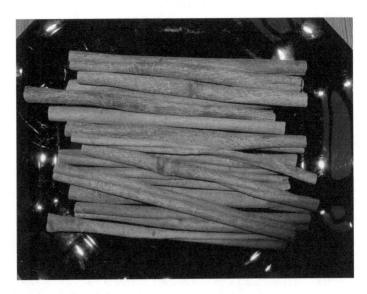

◘ **Abb. 17.4**   Die Zimtrinde hat eine wärmende Wirkung

17.5.3 Geschmack und Wirkung

Die 6 klassischen Geschmacksqualitäten
- Scharf
- Süß
- Neutral
- Sauer
- Bitter
- Salzig

Die einzelnen Geschmäcker werden in der chinesischen Arzneikunde mit bestimmten Wirkungen in Zusammenhang gebracht (◘ Abb. 17.5).

Der typisch chinesische Gedanke, dass die Geschmäcker besondere Wirkungen haben, ist für uns im Westen gewöhnungsbedürftig. Mit Hilfe einfacher Überlegungen aber kann man sich den chinesischen Gedanken der »Geschmackswirkung« plausibel machen.

Die Geschmacks- und Riechschleimhautzellen sind normale Körperzellen und werden im Prinzip von den eingenommenen Stoffen oder Speisen in gleicher Weise angeregt oder beeinflusst wie ihre unsensiblen Genossen. Freilich haben sie das Privileg eines direkten Drahtes zum Bewusstsein und können deshalb

Geschmack und Wirkung

YANG - die Oberfläche

Das Scharfe	Energien (Qi) mobilisierend, entfaltend, nach oben-außen bewegend, zerstreuend
Das Süße	Verdauungsfunktion stärkend, Aufbauleistungen fördernd, ausgleichend, harmonisierend
Das Neutrale	Verdauung und Stoffwechsel stärkend, durchgängig machend, »Klärung« und (Wasser-)Ausscheidung fördernd
Das Saure	zusammenziehend, aufrauhend, stopfend
Das Bittere	dämpfend, trocknend, niederschlagend
Das Salzige	befeuchtend, erweichend, abführend

YIN - das Innere, die Tiefe

◘ **Abb. 17.5** Geschmack und Wirkung – jeder Geschmack hat seine besondere Wirkung

die förderliche oder schädliche Wirkung eines Stoffes dem Menschen unmittelbar zur Kenntnis bringen.

Anders ausgedrückt: Die Geschmacksempfindung spiegelt die körperlichen Veränderungen nach der Aufnahme eines bestimmten Stoffes wider: Die chemischen Vorgänge werden auf die Wahrnehmungsebene zurück projiziert. Diese enge Verbindung von Wahrnehmung und körperlicher Wirkung ist die Voraussetzung für die Türhüterfunktion des Geschmacksorgans.

> Im Geschmack eines Stoffes spiegelt sich dessen Wirkung auf der Wahrnehmungsebene wider

Man kann es auch umgekehrt formulieren: Die Geschmacksempfindung ruft eine Erregung der Schleimhäute von Mund und Nase hervor, die sich als körperliche Wirkung ins Innere fortsetzt.

Wir können uns im Selbstversuch diesen Zusammenhang vergegenwärtigen, indem wir uns nachspürend bestimmten Geschmäckern im Bitteren, Salzigen, Sauren aussetzen. Die Fähigkeit, meditativ dem Geschmacksempfinden in die Tiefe zu folgen, ist wahrscheinlich einer der Erkenntniswege der frühen Kräuterärzte gewesen. (◘ Abb. 17.6)

Am besten lassen sich diese Gedanken durch die Betrachtung des Süßen veranschaulichen. Kohlenhydrate schmecken süß, insbesondere Zucker und andere Stärkeabbauprodukte. Dieses sind die schnellsten und effektivsten Nährmittel, sie können in Windeseile eine hungrige Körperzelle satt und zufrieden machen. Dem entspricht der befriedigende, beruhigende, einlullende Geschmackscharakter des Süßen. Das Süße steht für das orale, das mütterliche Prinzip. Muttermilch ist süß. Süßigkeiten spenden Trost, Geborgenheit und Harmonie und lassen

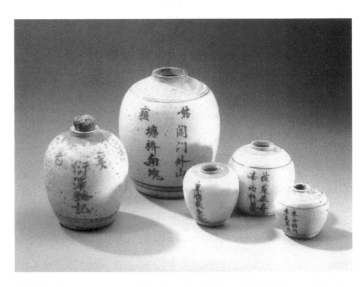

◘ **Abb. 17.6**   Apothekergefäße. (Aus: Paul U. Unschuld, Huichun – chinesische Heilkunde in historischen Objekten und Bildern, 1995 Prestel-Verlag, © Bildarchiv Preußischer Kulturbesitz, Berlin)

uns die Last des Erwachsenseins vergessen. Wie könnten derartige Glücksmoleküle die Empfindung von scharf oder sauer erzeugen?

17.5.4 Die 6 klassischen Geschmacksqualitäten

Scharf

Das Scharfe regt das Qi an, es reizt die Oberflächen, es bringt in Bewegung und zerstreut energetische Anhäufungen und Blockaden. Seiner oberflächennahen Wirkung entsprechend regt es das Schwitzen an.

Zum Beispiel werden Völlegefühle nach reichlichem Essen behoben, der Mensch schwitzt und fühlt sich wieder frei für den nächsten Gang. Um die Wirkqualität des Scharfen in die Tiefe zu lenken, muss das scharfe Medikament, wenn es nicht in sich schon andere Momente enthält, mit entsprechenden in die Tiefe gehenden Partnern kombiniert werden.

Scharfes im Übermaß überreizt, es führt zum Verlust von Qi und Xue.

Süß

Das Süße nährt, harmonisiert, gleicht aus. Süßes verbindet entgegengesetzte Tendenzen in einer Rezeptur; ähnlich wie der Koch seine Kompositionen durch ein wenig Zucker abzurunden pflegt. Das Süße entspannt, übermäßiger Appetit auf Süßes hat darin seine Wurzel.

Übermäßiger Genuss von Süßem führt freilich auch zur Bildung von pathologischer Feuchtigkeit. Feuchtigkeit macht müde und verschlackt. Es kann sich auch eine Hitze entwickeln, die den Zahnschmelz angreift.

Neutral

Das Neutrale, ein Geschmack, der uns etwa beim Reis und beim Baumpilz Poria alba begegnet, hat eine starke Wirkung. Durch seine eigene Neutralität lässt es das zum Vorschein kommen, was schon da ist. Dadurch regt es Verdauung und Assimilation an und fördert die Ausscheidung. In China wird der nur in Wasser gekochte Reis eingesetzt, um bei opulenten Banketten zwischendrin wieder Platz im Magen zu schaffen.

Sauer

Das Saure zieht zusammen, es ist der energetischen Entfaltung, aber auch der übermäßigen Verausgabung entgegengerichtet. Es bringt den Menschen wieder zu sich, verhindert sein Zerfließen. Darum liebt man das Frische und Saure besonders im Sommer.

Bitter

Das Bittere senkt ab, kühlt, trocknet. Die bittere Arznei, der Magenbitter, führt die feuchte Hitze, die sich nach Ess- und Trinkgelagen bildet, kühlend nach unten.

Das Bittere im Pils stellt ein Gegengewicht zum Süßen und Scharfen der alkoholischen Malzlösung dar. Vor allem an heißen Tagen wird Pils deshalb besonders gern genossen. Die verbreiteten, populären Getränke sind, chinesisch gesehen, in der Regel komplexe polare Rezepturen, in denen z. B. das Süße und Scharfe einer alkoholisch-fruchtigen Lösung durch bittere und saure Komponenten in Balance gehalten wird. Dem Anregenden, an die Oberfläche Treibenden, wird als Gegenpol das Zusammenziehende und Kühlend-Beruhigende beigesellt. Dadurch kommt Leben ins Getränk.

Salzig

Das Salzige erweicht und befeuchtet in der Tiefe, im Yin-Bereich, im Bereich der Niere. Dieses nach innen gerichtete Befeuchten erzeugt den Eindruck der Fülle, durch Salz wirkt auch die magere Suppe sättigend.

Dauernder Salzmangel schädigt die Niere; Antrieb und Zeugungskraft liegen danieder, was aus der an Kriegen reichen Geschichte des Salzhandels bekannt ist.

Die erweichende Wirkung des Salzigen bewährt sich bei der Auflösung innerer Verhärtungen und bei der Purgatio.

Salz auf Dauer im Übermaß genossen, lockert aufgrund seiner erweichenden Wirkung die Yin-Yang-Verklammerung, mit den Folgen von Hochdruck, Ödemen.

17.6 Arzneiwirkung spüren – Herba ephedrae bei akuter Erkältung

Die Wirkung der Arzneimittel lässt sich am eigenen Leibe erfahren, am deutlichsten, wenn auch die passenden Beschwerden vorhanden sind. Am Beispiel einer akuten Erkältung wird im Folgenden beschrieben, was Sie als Patient erleben, wenn Sie ein zu diesem Zustand »passendes« Medikament einnehmen: Herba ephedrae.

Sie haben sich erkältet. Sie leiden unter Krankheitsgefühl, Frösteln, verstopfter Nase, Druck im Kopf, leichten Gliederschmerzen, erschwerter Atmung. Der Puls ist oberflächlich zu tasten, die Zunge dünn weiß belegt. Die Diagnose lautet auf Wind-Kälte-Belastung des Wei-Qi.

Eingenommen wird eine Abkochung aus Herba ephedrae, 2–4 g als Tagesdosis, Einnahme über den Tag verteilt.

Etwa 1–2 h nach der Einnahme machen sich die ersten Wirkungen bemerkbar. Ihnen wird allmählich wohlig warm, es überkommt Sie das Gefühl eines warmen Mantels. Frösteln, Empfindlichkeit der Haut, Krankheitsgefühle lösen sich allmählich auf, die Atmung wird freier, die verstopfte Nase durchlässig. Vielleicht beginnen Sie etwas zu schwitzen. Etwas Schleim wird aus der Nase herausgeschnupft, aus den Bronchien hochgehustet. Die Wasserausscheidung ist angeregt.

Sobald diese Wirkungen im vollen Umfang eingetreten sind, wird die Einnahme gestoppt oder in deutlich herabgesetzter Dosis noch einige Stunden fortgeführt. Der Infekt ist bewältigt. Eine Überdosierung sollte vermieden werden.

Wie wird die Wirkung von Herba ephedrae in den Arzneibüchern beschrieben?

Die Pflanze Ephedra, zu deutsch »Meerträubel«, ist ein Kraut, das in Nordchina und der Mongolei vorkommt. Der Arzneiname »*Herba* ephedrae« bedeutet, dass das ganze Kraut verwendet wird.

Eigenschaften der Ephedra

Die Temperatur der Ephedra ist warm, der Geschmack scharf und ein wenig bitter, die angesprochenen Organe sind Lunge und Blase. Herba ephedrae wirkt an der Oberfläche, an Haut und Schleimhäuten, es öffnet die Poren, befördert Sekrete nach außen, es wärmt, löst die Blockaden in der Nase und den Bronchien, fördert die Wasserausscheidung.

Alle hier beschriebenen Wirkmerkmale lassen sich in der Selbsterfahrung wiederfinden. Auch die Symptome einer Überdosierung, die sich ebenfalls aus dieser Wirkbeschreibung ableiten lassen, sind leicht nachzuvollziehen: Wenn das Qi zu sehr nach oben getrieben und erwärmt wird, ist der Mensch überdreht, er redet zu viel oder er wird hektisch und nervös, er schläft schlecht und hat wilde Träume, die Atmung wird schnell und oberflächlich, vielleicht bekommt er Herzklopfen. Übermäßiges Schwitzen nimmt ihm Energien; Haut und Schleimhäute trocknen aus und werden überreizt, vorhandene Allergien melden sich.

17.7 Nebenwirkungen

Häufig wird von Patienten die Frage nach den Nebenwirkungen der chinesischen Arzneimittel gestellt. Diese Frage ist nicht leicht zu beantworten. Sie entstammt der Sichtweise der westlichen Pharmakologie. Sie unterscheidet zwischen erwünschten und unerwünschten Wirkungen. Die eine steht außen auf der Tablettenpackung, z. B. »gegen Kopfschmerzen«, die andere auf der Packungsbeilage, etwa »kann die Magenschleimhaut reizen«.

Bei richtiger Diagnose keine »Nebenwirkungen«

Diese Einteilung ist der TCM fremd. Die in den Arzneisteckbriefen niedergelegten Wirkbilder der Pflanzen umfassen alle Wirkungen, die die chinesischen Ärzte im Verlaufe von vielen 100 Jahren zu den einzelnen Mitteln zusammengetragen haben (◘ Abb. 17.7). Ob die Veränderung, die ein Patient unter einer Pflanzenzubereitung erfährt, erwünscht oder unerwünscht ist, hängt von der diagnostischen Stimmigkeit der Verordnung ab. Wird beispielsweise die oben genannte kalte Scrophulariawurzel einem Patienten verabreicht, der an innerer Kälte leidet, wird er mit Durchfall, Übelkeit und anderen Kältesymptomen reagieren. Die Frage der Nebenwirkungen ist also eine Frage der korrekten Diagnosestellung.

Unangenehme Wirkungen können ein positives Zeichen sein

Nun gibt es 2 Situationen, bei denen in der Tat unangenehme und, zumindest aus Patientsicht, unerwünschte Reaktionen unter der Arzneitherapie auftreten können. Das eine sind Frühreaktionen zu Beginn der Einnahme eines neuen Dekoktes: Der Organismus muss sich an die therapeutischen Impulse anpassen, die von den Arzneien ausgehen, und reagiert mit leichtem Unwohlsein, ungewohnten Temperaturempfindungen und Ähnlichem. Diese Erscheinungen sollten in 3 Tagen abgeklungen sein, andernfalls ist die Richtigkeit der Rezeptur in Frage zu stellen. Das andere sind Beschwerden, die durch die therapeutische Mobilisierung von Schlacken verursacht werden wie Müdigkeit, Kopfschmerzen Blähungen. Auch diese Beschwerden sind vorübergehender Natur und können als positives Zeichen der Arzneiwirkung gewertet werden.

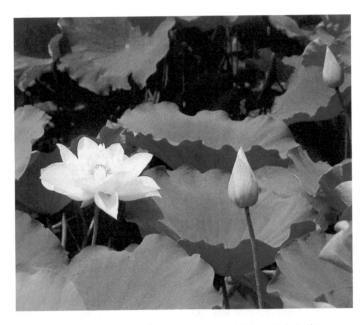

◘ **Abb. 17.7** Von der Lotuspflanze werden verschiedene Teile in der Kräuterapotheke verwendet

Essen in China – von der chinesischen Küche zur Diätlehre der Chinesischen Medizin

© Springer-Verlag GmbH Deutschland, ein Teil von Springer Nature 2019
C. Schmincke, *Chinesische Medizin für die westliche Welt*,
https://doi.org/10.1007/978-3-662-59040-9_18

Das Essen spielt im chinesischen Alltag eine weit größere Rolle als bei uns. Frauen und Männer wissen auch, wie sie ihren Speiseplan auf Wetter und Saison abstimmen und wie sie ihn gestalten müssen, wenn sie krank sind. Dabei hilft ihnen die Diätlehre der Chinesischen Medizin. Sie beschreibt die Nahrungsmittel nach den gleichen Kategorien wie die Arzneipflanzen.

18.1 Chinesische Kochkultur

»Hast du schon gegessen?«, begrüßt man sich in China auf der Straße, so wie man bei uns »Hallo, wie geht's?« und in England »How do you do?« sagt, ohne unbedingt eine direkte Antwort zu erwarten. Überall in der Welt soll mit derartigen Begrüßungsformeln das Interesse am anderen signalisiert werden. Ob es dann bei einem flüchtigen Kontakt bleibt, ob man sich nach den Eingangsförmlichkeiten stundenlang festredet oder vielleicht sogar miteinander essen geht, das entscheidet überall der Gott der Geselligkeit und der Muße.

Die Chinesen denken bei Geselligkeit zuerst an den Magen. Das zeigt sich auch in anderen sprachlichen Gewohnheiten. Zum Beispiel antwortet ein chinesischer Familienvater, wenn er nach der Größe seiner Familie gefragt wird, dass er 3 Münder zu Hause zu versorgen hat.

18.1.1 Das Wohlbefinden im Mittelpunkt

Der Magen steht in China für Vitalität und Lebensfreude. Das Kochen ist auch keine reine Frauensache. Beide Geschlechter kochen und jeder kann mitreden, wenn es um die Kunst der Essenszubereitung geht.

Zentrale Rolle der Verdauungsfunktion in der Medizin und im Alltag

Die Organe der Verdauung – Milz und Magen, die »Mitte« – haben in der chinesischen Kultur wie in der Medizin eine zentrale Stellung. Sie entsprechen der Wandlungsphase Erde. Die Aufgabe dieser Organe ist Aufnahme, Verteilung und Verarbeitung der Nahrungsmittel, Harmonisierung der Kräfte im Inneren, aber auch Herstellung eines Ausgleichs zwischen dem Einzelnen und der Welt durch Austausch und Arbeit.

Wohlbefinden, Vitalität und Gesundheit sind eng mit dem Magen verbunden. Appetitlosigkeit, Blähungen, Verstopfung oder Durchfall gelten niemals als Bagatellsymptome, sondern als Hinweis auf eine ernst zu nehmende Störung unserer »Mitte«.

18

18.1.2 Genügsamkeit und Raffinement

Unabhängig von der Verbreitung der chinesischen Heilmethoden im Westen gewinnt bei uns auch die chinesische Küche immer mehr Liebhaber. Diese Entwicklung hat unsere europäischen Nachbarn, die Kolonien in Ostasien besessen haben, schon längst erfasst. In England und Holland gehören chinesische Imbissstuben und China-Restaurants zum normalen Bild der Städte. In diesen Ländern sind auch die Importfirmen beheimatet, die unsere deutschen China-Läden und -Restaurants beliefern.

Die chinesische Kochkultur bietet Speisen für jeden Geldbeutel und für jeden Anspruch an Gaumenfreuden und gesunder Ernährung. Chinesische Gäste zu betreuen, die sich mit den Speisekarten unserer Restaurants nicht anfreunden können, ist sehr einfach: Eine Kochplatte, ein Topf, Reis, etwas Gemüse, Soße. Das reicht vom Morgen bis zum Abend, gleichgültig, ob es sich um einen weltberühmten Professor oder einen Studenten handelt.

Die chinesische Küche ist ebenso eine Kultur der Genügsamkeit wie des höchsten Raffinements. Wer einmal das Glück hatte, sich von Könnern der chinesischen Küche bekochen zu lassen, weiß, was für ein ungeheurer Aufwand hier betrieben werden kann. Vier Stunden Vorbereitungszeit für das Essen sind da keine Ausnahme: verschiedene Fleisch- und Gemüsesorten, Eierteig für die Veredelung von Gemüse, Fleisch und Früchten, Nudelherstellung, chinesische Maultaschen (Jiaozi, Wan-Tan-Suppe), Frühlingsrollen usw.

Es gibt die 20 Methoden des Schneidens mit dem Hackmesser, über 40 Arten des Topfgarens, alle mit einem eigenen Fachausdruck belegt. Gerade bei Fleischspeisen sind oft zahlreiche Prozeduren nacheinander notwendig, um die Geschmacksqualitäten herauszuholen, die im Fleisch verborgen sind. Beizen, Trocknen, Räuchern, Grillen und danach noch einmal Kochen. Für viele Vorbehandlungen des Fleisches muss die Arbeit am Vortag beginnen, die Hangchow-Sojaente benötigt für ihre Zubereitung sogar 8–9 Tage.

18.1.3 Der Reis

Grundlage der chinesischen Küche ist der Reis (◨ Abb. 18.1). Verwendet wird weißer, geschälter, klebriger Reis. Duftreis aus China oder Reissorten aus japanischem Reisanbau in Kalifornien oder aus Thailand sind das Richtige. Auch »Milchreis« von guter Qualität ist geeignet. Der gekochte Reis ist nicht trocken und körnig wie bei uns, sondern klebrig. Die Kunst ist, ihn so zuzubereiten, dass er gleichzeitig locker bleibt.

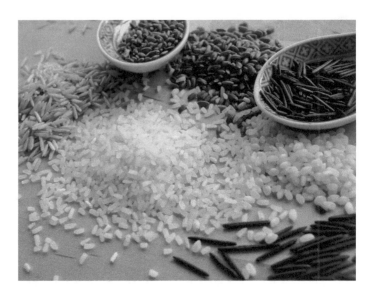

■ **Abb. 18.1**   Reis – das Brot der Chinesen

Reis kochen ohne Salz und Gewürze

Der Reis wird so lange mit kaltem Wasser gewaschen, bis der Überstand klar ist, mit reinem Wasser ohne Zutaten vorsichtig gekocht und kann stundenlang warm gehalten werden. Hierbei verliert er allerdings einen Teil von seiner Lockerheit. Für das Kochen selbst gibt es tausendundeine Vorschriften. Die Wassermenge richtet sich natürlich danach, wie viel Wasser die verwendete Reissorte beim Quellen aufnimmt. Als Faustregel gilt, so viel Wasser über dem Reis stehen zu haben, dass die Finger einer flach auf den Reis gedrückten Hand bedeckt sind. Nach dem Aufkochen lässt man den Reis bei niedriger Temperatur garen, entweder auf dem Herd oder, gut eingepackt, im Bett. Nicht umrühren, sonst wird der Reis matschig.

Für regelmäßige Reisesser sei der elektrische Reiskocher empfohlen, der die richtige Kochtemperatur hält und automatisch von Kochen auf Warmhalten umstellt. Günstig ist auch eine eingebaute Schaltuhr, mit der man die Startzeit des Kochens festlegen kann.

18.1.4 Gerichte – einfache Rezepte

Die im Folgenden beschriebenen Zubereitungsarten von Reis, Suppe, Wok-Gerichten und einfachen Mehlspeisen sind das Anfänger-Einmaleins der chinesischen Kochkunst. Sie zeigen in ihrer Einfachheit viel vom Geist der chinesischen Küche.

18

Reissuppe mit Zutaten bei Magenschwäche

Als sanfte Schonkost wird die Reissuppe zubereitet, auch Reis-Congee genannt. Man lässt Reis ca. 3 h lang mit einem großen Wasserüberschuss kochen, bis die Reiskörner zerfallen sind und eine einheitlich sämige Masse als Suppe oder als Brei vorliegt. Bei Magenschwäche werden einige Stücke frischen Ingwers oder Mandarinenschalen mitgekocht. Es empfiehlt sich, gelegentlich ungespritzte Mandarinen zu kaufen, die Schalen auf einem Teller oder einem Tuch an der Luft zu trocknen und in einem lose verschlossenen Glas aufzubewahren. Nicht nur die Reissuppe, auch andere Speisen werden durch die mitgekochten Mandarinenschalen magenfreundlicher. Chinesen verwenden für ihre Reissuppe gern vom Hauptessen übrig gebliebene Reisreste.

Mandarinenschalen machen Speisen magenfreundlich

Reis mit Soße

Im einfachsten Fall isst man diesen Reis mit etwas Fett (Butter oder Öl) und Sojasoße. Wer sich etwas Gutes tun will, hält sich an echtes Shoyu oder echtes Tamari, beides Fermentationsprodukte aus der Sojabohne, bei denen man sicher sein kann, dass man von Glutamat und anderen appetitsteigernden Produkten der Lebensmittelindustrie verschont bleibt. Glutamat-Überempfindlichkeit ist gar nicht so selten, und ein aus guten Zutaten gekonnt zubereitetes Essen ist auf Geschmacksverstärker nicht angewiesen. Bei der Shoyu-Herstellung wird neben Sojabohnen Weizen verwendet; Tamari ist ein reines Sojaprodukt.

Soße ohne Glutamat

Reis mit Gemüse und Fleisch

Zum Garen wird in der Regel der Wok verwendet. Der Wok ist eine hohe, kugelig runde Pfanne; für den Elektroherd ist sie unten abgeflacht. Verwendet wird der Wok zum Schmoren. Geschmort wird mit Öl. Aufgrund seiner Form bietet der Wok unterschiedliche Temperatur- und Feuchtigkeitszonen. Am Boden, wo das Öl steht, ist die heiße und nasse Zone, zum Rand hin nach oben wird der Topf immer kühler und trockener.

Garen mit dem Wok – unten heiß, an den Rändern kühl

Gemüse und Fleisch werden geputzt und kleingeschnitten (Haselnuss- bis Walnussgröße). Von diesen Stückchen wird so viel in das heiße Öl gegeben, dass der Boden des Wok bedeckt ist. Dieses heiße Öl schließt die Poren der Lebensmittel und sorgt dafür, dass die Fleisch- und Gemüsebissen innen saftig bleiben. Häufiges Umrühren ist nötig, am besten mit einem flachen Bambusspatel, damit das Kochgut gleichmäßig angegart und dann zum Nachgaren in die höheren, kühleren Zonen der Wokwand geschoben werden kann, gleichzeitig wird neues Material nachgefüllt. Wenn die Speisen den gewünschten Garungsgrad erreicht haben (Gemüse meistens halbgar, Fleisch meistens durch), wird gesalzen und mit Wasser oder Brühe abgelöscht. Dem Wasser wird in der Regel etwas Stärke beigemengt.

Als weitere Würzmittel werden verwendet: frischer Ingwer, Chilischoten, Pfeffer, Reiswein, Knoblauch, Sesamöl, Zucker, Sojasoße. Nach dem Auswaschen des Wok kann die Zubereitung des nächsten Gangs gestartet werden, der 1. Gang wird solange im Backofen warm gehalten.

Mehlspeisen und Nudeln

Brot spielt im traditionellen China keine große Rolle. Auch Kartoffeln sind kein Grundnahrungsmittel wie bei uns, sondern werden irgendwo zwischen Obst und Gemüse angesiedelt. Kartoffeln dienen oft als Grundlage für Süßspeisen.

Das Land der Mehlspeisen

China ist das Land der Mehlspeisen. Es heißt, der große Weltreisende Marco Polo habe die Nudeln im 13. Jahrhundert aus China mit nach Italien gebracht. In China gibt es Nudeln aus Reis- und Weizenmehl, verschiedene Formen von Maultaschen oder Ravioli, Dampfnudeln – also in Wasserdampf gegarte Hefeteigbrötchen mit und ohne Füllung – Fleisch, Gemüse oder auch Früchte in Eierteig usw. Bei den Frühlingsrollen (◻ Abb. 18.2) wird die fleischhaltige oder vegetarische Füllung in einseitig gebackene Pfannküchlein eingerollt und anschließend in heißem Öl frittiert.

Chinesische Ravioli (Jiaozi)

Nudelteig für 50–60 Stück: 500 g Mehl mit ca. 1/4 l lauwarmem Wasser mischen und kneten, bis ein glatter Teig entsteht. Mit einem feuchten Tuch zugedeckt 1 h stehen lassen.

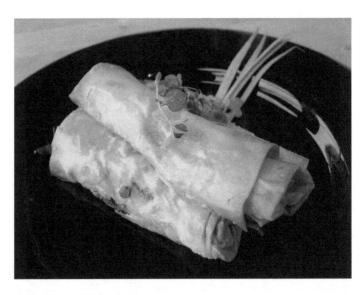

◻ **Abb. 18.2**   Frühlingsrollen

18

Füllung: 350 g mageres Schweinehackfleisch, eine Lauch-
stange, ein walnussgroßes Stück frischer Ingwer, Salz, 1 EL
Sojasoße, 1 EL Reiswein, 1 TL Sesamöl. Lauch und Ingwer fein
hacken, mit den Gewürzen, dem Fleisch und etwas Wasser innig
durchmischen und kalt stellen.

Aus dem Teig Rollen von knapp 3 cm Durchmesser formen,
in Scheiben schneiden, die Scheiben zu sehr dünnen runden
Teigplättchen ausrollen, darauf 1 TL der Füllung geben, die beiden Hälften aufeinander klappen und die Ränder fest gegen-
einanderdrücken, sodass halbmondförmige gefüllte Taschen
entstehen.

3–4 l Wasser zum Kochen bringen, die Jiaozi hineingeben,
aufkochen lassen, 1/2 Tasse Wasser zugießen, wieder aufkochen
lassen, das ganze 2- bis 3-mal wiederholen, bis die Jiaozi an die
Oberfläche steigen.

Zum Essen werden die Jiaozi mit den Stäbchen in eine Soße aus
Essig, Sojasoße, Knoblauch und Tabasco getaucht (◘ Abb. 18.3).

Bei der Füllung sind der Phantasie des Kochs keine Grenzen   Tausend Möglichkeiten
gesetzt, alle Fleischarten sind möglich, sogar Fisch oder Meeres-   bei der Füllung
früchte. Auch wer rein vegetarische Füllungen liebt, kann auf
seine Kosten kommen: Pilze, Glasnudeln, Bohnenpaste, Zwiebeln
und Paprika. Zur Geschmackssteigerung lohnt es sich manchmal, die Füllung leicht anzuschmoren.

Suppen

Die chinesischen Suppen sind fast immer klare Suppen mit   Knochenbrühen stärken
Einlagen. Der flüssige Anteil soll seine wässrige Beschaffen-   die Basisvitalität
heit behalten; die Suppe wird also nicht angedickt und die

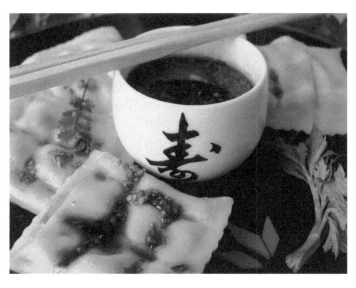

◘ **Abb. 18.3** Jiaozi – eine Art von Ravioli

Suppenzutaten werden nie so lange gekocht, dass sie zerfallen. Wird eine Fleischsuppe zubereitet, versucht der Koch, beim Metzger eine Anzahl Knochen mitzukaufen, die stundenlang ausgekocht werden und die Grundlage der Suppe abgeben. Die Knochen stärken das Nieren-Qi, also die Basisvitalität. Die kräftigende Wirkung der Suppe geht also mehr in die Tiefe, sie fördert die Bildung von Energie*reserven* und das Durchhaltevermögen.

Die übliche Zubereitung einer Fleisch-Gemüse-Suppe geht folgendermaßen vonstatten: Geflügel oder Suppenfleisch von Rind oder Schwein wird zusammen mit den Knochen 1–2 h gekocht, Knochen und Fleischstücke werden aus dem Topf genommen, das flüssige Fett wird abgeschöpft, das Fleisch wird von Knochen und anhängendem Fett und Haut abgelöst und in kleine Stücke zerteilt. In die so erhaltene klare Brühe wird das mundgerecht zerschnittene Gemüse gegeben und solange gekocht, bis es weich ist, ohne zu zerfallen. Fleischstücke folgen etwas später, Salz und Gewürze am Schluss.

In China wird die Suppe meist nicht zu Beginn des Menüs gereicht, sondern zwischendrin, an bestimmten Wendepunkten der kulinarischen Reise und gern am Schluss. Dann meist als süße oder süßsaure Suppe.

18.1.5   Das Menü

Reis gehört zum Menü
wie bei uns das Brot

Das Essen beginnt in China meist mit einem Vorspeisenteller, dann werden die verschiedenen Gänge – etwa im Wok bereitete Gemüse-Fleisch-Kombinationen – gereicht. Zum Schluss, manchmal auch zwischendurch, gibt es die Suppe und bei Bedarf das Dessert. Der Reis wird in einer extra Schale gereicht, er wird zu den übrigen Speisen genommen, wie bei uns Brot oder Kartoffeln. Dabei isst man ihn entweder pur, sodass sich die Speisen erst im Magen vermischen, oder man vermischt ihn mit der Soße oder dem anderen Gemüse, so wie man bei uns Brot eintunkt. Jeder entscheidet selber, was er mit dem Reis macht. Es herrscht in der Regel ein sehr ungezwungener Geist an chinesischen Tafeln.

Der Reis hat eine 3fache Aufgabe. Er liefert, gerade bei knappem Geldbeutel, die nötige Masse, um satt zu werden. Bei reichen Leuten heißt es, wird kein Reis serviert. Zweitens unterstützt er durch seinen neutralen und sanften Charakter den Eigengeschmack der anderen Speisen und nimmt die Soße auf. Am erstaunlichsten ist die 3. Wirkung des Reises. Er schafft Platz im Magen. Wer einmal zu einem dieser üppigen Festmähler eingeladen war, mit denen die Chinesen ihre Freunde aus dem Westen zu bewirten pflegen, kennt die Situation: Gang auf Gang wird aufgetragen und dem Gast auf den Teller gelegt. Schließlich ist es

18

so weit: Nichts geht mehr, der Magen ist wie zugeschnürt. Wenn jetzt der Gast erschöpft seine Stäbchen weglegt, fordern ihn die Gastgeber lachend auf, doch Reis zu essen, damit wieder Platz im Magen entsteht. Und tatsächlich, mit den ersten Stäbchen voll Reis, die man sich in den Mund schiebt, verschwindet das Völlegefühl, der Magen ist für die Reize des nächsten Gangs wieder ansprechbar.

Reis hilft
den Armen den Magen zu füllen, den Reichen erleichtert er die Völlerei.

18.1.6 Das Essen mit den Stäbchen

Zur Esskultur tragen auch die Stäbchen bei. Sie sind nur dazu da, die Speisen in den Mund zu führen, ähnlich wie mit den bloßen Fingern. Das Aufspießen und Zerschneiden mit Messer und Gabel nimmt sich dagegen fast kriegerisch aus. Natürlich muss sich die Küche auf diese Esswerkzeuge einstellen. Die meisten Speisen werden schon vor dem Garen in kleine, mundgerechte Stücke zerschnitten. Das erspart an der Tafel den Gebrauch des Messers und hat noch weitere Vorteile: Wert-erhaltende, kurze Garzeiten wie beim Garen im Wok sind möglich, die Suppengemüse werden vor dem Zerfallen bewahrt. Der Koch gewinnt durch seine langwierige Kochvorbereitung des Reinigens und Zerkleinerns noch etwas weiteres: Der Gast erhält immer frisch zubereitete und individuell zusammengestellte Wokmenüs. Außerdem, und dieser Faktor ist bei einem brennstoffarmen Land wie China nicht zu unterschätzen, sind kurze Garzeiten energiesparend.

Beim Essen selber braucht es eine gewisse Fingerfertigkeit. Diese Beweglichkeit der Hände beim Essen erfrischt den Geist und erschwert das gedankenlose Reinschaufeln der Speisen.

Für Stäbchen wird anders gekocht als für Messer und Gabel

18.1.7 Nachtisch

Der bemerkenswerte Reichtum, den die chinesische Küche bei Vorspeisen, Suppen und Hauptmenüs entfaltet, setzt sich bei der Gestaltung des Desserts fort. Man findet raffinierte Süßspeisen auf Getreidebasis, in Eierteig umhüllte und in Fett gebackene Früchte, Gebäck. Was gänzlich fehlt, sind Sahnedesserts und ähnliches. Ein Grund hierfür mag in der unterschiedlichen Rolle der Milch und ihrer Produkte liegen, die wir bei den beiden Kulturen feststellen können. Unsere Nachspeisen leben geradezu von Milch, Sahne, Crème fraiche usw. In China dagegen sind Milchprodukte verpönt. Mit Käse überbackenes Gemüse ruft Ekel

Milchprodukte sind verpönt

hervor. Die Gründe hierfür sind zu einem Teil in der Kulturgeschichte zu suchen. Die intensive Landwirtschaft in den dicht besiedelten Regionen Chinas hat das Aufkommen einer Weidewirtschaft verhindert. Zumal, wie wir wissen, tierische Produkte nur einen Bruchteil des Flächenertrags ermöglichen wie pflanzliche Nahrungsmittel.

Außerdem ist im Fernen Osten die Überempfindlichkeit gegen Milchzucker, die sog. Laktoseintoleranz, sehr verbreitet. Diese physiologische Besonderheit vieler Asiaten besteht darin, dass aufgrund eines ererbten Fermentmangels Milchzucker nicht verdaut wird. Nach Milchgenuss kann es deshalb zu schweren Verdauungsstörungen kommen.

Milcheiweiß trägt zur Verschlackung bei

Noch andere gesundheitliche Gründe spielen eine Rolle bei der Milchabstinenz der chinesischen Küche: Die Chinesische Medizin hat Vorbehalte gegen den dauernden und reichlichen Genuss von Milcheiweißprodukten wie Milch, Käse, Quark. Milcheiweiß, heißt es, führt zur Entstehung von kaltem Schleim, was die Ausbildung von Schlackendeponien in verschiedenen Körperbereichen mit sich bringt und – wie wir bei der Besprechung der Schleimproblematik gesehen haben – neben verschiedenerlei Verschlackungskrankheiten letztlich auch zum Krebs führen kann. Wenn wir aus unserer Dessertküche alle Milchprodukte verbannen würden, würden gerade noch die Götterspeise übrig bleiben (Grundlage: tierisches Eiweiß in Form von Gelatine) und die Fruchtkaltschale.

Fruchtkaltdesserts spielen auch in China in den Sommermonaten eine große Rolle. Hier hat die chinesische Küche mit einer besonderen Delikatesse aufzuwarten: dem Pilz Yin Er (Silberne Wolkenohren). Er nimmt beim Zerkochen eine gelatineartige Konsistenz an und verleiht, durch seinen kühlenden Einfluss auf den Stoffwechsel, den Fruchtkaltschalen an heißen Sommertagen eine besonders wohltuende Wirkung. Aber Vorsicht. Die kühlende Wirkung der Wolkenohren kann auch unangenehme Beschwerden hervorrufen.

Ein Freund hatte von einer Chinareise einen ganzen Sack dieser Pilze mitgebracht und seiner Frau erklärt, wozu diese Köstlichkeit zu gebrauchen ist. Leider schmeckte ihm die Zhejiang-Fruchtkaltschale, die seine Frau an einem heißen Sommertag bereitet hatte, zu gut. Er beschränkte sich nicht auf den Genuss eines Tellers, sondern verschlang in seiner Gier nach Kühlung 4 Portionen. Nach ca. 3 h wurde er von fürchterlichen, schneidenden Bauchschmerzen überrascht, die sich erst nach einer spontanen, gründlichen Darmreinigung besserten. Da er sonst über einen echten Pferdemagen verfügt, konnte er sich diesen »Unfall« nicht erklären. Erst am nächsten Tag fand er die Erklärung: Dieser schneidende Bauchschmerz ist typisch für eine Kälteblockade in den Eingeweiden und auch der Durchfall ist eine Folge der inneren Abkühlung.

18.2 Diätetik

Von der chinesischen Küche ist es ein kleiner Schritt zur chinesischen Diätetik. Die Lebensmittel können nämlich, wie unser letztes Beispiel zeigt, in ähnlicher Weise zur Beeinflussung unseres Befindens eingesetzt werden wie die Arzneimittel. Dies ist deshalb möglich, weil sich die Wirkungen der Lebensmittel in der gleichen Art beschreiben lassen, wie die der chinesischen Arzneimittel. Der »Gemüsesteckbrief« der Diätlehre ist genauso aufgebaut wie der oben beschriebene Arzneisteckbrief. Die einzelnen Lebensmittel werden also nach Temperaturverhalten, Geschmack und der mit dieser Geschmacksqualität verbundenen Wirkung charakterisiert. Es wird angegeben, ob sie das Qi anheben, absenken, verteilen oder zurückhalten und welche »Organe« über die beschriebenen Wirkungen erreicht und beeinflusst werden.

> Die Wirkung der Lebensmittel nach dem Muster der Wirkung der Arzneien

Ebenso wie bei den Arzneimitteln sind damit auch bei den Lebensmitteln automatisch die »Nebenwirkungen« oder besser: unerwünschten Wirkungen beschrieben, die ja nichts anderes sind, als die ins Beschwerliche oder ins Krankhafte hinein gesteigerten Hauptwirkungen. In unserem Beispiel etwa waren die Wolkenohren, gemessen an dem, was es bei dem Freund zu kühlen gab, eindeutig zu hoch dosiert. Irgendwann überforderte der Kälteeinbruch in seinem Bauch die eigenen erwärmenden Kräfte und es kam zu den beschriebenen Kältesymptomen.

18.2.1 Fragen zur Übertragbarkeit der chinesische Diätlehre

Über das Thema chinesische Diätetik sind hier im Westen in den letzten Jahren sachkundige und umfangreiche Bücher erschienen, in denen die wichtigsten Lebensmittel und Gewürze mit ihren Wirkungen auf den Organismus beschrieben sind. Der Schluss liegt nahe, dass auch der Laie jetzt mit diesen Kenntnissen endlich den Schlüssel zur Therapie in der Hand hat; und diese »Heilmittel« muss man nicht mühsam über die Apotheke besorgen, sondern kauft sie einfach im Supermarkt.

> Heilmittel aus dem Supermarkt?

Solchen Erwartungen müssen leider einige kleine Dämpfer aufgesetzt werden. Es fehlt dem Westen ganz einfach an Erfahrung mit der medizinischen Verwendung der Nahrungsmittel. Die deutschsprachigen Lehrbücher sind ja samt und sonders Zusammenfassungen der chinesischen Diätbücher, und ob deren Aussagen einfach auf unsere Verhältnisse übertragbar sind, muss bezweifelt werden. Auch die Diätetik bedarf, wie die chinesische Arzneitherapie, einer intensiven Entwicklungsarbeit zur Anpassung an europäische Gegebenheiten und Problemlagen,

Die medizinische Wirkung von Nahrungsmitteln hängt auch von Produktion und Zubereitung ab

bevor sie mit ungefährlichen und daher ratgeberfähigen Empfehlungen aufwarten kann.

Trifft das, was die chinesischen Bücher über den Weizen sagen, auch für unser Frühstücksbrötchen zu? Immerhin gibt es noch zahlreiche andere Weizenarten, von denen der italienische Hartweizen bei uns am bekanntesten ist. Er wird meist für die Nudelherstellung verwendet. Eine Veränderung im Wirkcharakter bedingt sicher auch der Ausmahlungsgrad. Jedenfalls wird dem Weizenmehl eine andere Wirkung zugeschrieben als dem ganzen Korn. Eine weitere Unsicherheit, was die medizinische Wirkung betrifft, ergibt sich durch unterschiedliche Zubereitungsarten des Weizens. Ganz allgemein kann man sagen, dass durch erwärmendes Garen wie Kochen, Braten, Backen auch die wärmende Wirkung der Nahrungsmittel zunimmt. Durch Rösten wird zusätzlich die das Yin befestigende nachhaltige Aufbauwirkung der Speisen gefördert. Wir müssen also, wenn wir über den Weizen sprechen, zwischen Weißbrot und Vollkornbrot, zwischen der Kruste und dem weichen Inneren unterscheiden.

Diätetik für Kranke?

Das größte Problem, auf das der Laie stößt, der Lebensmittel nach Prinzipien der TCM zur Behandlung von Krankheiten einsetzen will, liegt in den Abgründen der chinesischen Diagnostik verborgen. Um ein einfaches Beispiel zu nennen: Es ist gar nicht immer so leicht, zwischen einem Wärme- und einem Kältezustand zu unterscheiden.

Ein trockener Husten braucht je nach Fall kühlende oder wärmende Speisen

Bei trockenem Husten scheint auf den ersten Blick ein Hitze- oder Trockenheitszustand vorzuliegen. Es werden daher oft befeuchtende und kühlende Speisen empfohlen. Nun zeigt eine etwas gründlicher durchgeführte chinesische Diagnostik in solchen Fällen häufig, dass eine Kältestörung vorliegt, was sich durch die Wirksamkeit erwärmender Rezepturen leicht bestätigen lässt. Befolgt der Patient jetzt aber für einen längeren Zeitraum die kühlend-befeuchtende Diätempfehlung, dann drohen ihm 2 Gefahren: Der Husten wird nicht gebessert, oder aber, was noch schlimmer ist, der Husten verschwindet zwar, aber der kalte Schleim durchbricht das immunologische »Haltenetz« der Lunge und sinkt nach unten. Dies kann auf Dauer zu Bandscheibenleiden, Knieschmerzen oder Unterleibserkrankungen führen. (s. auch ▶ Kap. 17, Krankheiten, Atemwegsinfekte, und ▶ Kap. 15, Arzneitherapie)

18

Mangel und Überfluss

Eine Überflussgesellschaft braucht eine andere Diätlehre als eine Mangelgesellschaft

Es gibt noch weitere Überlegungen, die uns zögern lassen, die chinesische Ernährungslehre unbesehen zu übernehmen. Der Westen hat die Ernährungsprobleme einer Überflussgesellschaft, in einem Ausmaß, das den alten chinesischen Diätlehrern unbekannt war. Der Westen wiederum hat sich – in seinen eigenen naturheilkundlichen Traditionen – seit Generationen mit diesem unserem Ernährungsproblem auseinandergesetzt. Die Probleme sind bekannt: Wir essen zu viel, zu hastig, zur Unzeit und haben verlernt, richtig zu schmecken, was wir essen. Unser Gebrauch von Zucker, Fleisch und Milchprodukten übersteigt jedes vernünftige Maß. Unsere Speisen sind zu lange gekocht, chemisch denaturiert, durch Aromastoffe, Geschmacksverstärker, Süßstoffe, Sahneimitationen und anderes in einer Weise verändert, dass Zunge und Nase gar nicht mehr erkennen können, was gut und was schlecht für unseren Stoffwechsel ist. Wir sind deshalb immer mehr darauf angewiesen, uns an Ernährungssystemen und -theorien zu orientieren.

Wir haben guten Grund, uns erst einmal in unseren eigenen Traditionen nach Alternativen umzusehen. Dann kann auch die Chinesische Medizin durchaus ihren Beitrag leisten. Sie hilft uns, manche Probleme klarer zu erkennen; sie hilft uns auch, die psychosomatischen Aspekte der Fehlernährung besser zu verstehen.

Die chinesische Ernährungslehre
kann uns auch zeigen, dass die uralte Forderung der Gesundheitslehrer nach Mäßigung im Essen den Genuss nicht ausschließt. Nur ein zufriedener Magen schenkt uns Gesundheit.

18.2.2 Ernährungsratschläge aus der Praxis

Im folgenden Abschnitt werden die wichtigsten Themen angeschnitten, die ich als Arzt in der täglichen Ernährungsberatung mit meinen Patienten erörtere. Hier zeigt sich sehr schön, wie westliche Erfahrungen mit chinesischen Weisheiten zusammenwirken können.

Weniger essen

Hunger ist der beste Koch. Viele moderne Krankheiten sind darin begründet, dass wir zuviel essen. Zuckerkrankheit, Arterienverkalkung, Bluthochdruck, Immunstörungen bis hin zur Allergie, zum Rheuma, zu den chronischen Entzündungen, und auch die Krebserkrankungen werden verursacht oder zumindest begünstigt dadurch, dass die Menschen der »Überflussgesellschaft« verlernt haben, bedarfsgerecht zu essen. Viele dieser Krankheiten waren in den Notzeiten unserer Vergangenheit unbekannt oder doch wesentlich weniger verbreitet.

In Notzeiten verschwinden viele Krankheiten

Aus dem Blickwinkel der Chinesischen Medizin geht es hier um die Überlastung des Funktionskreises Milz-Magen, auch

»Mitte« genannt. Wie bei der Besprechung der chinesischen Organe bereits ausgeführt, müssen die Stoffe und Informationen, die der Organismus aufnehmen und verarbeiten soll, 2 Filterinstanzen passieren. Das eine ist die Appetit- und Geschmacksfunktion des Magens, die mir sagt, wie viel »Nahrung« mein Organismus braucht und wie diese Nahrung beschaffen sein muss. Diese Funktion ist bei sehr vielen Menschen in unserem Kulturkreis hochgradig gestört. Wir essen aus Frustration, aus Sucht, um Spannungen wegzudrücken; wir ziehen uns einen Fernsehfilm nach dem anderen rein, um uns abzulenken. Wir benutzen das Essen als soziales Schmiermittel, weil es in der Tat das Gemeinschaftsgefühl fördert. Wir »würzen« das Essen durch Mengen von Alkohol, wodurch die Dämme der Mäßigung gänzlich zerbrechen. Der Wohlstand macht es möglich. An dieser Stelle muss eine Art Konstruktionsfehler der Lebewesen konstatiert werden: sie kommen mit dem Mangel viel besser zurecht als mit dem andauernden Überfluss.

Unkontrollierte Zufuhr an Nahrung, Reizen, Informationen erstickt die Vitalität

Diese übersteigerte Zufuhr an Nahrung, Reizen, Informationen überfordert die 2. Filterinstanz, die Milz. Deren Aufgabe ist es, das Aufgenommene zu klären, sie muss, heißt es, »die klaren von den trüben Energien trennen«. Das Trübe wird ausgeschieden, das Klare wird aufgehoben und dem Organismus als Vitalenergie oder Substanz zugeführt. Wenn die Milz überfordert ist, sammelt sich Ungeklärtes, Unerledigtes an, chinesisch Feuchtigkeit und Schleim. Wir würden sagen: Schlacken. Das sind Substanzen, die alle Lebensvorgänge und nicht zuletzt auch die austauschende und reinigende Funktion der Milz selbst beeinträchtigen. Aus dieser ungeklärten Mischung von Gutem und Schlechtem werden schließlich, wenn wir sie von Jahr zu Jahr mitgeschleppt haben, die »Altlasten«, die unsere Vitalität erdrücken. Die einfachste Maßnahme zur Entlastung und Stärkung der Milz ist: die Zufuhr drosseln.

Zucker und tierische Eiweiße

Zucker und tierische Produkte erzeugen, im Übermaß genossen, besonders belastende und aggressive Ansammlungen von Feuchtigkeit-Schleim.

Milcheiweiß führt leicht zur immunologischen Belastung

Zucker und Süßwaren führen u.a. zu einer Störung der Darmflora, was die entgiftenden und immunologischen Funktionen des Dickdarms beeinträchtigt. Tierische Eiweiße belasten direkt das Immunsystem. Das gilt auch für Milch und Milchprodukte. So wertvoll Milcheiweiß, das v. a. in Milch, Käse und Quark enthalten ist, als Aufbaustoff für Kleinkinder und ausgezehrte Menschen sein kann, so sehr fördert es bei Menschen, die eher überernährt sind und eine chronische Feuchtigkeitsbelastung haben, die Bildung und Ansammlung von innerem Schleim. Diese Doppelgesichtigkeit des Milcheiweißes, wertvolle Nahrung

18

für Hungernde und immunologische Belastung für Menschen mit einer überlasteten Milz zu sein, ist viel zu wenig bekannt. Es muss immer wieder betont werden, dass Hochkulturen wie die japanische oder die chinesische weitgehend ohne Milch auskommen. Von entsprechenden Mangelerscheinungen ist bisher nichts bekannt geworden. Unsere chinesischen Gastärzte sind immer wieder erstaunt über die Mengen an Milcheiweißprodukten, die von uns im Westen regelmäßig konsumiert werden.

Was hier für die immunologische Belastung durch Milch gesagt wurde, betrifft nur das Milcheiweiß, nicht aber das Milchfett, also Sahne und Butter. Milchfett muss natürlich als Kalorienträger berücksichtigt, und außerdem von Menschen mit stark überhöhtem Cholesterinspiegel gemieden werden, ist ansonsten aber als gesundheitlich unbedenklich einzustufen.

Auch wer bewusst auf Fleisch verzichtet, sollte nicht den Fehler machen, übermäßig viel Milchprodukte zu sich zu nehmen. Vollwertgetreide und ein abwechslungsreicher Gemüsekonsum sind ausreichend, um den Eiweißbedarf des Menschen zu decken.

Gerade was den übermäßigen Genuss von tierischen Eiweißen betrifft, beobachten wir immer wieder ein seltsames Missverständnis: Einerseits lassen sich die Eiweißesser von den Ernährungsgepflogenheiten unserer Vorfahren leiten, andererseits haben sie es sich aber abgewöhnt, bei Wind und Wetter das Feld umzupflügen oder mit Pfeil und Bogen dem Auerochsen nachzustellen. Stattdessen sitzen sie den ganzen Tag in zentralgeheizten Räumen an irgendwelchen Schreibtischen herum.

Wer sich gesund ernähren will, ohne einem strengen Vegetarismus anzuhängen, sollte dem Fleisch, aber auch den veredelten Milchprodukten, die Rolle zuweisen, die diesen Speisen gebührt. Sie gehören nicht zur Grundausstattung des täglichen Mahls. Als Ausnahmen zu bestimmten Anlässen bekommen sie uns mehr. Sie können ein Festmahl krönen oder bei Kranken, die erschöpft sind oder unter Magenschwäche leiden, die Vitalitätszufuhr steigern. Die wunderbar wärmende und den Stoffwechsel anregende Wirkung des Fleisches und der Fleischbrühe lässt sich am wirkungsvollsten einsetzen, wenn der Organismus nicht durch täglichen Fleischkonsum verschlackt, überhitzt und abgestumpft ist.

Zurückhaltung beim Fleischkonsum

Gemüse, Obst, Salate

Gemüse sollte zusammen mit Getreide die Basis der Ernährung sein. Nur eine Kochkultur, bei der sich alles ums Fleisch dreht – »Fleisch mit Beilagen« steht bei uns im Westen auf Rezepten und Menüs – ist imstande, Gemüse so lange zu kochen, bis es nicht mehr wiederzuerkennen ist. Die chinesische Küche mit ihren kurzen Garzeiten kann hier wertvolle Anregungen bieten.

Wer einmal den Wert des Gemüses als Grundpfeiler unserer Ernährung erkannt hat, tut gut daran, nur qualitativ hochwertiges Gemüse zu verwenden. Dafür spricht neben dem gesundheitlichen Wert von maßvoll gedüngten und nicht chemisch behandelten Feldfrüchten noch ein weiterer Grund. Biogemüse schmeckt in der Regel besser und bringt ein gutes Sättigungsgefühl. Man entgeht so der Unzufriedenheit nach dem Essen, dem Gefühl, dass noch etwas fehlt, und Fleisch oder Käse her müssen.

> Biogemüse schmeckt besser und stillt auch spürbar den Hunger

Obst und Salate befriedigen unser Bedürfnis nach Frische und haben deshalb ihre Berechtigung.

Abends nichts essen

Diese ausgesprochen weise Regel der Ernährungsschule von F. X. Mayr bezweckt zweierlei:

- Die Verdauungsorgane arbeiten über Nacht nur im Schongang, was dazu führt, dass die Nahrungsmittel lange im Darm liegen und dort Gärung und Fäulnis hervorrufen. Die Zersetzungsprodukte belasten den Organismus mit pathologischer Feuchtigkeit. Folgen können sein: Verschlimmerung von Schmerzen und Entzündungen, Benommenheit, Blähungen und weitere Störungen von Stoffwechsel und Immunsystem.
- Der Darm als wichtigstes Entgiftungsorgan soll sich über Nacht den Entgiftungsaufgaben widmen und dabei nicht durch Aufnahme- und Verdauungsfunktion gestört werden.

Wenig Mahlzeiten

> Magen und Darm brauchen den Wechsel von Leere und Fülle

Wenn keine Erkrankung vorliegt, die ein häufiges Einnehmen kleiner Mahlzeiten erfordert, wie z.B. Zuckerkrankheit, sollte man sich auf möglichst wenige Mahlzeiten beschränken. Es hat sich gezeigt, dass es für die Entgiftungsfunktion des Darms wie auch für die Erneuerung der Schleimhäute günstig ist, wenn Magen und Darm immer wieder ganz leer werden. Dies erleichtert auch die Ausbildung eines bedarfsgerechten Appetitverhaltens. Denn ein voller Darm fördert die Entstehung von Hungergefühlen. Jeder Fastenerfahrene kennt diese Regel.

Die chinesische Physiologie beschreibt Hohlorgane wie Magen und Darm als »Durchgangsorgane«. Deren wesentliches Kennzeichen ist, dass sie »mal voll, mal leer« sein können. Dieses Pendeln zwischen Ebbe und Flut erzeugt eine gute Spannung, die vitalisiert. Umgekehrt kann man Vitalität nur gewinnen, wenn man lernt, Spannungen auszuhalten. Das gilt auch für den Hunger.

18

Vor dem Essen ruhen

> Milz und Magen brauchen die entspannte Atmosphäre

Milz und Magen arbeiten am besten, wenn es entspannt und gemütlich zugeht. »Die Milz verlangt nach einer ruhigen, behäbigen Lebensweise« heißt es bei den Klassikern. Nur wenn der Alltagsstress ausgeschaltet ist, fließen die Säfte und funktionieren die inneren Informationssysteme, die dem Magen mitteilen, wie groß der Ernährungsbedarf ist. Wer kann, legt sich vor dem Essen wenigstens 5 min hin und versucht, seinen Kopf leer zu machen, z. B. indem er die Hände auf den Bauch legt und die Stressgedanken ausklingen lässt. Wer sich noch ganz in der Berufshektik des Alltags an den Tisch setzt, um durch das Hineinschaufeln des Mittagsmenüs eine Art Beruhigung zu erreichen, betreibt eine Zwangsabsenkung des Qi. Er vergewaltigt dabei seine Verdauungsorgane und behindert die innere Kommunikation zwischen Milz und Magen, die für einen genuss- und bedarfsorientierten Essvorgang so wichtig sind. Chinesisch gesprochen liegt hier eine Überlagerung der gemütlichen Milz durch die stressige Leber vor.

Leichte Bewegung oder Tätigkeit
nach dem Essen fördert die Verdauungsfunktion. Mit Sicherheit ungesund ist es, mittags so viel zu essen, dass man müde wird und sich hinlegen muss.

Rohkost

In China wird alles gekocht. Ausnahmen bilden zum Dessert gereichte Früchte. Durch Kochen werden die Speisen in ihrer Wirkung warm. Milz und Magen werden in der Chinesischen Medizin als eine Art Ofen oder Kochherd verstanden, dem Wärmezufuhr von außen gut tut und der durch dauernde Zuführung von kalten Speisen oder Getränken geschädigt wird. Das regelmäßige Trinken von kühlschrankkalten Getränken gilt als todsicheres Mittel, um sich einen dauerhaften Kälteschaden des Magens zuzuziehen. Menschen, die sich überwiegend von Rohkost ernähren, leiden oft an innerer Hitze. Durch diese Ernährungsweise werden Hitzeerkrankungen zwar gelindert, aber nicht geheilt. Denn die andauernde Kühlung geht zu Lasten der Ausgleichsfunktion von Milz und Magen.

Rohkost ist nur bedingt zu empfehlen

Um ein abschließendes Urteil über das Pro und Contra der Rohkost abgeben zu können, sollten überzeugte Rohköstler Folgendes beherzigen. Die Menschen sind verschieden. Hören Sie auf Ihren Magen, ob Ihnen Rohkost wie auch rohes, geschrotetes Getreide bekommt. Wenn Sie unter dauernden Blähungen, dünnen Stühlen, starker Müdigkeit nach dem Essen, Frostigkeit leiden, oder wenn Ihnen das Essen einfach nicht schmeckt, sollten Sie Ihr Rohkostkonzept überprüfen.

Das Frühstück

Wer sich angewöhnt hat, abends nur kärglich zu essen, wird mit der Zeit morgens einen gesegneten Appetit entwickeln. Diesem Appetit sollte er Folge leisten. Die chinesische Medizin empfiehlt,

Die Chinesische Medizin empfiehlt eine warme Speise zum Frühstück

zum Frühstück etwas Warmes zu essen. Eine Suppe oder einen Brei. Dieser Grundstock der Ernährung, für den alle unsere Getreide zur Verfügung stehen, wird nur mit Wasser ohne Salz gekocht. Hirse sollte vor dem Kochen gründlich mit heißem Wasser gewaschen werden, damit sie besser schmeckt. Das Kochen nur mit Wasser hat unter anderem den Vorteil, dass der Brei – auch der von Haferflocken – nicht so leicht anbrennt. Die Hirse sollte, ähnlich wie Reis, mit gerade so viel Wasser gekocht werden, dass die Körner durchgegart sind, aber trocken und locker bleiben.

Zutaten, nach Belieben süß oder salzig, Gewürze, Obst, Fleisch, eingelegtes Gemüse usw. werden in der Regel erst nach dem Kochen auf dem Teller zugefügt. Bei Bedarf Fettzugabe in Form von Sahne oder Butter oder auch Öl. Wir empfehlen den Hirsebrei, weil er am wenigsten zur Ansammlung von pathologischer Feuchtigkeit führt und in seiner stärkenden Wirkung auch die Niere erfasst. Dies ist für den Aufbau von Knochen und Gelenken günstig und steigert außerdem das allgemeine Durchhaltevermögen. Bei schwer aufschließbarem Getreide (Weizen, Gerste, usw.) empfiehlt es sich, die Getreidekörner am Vorabend schon in Wasser einzuweichen.

18.2.3 Wirkeigenschaften ausgewählter Nahrungsmittel

Wirkung der Getreide

Diese Übersicht ist als Einladung zum Experimentieren gedacht. Suchen Sie sich Ihren Getreidebrei heraus – und lassen Sie die Zunge mitentscheiden! (◘ Tab. 18.1).

◘ Tab. 1 Wirkung der Getreide

Lebensmittel	Temperatur	Geschmack	Organbezug	Sonstiges zur Wirkung
Weizen	Leicht kühl	Süß	Herz, Milz, Niere	Beruhigt
Weizenmehl	Warm	Süß	Milz, Leber	Nährt
Gerste	Leicht kühl	Süß, salzig	Milz, Blase	Bei Verdauungsstillstand, Wasser treibend
Hafer	Neutral	Süß	Milz, Magen	Bei Magenstörungen
Hirse	Kühl	Süß, salzig	Milz, Magen, Niere	Stärkt die Niere, beruhigt, entgiftet
Mais	Neutral	Süß	Magen, Blase	Beruhigt den Magen, treibt Wasser
Reis (geschält)	Warm	Süß, neutral	Milz, Magen, Lunge	Kräftigt den Magen, entgiftet
Buchweizen	Leicht kühl	Süß	Milz, Dickdarm	Entgiftet

Temperaturtabelle

Die folgende Temperaturtabelle einiger wichtiger Lebensmittel gibt Ihnen Hinweise, wie Sie sich, bei aller gebotenen
Vorsicht, gemäß Ihrer eigenen Wärmeverfassung und in
Übereinstimmung mit der Jahreszeit ein entsprechendes Menü
zusammenstellen können (◘ Tab. 18.2).

◘ Tab. 2 Temperaturtabelle

Kalt oder kühl	Neutral	Heiß oder warm
Algen	Erbse	Walnuss
Bambussprosse	Mandel	Lauch
Chinakohl	Haselnuss	Zwiebel
Aubergine	Karotte	Ingwer
Rettich	Weißkohl	Aprikose
Tomate	Kartoffel	Pfirsich
Sellerie	Pflaume	Kirsche
Spinat	Feige	Knoblauch
Salat	Weintraube	Chili
Gurke	Eier	Koriander
Banane	Gans	Fenchel
Zitrone	Schwein	Alkohol
Ananas	Tintenfisch	Kaffee
Orange	Hering	Schwarzer Tee
Birne	Karpfen	Honig
Melone	Milch	Zucker
Zucchini	–	Muskat
Kiwi	–	Kardamom
Salz	–	Nelken
Sojasoße	–	Zimt
Butter	–	Pfeffer
Grüner Tee	–	Huhn
Ente	–	Rind
Krebse	–	Schaf
–	–	Hirsch
–	–	Sardelle

Die großen Ernährungslehrer des Westens
haben seit jeher darauf bestanden, dass man Nahrungsmittel nicht nur als Träger von Kalorien und einer Handvoll chemischer Verbindungen betrachten darf. Die chinesische Diätetik bietet die Chance, diese westlichen Ernährungslehren durch eine neue Sichtweise zu bereichern, indem sie eine direkte Verbindung zwischen dem Nahrungsmittel und dem menschlichen Organismus herstellt: Die wärmenden und kühlenden, trocknenden und befeuchtenden, aufweckenden und beruhigenden Funktionen im Menschen haben ihre Entsprechung in ebensolchen Qualitäten der Nahrungsmittel.

Diese Nahrungsqualitäten im Einzelnen zu beschreiben und dabei die Produkte auf unserem eigenen Küchenzettel unter die Lupe zu nehmen, bleibt eine Forschungsaufgabe für die Ernährungswissenschaft des Westens.

18

Aus der ärztlichen Praxis

Inhaltsverzeichnis

Krankheiten

© Springer-Verlag GmbH Deutschland, ein Teil von Springer Nature 2019
C. Schmincke, *Chinesische Medizin für die westliche Welt*,
https://doi.org/10.1007/978-3-662-59040-9_19

Dieses Kapitel beruht auf Erfahrungen, die von deutschen TCM-Ärzten mit deutschen Patienten gemacht wurden. Es soll in erster Linie denen eine Orientierungshilfe geben, die sich über Behandlungsmöglichkeiten bei bestimmten Erkrankungen informieren wollen. Darüber hinaus gibt es Hinweise zur Selbstbehandlung.

> **Es ist dafür Sorge zu tragen, dass bei schweren Krankheiten professionelle Hilfe in Anspruch genommen wird. Insbesondere sollten neu aufgetretene oder aus anderen Gründen Besorgnis erregende Symptome diagnostisch abgeklärt werden.**

Das Verständnis dieses Kapitels stellt hohe Ansprüche an den Leser. Die Lektüre setzt die Kenntnis der vorangegangenen Kapitel des Buches voraus. Hilfreich mag das Register sein, das über Querverweise Themenverbindungen herstellt, oder das Glossar, das die wichtigsten vorkommenden Begriffe erläutert. Wer noch mehr in die Tiefe gehen will, sei auf unsere Homepage (▶ www.tcmklinik.de) verwiesen.

Unsere Darstellung häufiger Krankheiten folgt einem einheitlichen Schema:

- Zunächst wird – wo das nötig erscheint – eine kurze *Krankheitsdefinition* unter Nennung der Hauptsymptome gegeben.
- Sodann wird die *Krankheit* und ihre Entstehung *aus Sicht der TCM* beschrieben.
- Abschließend werden in der Praxis bewährte *Behandlungsmöglichkeiten* angegeben.

Bei den Behandlungsmöglichkeiten haben wir uns im Wesentlichen auf die Arzneitherapie, auf Akupunktur/Akupressur und Moxibustion beschränkt. Akupressur und Moxibustion eignen sich auch für die Selbstbehandlung, desgleichen die von Fall zu Fall gegebenen Ratschläge aus dem Bereich der westlichen Naturheilkunde.

Die Darstellungen der einzelnen Krankheitsbilder sind von unterschiedlicher Länge. Dies möge nicht als Wertung verstanden werden, weder im Hinblick auf Häufigkeit oder Schwere einer Erkrankung, noch, was ihre Behandlungschancen betrifft. Vielmehr lag es nahe, einzelne Krankheiten als Beispiel zu verwenden, um an ihnen Zusammenhänge von grundsätzlicher Bedeutung zu klären.

19.1 AD(H)S

Diese inzwischen von der Schulmedizin als neuropsychiatrische Erkrankung kodifizierte Verhaltensauffälligkeit von Kindern zeigt folgende Symptome: Mangel an Aufmerksamkeit und Konzentrationsfähigkeit, Neigung zu Tagträumereien oder hyperaktivem, impulsivem bis aggressivem Verhalten, oft verbunden mit einem Abfall schulischer Leistungen. Auch bei Erwachsenen wird diese Diagnose zunehmend gestellt. Die Aussage, dass den beschriebenen Verhaltensauffälligkeiten eine medikamentös behebbare Hirnstoffwechselstörung zu Grunde liegt, steht wissenschaftlich auf tönernen Füßen.

■ **Chinesische Beschreibung**

Wir beschränken uns hier auf den immunologischen Aspekt des vielschichtigen Problems. »Das Kind ist ganz Yang«, sagt die chinesische Medizin. Seine unendliche Spielfreude und Anpassungsfähigkeit ermöglicht es ihm zwar, sich in die verschiedensten Gesellschaften einzupassen (sogar in Wolfsfamilien), es hat diesen äußeren Prägekräften aber wenig eigene Struktur (Yin) entgegenzusetzen; diese muss es erst noch ausbilden. Deshalb braucht es einen verlässlichen äußeren Rahmen, der ihm gleichzeitig Halt gibt und Freiraum zum Aufwachsen lässt. Aber während die Verbindung zwischen dem Apfelbäumchen und seinem Stützpfahl einfachen mechanischen Gegebenheiten folgt, vollzieht sich die Entwicklung des Kindes in den sehr komplexen Beziehungsfeldern zwischen Kind und Kinderwelt wie auch zwischen Kind und Erwachsenenwelt. Hier drohen 1000 Gefahren, vieles kann misslingen.

Parallel zu dem Hineinwachsen in seine soziale Mitwelt hat das Yang des Kindes eine zweite Entwicklungs- und Anpassungsarbeit zu leisten: Sein Immunsystem muss die landesüblichen Erreger und Antigene kennenlernen und sich mit ihnen auseinandersetzen. Das geht kaum ohne Krisen und profitiert von gelegentlichen Yang-unterstützten Befreiungsschlägen (Fieber) und anschließenden Reinigungsreaktionen (schleimige Sekretionen). Das vorsorgliche Wegimpfen der zu erwartenden Infekte und das Ausbremsen von Immunreaktionen durch Fiebersenker usw. lässt die im Jahresrhythmus fälligen Immunkonflikte in die Tiefe absinken. Dies bindet die Yang-Kräfte des Kindes und erschwert den Prozess der sozialen Anpassung.

■ **Therapie**
━ Fördern des Yang durch Spiel, Wecken von Eigeninitiative und Neugier in Natur-Erleben, Ergotherapie und Unterricht.
━ Fokussieren des Yang durch Körpertherapien, Ohrakupunktur, Bogenschießen, Unterricht.

19

▬ Stärken des Yang, Befreien des Yang von Altem (Tan), Regulieren des Yang, Freisetzen und Herausarbeiten von versteckten Infekten durch chinesische Arzneirezepturen.

19.2 Akne

Die Akne ist eine Hautkrankheit, die bevorzugt junge Menschen in der Pubertät befällt. Zu unterscheiden sind eine oberflächliche Form, die mehr in Hautunreinheiten und kleinen Eiterpickeln besteht, und eine schwere Form, bis hin zur sog. Acne conglobata, bei der tief ins Unterhautgewebe reichende Entzündungen der Talgdrüsen mit starker Tendenz zur Narbenbildung zu beobachten sind. Betroffen sind bevorzugt Stirn, restliches Gesicht, Rücken, manchmal auch die Brust. Die üblichen Therapien bestehen neben äußerlichen Anwendungen in der Gabe von Antibiotika und – bei Frauen – von Hormonen. Durch beide Therapien wird der Prozess, mit dem wir uns noch beschäftigen müssen, nur »eingefroren«. Nach Absetzen dieser Medikamente kehren die Hauterscheinungen in den meisten Fällen wieder zurück. Die Hormonbehandlung der Akne hat in unseren Augen das zusätzliche Manko, dass die Möglichkeiten einer echten Periodenblutung, die entstauend und blutkühlend wirken kann, genommen werden. Entsprechend klagen die jungen Patientinnen ja auch häufig über Stauungserscheinungen im Unterleib, sie fühlen sich dick und entgleisen dann leicht in ihrem Essverhalten (Neigung zur Bulimie).

▪ **Chinesische Beschreibung**
Hautentzündungen sind grundsätzlich Erkrankungen vom Hitzetyp. Bei den leichteren Formen wird man diese Hitze nur der Qi-Schicht zuschreiben, bei den schwereren, mit großen Eiterknoten verbundenen Formen ist von einer Hitze im Xue auszugehen. Diese Hitzeprozesse suchen sich sozusagen im oberen Körperbereich ein Ventil. Disharmonien im Energie- und Säftebereich können als typisches Entwicklungsproblem des heranwachsenden Menschen begriffen werden. Die Akne lässt sich verstehen als eine im Geweblichen »festgefahrene« Errötungsreaktion. Das Erröten ist Ausdruck sozialer Unsicherheit, nämlich der Schwierigkeit, sich von der Kinderrolle in die Erwachsenenrolle hineinzufinden. »Kinder sind ganz Yang«, heißt es. Die Akne wäre dann sozusagen der eingefrorene Rest von diesem Kinder-Yang.

▪ **Therapie**
Der Gesichtspunkt der Verschlackung spielt demgegenüber eine untergeordnete Rolle. Trotzdem lohnen sich durchaus

auch hier eine Regulierung der Ernährung und eine Beeinflussung der Darmflora etwa mit Hilfe von Hefepräparaten.

Arzneitherapie Bei den oberflächlichen Formen genügen Rezepturen, die auf Beruhigung und Regulierung des Leber-Qi ausgerichtet sind, bei den schweren, zerstörerischen Formen muss die Behandlung gleichzeitig den Säftebereich berücksichtigen und z. B. Qi-Prozessen Kühlung und Befeuchtung zukommen lassen oder die Bluthitze kühlen.

19.3 Allergie

Das Wort Allergie besagt wörtlich »andersartige Reaktionsweise«. Gemeint ist eine im Vergleich zum Gesunden unangemessen heftige Immunreaktion auf stoffliche, manchmal auch physikalische oder auch psychische Reize. Die Immunologie unterscheidet unterschiedliche Allergietypen. Bedrohlich ist die allergische Sofortreaktion, der anaphylaktische Schock, bei der es zum Zuschwellen der Luftwege und zum Kreislaufzusammenbruch kommen kann.

Die Allergie ist eine moderne Krankheit, ihre große Verbreitung und ihre ständige Zunahme sind besorgniserregend. Die Ursachen dafür werden auf der einen Seite in einer stofflichen Überlastung des modernen Menschen durch Nahrungsmittel und Gifte, zum anderen im Dauerstress der modernen Lebenswelt gesehen. Dieser Stress beeinträchtigt die Sortierfunktion der Milz. Die Stoffüberflutung trifft auf ein Immunsystem, das immer weniger lernt, mit Infektbelastungen umzugehen. Naturheilkundler haben seit jeher darauf aufmerksam gemacht, inzwischen wird es von Experten weltweit diskutiert: Die abnehmende Häufigkeit von Kinderkrankheiten und »gesunden« Infekten wie der »Rotznase« ist nachweislich eine Ursache der zunehmenden Allergieanfälligkeit. Die Chancen für eine Behandlung allergischer Erkrankungen mit den Methoden der Chinesischen Medizin sind gut.

- **Chinesische Beschreibung**

Das übertriebene Reagieren auf kleine Anlässe ist ein Wesensmerkmal, dem beim Allergiker nicht nur die Schleimhäute und das Immunsystem, sondern auch das Verhalten unterworfen sind. Reizbare Spannung ist ein Zustand, der in die Pathologie des Leberfunktionskreises eingereiht wird; der dazugehörige Witterungsfaktor ist der Wind. Beim Heuschnupfen etwa produziert der Allergiker als Antwort auf die Pollen einen

Aufstand der Schleimhäute mit Schwellung, Brennen und Juckreiz, während bei dem Gesunden die Pollenkörner von Fresszellen des Blutes unauffällig weggeräumt und ausgeschieden werden. Zur Leber gehört der Frühling. Besonders aggressiv für den Allergiker ist dementsprechend natürlich der Frühlingswind, der die hochaktiven Pollenkörner mit sich herumführt. Es scheint, dass die pflanzlichen Eiweiße in den Pollenkörnern eine wesentlich größere allergische Explosivkraft haben als die Eiweißkörper in den vielen kleinen Samen, die im Herbst durch die Luft fliegen. Aus chinesischer Sicht ist dies plausibel, da zum Holzelement die explodierende Vitalität gehört, während für den Herbst eher das Sammeln und Beruhigen typisch ist. Die Samenkörner sollen ja in der Regel überwintern, während die Pollen die Aufgabe haben, auf dem weiblichen Organ der Blüte, der Narbe, auszutreiben, um dort die sexuelle Verschmelzung herbeizuführen.

Die 2. Wurzel allergischer Reaktionsbereitschaft ist eine Überfrachtung von Bindegewebe und Schleimhäuten mit entzündlichen Schlacken; die Chinesen sprechen hier von Hitzefeuchtigkeit. Die Hitzefeuchtigkeit sorgt für eine dauernde Übererregung der Schleimhautsysteme, eine latente Reizbarkeit. Die zusätzliche Einwirkung von Allergenen führt dann leicht zu einer übersteigerten Immunreaktion.

Unsere Erfahrung zeigt, dass wahrscheinlich bei allen Allergikern vom Hitzefeuchtigkeitstyp eine leichte chronische Darmentzündung besteht. Deshalb ist die Schleimhautbarriere des Darms, die sorgfältig gehütete Grenze zwischen Qi und Xue, durchlässiger als bei Gesunden. Dies führt wiederum dazu, dass immunologisch belastende Eiweißkörper vermehrt ins Lymphsystem gelangen.

Die 3. Ursache für die Allergie ist die Unfähigkeit des Immunsystems, »gesunde Infekte«, wie sie im ▶ Kap. 9 (Witterungsbedingte Krisen) beschrieben wurden, zustande zu bringen. Es hat sich nämlich gezeigt, dass dem Ausbruch einer allergischen Erkrankung oft jahrelang gehäuft Atemwegsinfekte vorausgegangen sind. Der Umgang mit den Infekten ist im Laufe der Zeit immer ineffizienter geworden und hat zu einer dauerhaft entzündlichen Überreizung der Schleimhäute geführt – dem Vorstadium der Allergieentwicklung.

▪ **Therapie**

Bei der Allergie müssen 2 Komponenten auseinandergehalten werden: die Wind- und die Verschlackungskomponente (trübe Hitze).

▪▪ Behandlung der Windkomponente

Die Behandlung der Windkomponente der allergischen Reaktion erfolgt über Akupunktur und chinesische Arzneimittel:

- Wind und Hitze neutralisieren, das Yang absenken, das Leber-Qi in ruhigere Bahnen fließen lassen.
- Bevorzugte Punkte: Bl 1, 2, 4, 10, 11, 13, 64; Di 1, 4, 10, 11, 20; Gb 20, 31, 34, 44; 3 E 1, 5, 6, 17; Lu 7, 9; LG 20; KG 17.
- Bei kalten Füßen: Wärme, Moxa, um das Yang aus dem Kopf nach unten zu führen.
- Weitere Verfahren sind: Qigong-Übungen, entspannende Bewegungstechniken, Atemtherapie, Gruppengymnastik.

▪▪ Behandlung der Verschlackungskomponente

Die Behandlung der Verschlackungskomponente der Allergie zielt auf eine Entlastung und Reinigung des Xue, das ein Sammelbecken für entzündungsfördernde Abfallprodukte aus Abwehr und Stoffwechsel darstellt. Zunächst geht es um Entlastung. Speisen, die besonders zu Hitzefeuchtigkeit führen, sollten gemieden werden. Hierzu zählen insbesondere Milcheiweiß, Zucker und Weißmehl.

▪▪ Arzneitherapie

Arzneitherapeutisch wird mit Rezepturen behandelt, die feuchte Schlacken neutralisieren, Hitze kühlen und die Schlacken zur Ausscheidung bringen.

- Unterstützende Punkte: Lu 1, 9; Ma 36, 40; Mi 3, 6; KG 12.

Auch in der Behandlungsphase, die der *Infektregulierung* dient, sind chinesische Arzneidrogen unverzichtbar. Dieser Teil der Behandlung dauert allerdings länger. Die Beruhigung von Windreaktionen und die Reinigungseffekte sollen sich innerhalb von Minuten (bei Akupunktur) bis allenfalls wenigen Wochen einstellen. Die Infektregulierung dagegen benötigt Monate bis Jahre. Ziel ist die Wiederherstellung einer normalen Immunregulation, was sich in der Fähigkeit zu »gesunden« Infekten dokumentiert. Letzteres gilt, neben dem Abflauen der Allergiesymptomatik, als Kriterium für die Nachhaltigkeit der Therapie.

19.4 Arthrose

Im Verlauf ihres Lebens erkranken in Deutschland ca. 22 % der Bevölkerung an einer Arthrose. Bei den über 65-Jährigen sind etwa 50 % betroffen, Frauen etwas mehr als Männer. Knie und Hüfte führen die Statistik an. Danach kommen Fußgelenke, Handgelenke, Schultern. Es handelt sich also um eine häufige Erkrankung.

19

Symptome sind Schmerzen und Bewegungsbehinderung.

Der orthopädische Begriff »Gelenkverschleiß« gibt die zugrundeliegenden krankhaften Prozesse nur sehr unzureichend wieder.

Wichtigste konventionelle Behandlungen sind Krankengymnastik, Schmerzmittel und der operative Gelenk-Ersatz.

- **Chinesische Beschreibung**

1. *Gestörter Qi-Fluss, muskuläre Dystonie*:
   Spannungsverteilung und Bewegungsfluss in Körperhaltung und muskulärer Aktion sind ungeschmeidig, unökonomisch, der Rhythmus von Spannung und Lösung der Muskulatur ist gestört, was wiederum Mechanik und Ernährung der Gelenkstrukturen beeinträchtigt.
2. *Schlechter Zustand des Xue*:
   Schlechte Trophik, d. h. Versorgung und Entsorgung der Bindegewebe suboptimal durch Ernährungsfehler, Ausscheidungsdefizite (Darmfunktion!!!), Ansammlung ausscheidungspflichtiger Substanzen im Gelenkbereich, die westliche Naturheilkunde spricht von »Übersäuerung«.
3. *»Heteropathie«*:
   Vagabundierende Entzündungen, z. B. aufgrund nicht zu Ende geführter Atemwegsinfekte, setzen sich auf vorgeschädigte Gelenkstrukturen; sie laden quasi ihr Entzündungspotenzial dort ab. Die Orthopädie nennt es »aktivierte Arthrose«.

- **Therapie**

Die chinesisch-naturheilkundliche Behandlung nutzt die Behandlungsspielräume aus, die ausgenutzt werden sollten, bevor ein operativer Gelenkersatz ins Auge gefasst wird. Diese Spielräume sind wesentlich größer, als in der Orthopädie gemeinhin bekannt ist.

- - **1. Muskuläre Dystonie**

Muskuläre Dystonie bedeutet, dass im Spannungsaufbau der Muskulatur ein ungutes Nebeneinander von überspannten und überschlaffen Bereichen besteht. Da helfen weder Entspannungsübungen noch »Muskelkräftigung« allein. Eine Regelung und Normalisierung der Spannungsverteilung gelingt mit intelligenten manuellen Methoden wie Psychotonik, Shiatsu, Tuina, Qi Gong usw. Auch Wickel und Einreibungen können hier unterstützend wirksam sein.

Hier liegt eines der großen Betätigungsfelder der *Akupunktur*: Nahpunkte im Gelenkbereich, ergänzt durch Fernpunkte wie Ma 36, 38 (Schulter), Gb 34, 32, Di 11, 10.

Kurzfristig hilfreich ist auch die *dynamische Akupunktur*: Während der Patient mit der betroffenen Gliedmaße, im Rahmen seiner Möglichkeiten, gymnastische Übungen durchführt, wird ein passender Fernpunkt stimuliert (Ma 38, Di 11, Gb 39).

▪▪ 2. Schlechte Trophik

Aufgrund ihrer mangelhaften Durchblutung werden Gelenkstrukturen vom Organismus gern als »Mülldeponien« benutzt, v. a wenn sie wenig bewegt werden. Hier helfen »schleimumwandelnde« und -ausleitende Rezepturen, die gleichzeitig die Darmfunktion anregen. Die schöne Wirkung von Mayr-Kuren bei Arthrosen zeigt, wie wichtig dieser Weg ist.

▪▪ 3. Zusammenhang mit Atemwegsinfekten

Diagnostisch wegweisend für die Entzündungsthematik ist die Verschlimmerung von Gelenkschmerzen im Zusammenhang mit Atemwegsinfekten. Die Behandlung erfolgt mit chinesischen Arzneirezepturen wie in Grundzügen oben beschrieben.

Entscheidend ist auch hier die Sensibilisierung der Patienten. Sie müssen lernen, Erkältungen ernst zu nehmen, sich zu schonen und dem Immunsystem Zeit zu lassen, Ausleitungsreaktionen über die Schleimhäute der Atmungsorgane zu produzieren.

19.5 Asthma bronchiale

Erkrankungen des asthmatischen Formenkreises sind sehr verbreitet. Der Krankheitsbeginn liegt häufig schon in der Kindheit. Hier benutzt man gern den Begriff »spastische Bronchitis«. Die Symptome sind schwere Atemnot, meist anfallsartig, Schleim, Husten.

Die Vorgeschichte der chronischen Asthmaerkrankung zeigt typischerweise folgendes Muster: Eine Kette von Atemwegsinfekten in der Kindheit; es folgt die Entwicklung von Allergien gegen Pollen, Tierhaare und andere Stoffe; dann Asthmaanfälle, ausgelöst durch Allergene, Infekte, körperliche Anstrengung; schließlich Übergang in ein Dauerasthma mit Atemnotanfällen v. a. nachts und am frühen Morgen. Parallel zu dieser Entwicklung kann sich früher oder später eine Neurodermitis einstellen.

Behandelt wird in erster Linie mit 2 Arten von Aerosolsprays: 1. Adrenalin-ähnlichen Substanzen, die die Bronchien weit stellen, und 2. Kortison zur Dämpfung der Schleimhautentzündung.

▪ Chinesische Beschreibung

Die typische Vorgeschichte bildet den roten Faden für die Erklärung der Krankheit und ihrer Symptome. Am Anfang des Weges standen wiederholte Wind-Kälte-Erkrankungen, die

19

nicht erfolgreich bewältigt wurden. Daraus erklären sich 3 Folgeentwicklungen:

- Durch die wiederholten Entzündungen wurden die Schleimhäute geschädigt und konnten sich nicht ausreichend regenerieren. Sie wurden dabei »dünnhäutig« und neigen jetzt zu übertriebenen Antworten auf infektiöse und allergene Reize. Sie entwickeln also eine Windsymptomatik mit allergischen, über das Ziel hinausschießenden Reaktionen. Dies führt in der Lungenetage zur Verkrampfung der Bronchialmuskulatur.
- Der Kältefaktor ist weiterhin präsent und lässt den entzündlich-allergischen Prozess nach unten absinken, von Bindehaut und Nase in die Lunge.
- Durch die wiederholten Infekte und Allergieschübe haben sich entzündliche Schlacken (trübe Hitze) gebildet. An den Schleimhäuten kommt es zu Schwellungen, die Allergiebereitschaft erhöht sich. Wenn diese trübe Hitze ins Säftekompartment (Xue) gelangt, versucht der Körper, sich zu entlasten: Die Entzündungsstoffe werden in die Haut transportiert. Die Neurodermitis (s. auch dort) entspringt also in den meisten Fällen einem Bemühen des Körpers um Selbstheilung.

Die meisten Asthmatiker nehmen starke Medikamente in Form von Sprays und Tabletten ein. Diese Mittel schädigen bei Langzeiteinnahme das Lungen-Qi und führen zur Ansammlung von innerem Schleim.

- **Therapie**

Die Asthmabehandlung mit Hilfe von Pflanzenrezepturen verlangt viel Fingerspitzengefühl. Es werden, je nach vorherrschender Symptomatik, unterschiedliche Rezepturen eingesetzt. Vier Verfahren sollen hier genannt werden:

- Bei *starker Atemnot* werden Mittel gegeben, die abschwellen und trübe Hitze ausleiten.
- Bei *Husten mit Atemnot* helfen komplexe Rezepturen, die den Kältefaktor neutralisieren, das überaktive Qi einregulieren und das Auswerfen von Schleim erleichtern.
- Wenn *Schnupfensymptome* auftreten oder die *Nebenhöhlen* sich melden, wird eine Entlastung über die Nasenschleimhäute in die Wege geleitet.
- Wenn die *Schleimhäute* nach langer Krankheit *ausgezehrt* sind, dienen befeuchtende Rezepturen der Geweberegeneration.

Punkte: Lu 1, 3, 5, 7, 9; Bl 13, 20, 21 und weitere druckschmerzhafte Punkte am Rücken; 3 E 5; Di 4, 11; Ma 36, 40; KG 12, 17; Ni 1, 3, 5; Le 3, 14, Rippenbogenpunkte. Bei Kälte Moxen: Nierenpunkte, Mi 6, Le 3, Bauchmoxe.

Als sehr hilfreich haben sich regelmäßige Qigong-Übungen erwiesen.

> Asthmasprays stören die Behandlung. Die adrenalinartig wirkenden Substanzen schädigen das Qi, Kortison behindert Reinigungsprozesse der Schleimhäute. Diese Mittel werden, sehr vorsichtig, im Fortgang der Therapie reduziert oder abgesetzt. Die Behandlungschancen sind sehr gut, wenn die Erkrankung frisch ist. Auch nach jahrelangem Spraygebrauch sind deutliche Besserungen möglich, verlangen aber eine längere Therapiedauer.

19.6 Atemwegsinfekte

■ Chinesische Beschreibung

Die Behandlung von Atemwegsinfekten wird von der Chinesischen Medizin sehr ernst genommen. Geht es doch bei der Behandlung dieser Krankheiten nicht nur darum, aktuelle Beschwerden und Befindlichkeitsstörungen zu beheben. Es soll durch eine sachgerechte Behandlung darüber hinaus verhindert werden, dass der Krankheitsprozess nach innen dringt und dort – unsichtbar – das Entstehen chronischer Erkrankungen vorbereitet (s. ▶ Kap. 9 , Witterungsbedingte Krisen).

Die frühe Phase des Atemwegsinfekts wurde im Kap. Immunologie beschrieben. Ihre Therapie ist einfach: Schonung, Öffnen der Oberfläche, in der Regel Erwärmung. Hier können unsere einheimischen Hausmittel fast gleichrangig neben den chinesischen Methoden bestehen. Wenn es nicht gelingt, einen Infekt in diesem frühen Stadium wieder zu vertreiben, können sich folgende Entwicklungen und Komplikationen ergeben:

− Es entwickelt sich eine Hitze in der Lunge (eitrige Bronchitis, Lungenentzündung), im Lymphsystem (Mandelentzündung, Seitenstrangangina, Mundfäule) oder bei aufsteigender Yang-Tendenz in den Nebenhöhlen.
− Es sammeln sich schnell entzündliche Schlacken, Feuchtigkeit und Schleim. Symptome: Übelkeit und Erbrechen, Durchfall, Abgeschlagenheit, Verschleimung von Nebenhöhlen und Mittelohr.
− Die Kälte geht weiter ins Innere. Symptome: hartnäckiger Husten, Blasenentzündung, Rücken und Ischiasschmerzen, Frostigkeit, evtl. auch Magen-/Darmstörungen mit Durchfall.
− Der Windcharakter der Erkrankung zeigt sich in Symptomen wie dauernder, wässriger Nasenfluss, Augenreizung, Kopf- und Gliederschmerzen, Verspannungen, evtl. Magenschmerzen, Verkrampfung der Bronchien.

19

- ■ **Therapie**
- ⸺ Hitze geht in die Lunge: Behandlung der Lungenpunkte Lu 1, 5, 9; Ma 40, Punkte auf dem Milzmeridian. Bei Lungenentzündung geht es nicht ohne chinesische Arzneimittel.
- ⸺ Lymphsystem betroffen: Lu 11; Di 1; Mi 6 und 10; Di 4.
- ⸺ Hochschlagende Hitze: s. Sinusitis.
- ⸺ Wind: Le 3; Di 4, Punkte am oberen Rücken; Di 10.
- ⸺ Feuchtigkeit/Schleim: Ma 40; KG 12; Di 11; Ma 36. Auch eine Moxabehandlung von Magenmeridian und Bauch kann helfen.

Die Arzneitherapie bietet für die unterschiedlichsten Entwicklungen und Ereignisse im Verlauf eines Atemwegsinfekts geeignete Rezepturen. Ein Hinweis dafür, dass die Behandlung anschlägt, ist oft die Produktion von Schleim über die Bronchialschleimhäute oder die Nase, was u. a. der Selbstreinigung und Wiederherstellung der Schleimhäute dient.

19.7 **Bandscheibenvorfall**

Am häufigsten kommt es zu Bandscheibenvorfällen im Bereich der Lendenwirbelsäule. Die Bandscheiben, die eine Art von gelenkiger Verbindung zwischen den Wirbelkörpern darstellen, bestehen aus einem gallertförmigen Kern und einer Kapsel aus Faserbindegewebe. Beim Bandscheibenvorfall reißt diese Kapsel ein und ein Teil des Gallertkerns wird nach hinten oder zur Seite ausgepresst. Rückenmarksnerven können eingeengt oder gequetscht werden, es kommt zu Schmerzen. Wenn akut schwere motorische oder sensible Ausfälle an den Beinen drohen, wird meist operiert. »Bandscheibenvorfall« ist eine Diagnose, die seit Einführung der Kernspintomographie bei chronischen Rückenpatienten häufig gestellt wird.

- ■ **Chinesische Beschreibung**

Die Krankheitskonstellation ist folgende: Es haben sich Schlacken im Unterbauch angesammelt, die Zirkulation von Lymphe und Blut ist gestört, die Versorgung und Entsorgung des Stoffwechsels im Bindegewebe ist behindert, das Gewebe verliert seine elastische Festigkeit. Fehlbelastungen haben zu Mikroverletzungen von Muskulatur und Bändern geführt. Reparaturversuche des Organismus sind mit Entzündungsvorgängen verknüpft. Es entsteht trübe Hitze. Diese lokalen Entzündungen werden geschürt und unterhalten durch eine Immunregulationsstörung, die von chronisch gewordenen Infekten etwa der Nebenhöhlen ausgelöst wurde (s. Kap. Immunologie).

- **Therapie**
1. Gewichtsentlastung in der Akutsituation: Liegen.
2. Stoffwechselentlastung: Mahlzeiten reduzieren, v. a. abends; kein Alkohol, kein Nikotin, Vorsicht vor Kaffee.
3. Wärme in jeder Form, besonders an Füßen und Rücken (wenn als angenehm empfunden).

Akupunktur, Akupressur Fußpunkte Le 3; Ni 3; Bl 60, ferner Bl 57, 60; Kniepunkte Bl 40; Ma 36; Gb 34; Punkte am Gesäß Bl 36, Bl 23; Gb 30. Auch möglich: Intensive Behandlung von Ausleitungspunkten am Arm (3 E 5; Di 4, 10, 11) bei gleichzeitiger Bewegung: z. B. in Rückenlage »Fahrrad fahren« lassen. Moxabehandlung: Fußpunkte, Bl 56, 57, 23. Sehr bewährt haben sich Bauchbehandlungen in Form von Massagen und Akupunkturen oder Moxibustion an Ma 25, 26; KG 6.

Chinesische Arzneimittel Wärmende, bewegende Rezepturen, Rezepturen mit Zielrichtung auf den unteren Erwärmer, die gleichzeitig trübe Hitze ausleiten. Im weiteren Verlauf der Behandlung Rezepturen, die die alten Infekte wieder aufleben lassen und einer echten Bewältigung zuführen. In manchen Fällen können Entzündungsausleitungen über tote Zähne therapeutisch genutzt werden. Bandscheibenleiden gehören zu den sicheren Indikationen der Chinesischen Medizin.

19.8 Bindehautentzündung

Die Augen jucken, brennen, sind gerötet; häufiger Lidschlag zur Befeuchtung, erschwertes Sehen.

- **Chinesische Beschreibung**
Typische Erkrankung durch äußeren Wind. Auslöser sind auch meistens Zugluft oder Pollen.

- **Therapie**
Hier kann Akupressur sehr schön helfen: Ohrläppchen, Di 4; Le 3; Yintang, Bl 1, 2, 4, 64. Bei kalten Füßen Moxabehandlung von Ni 1.

Arzneitherapie Windberuhigende Mittel, die eine zum Auge gehende Leberhitze kühlen.

19.9 Blasenentzündung

Häufiges Wasserlassen, ständiger Drang, der nicht zum Erfolg führt, Brennen und Krampfen in Harnröhre und Unterbauch sind die Symptome der »Zystitis«. Im Urin können sich entzündliche Veränderungen finden, müssen aber nicht. Zu recht gefürchtet sind ein Aufsteigen der Blasenentzündung und die Entwicklung einer Nierenbeckenentzündung. Junge, sexuell aktive Frauen leiden häufig an diesem Leiden, auch Kälte von unten ist ein bekannter Auslöser.

- **Chinesische Beschreibung**

Hier handelt es sich um eine Kältestörung im Unteren Erwärmer. Diese Kälte blockiert und irritiert den Austreibungsimpuls der Blase, für den die Leber verantwortlich ist. Das führt zur Entwicklung der beschriebenen Reizsymptome.

- **Therapie**

Wärme an Füße, Unterleib und Rücken, reichlich trinken. Moxa: Ni 1, 3; Le 3; Unterbauch, Bl 23, 32. Punktbehandlung Le 8 und KG 3.

Arzneitherapie Erwärmen des Unteren Erwärmers, Lösen der Blasenausscheidung; bei viel Entzündungshitze gleichzeitig Entstauung und Ausleitung über den Darm.

19.10 Bronchitis

Die akute Bronchitis entwickelt sich oft im Rahmen von Atemwegsinfekten, s. dort. Chronische Bronchitis: Husten über Wochen und Monate, sei es trocken, sei es schleimig.

- **Chinesische Beschreibung**

Bei der chronischen Bronchitis liegt meistens eine Kälte vor. Der Lungenfunktionskreis bildet eine Art Abfangnetz, das die nach unten absinkende Kälte und den Schleim auffangen soll. Eine starke Lunge löst dieses Problem durch Wärmeerzeugung (über die Milzfunktion, Schleimumwandlung und Ausleitung). Ein sehr stark geschwächter Lungenfunktionskreis lässt die Kälteschleimstörung nach unten durchbrechen. Oft folgen auf Atemwegsinfekte Blasenentzündungen oder Lenden- und Ischiasschmerzen sowie chronische Entzündung der Kniegelenke.

Die häufige Situation dazwischen: Das Haltenetz der Lunge hält zwar, aber die umwandelnden und ausleitenden Kräfte sind ungenügend: der Husten wird chronisch.

- **Therapie**

Zigarettenentzug. Wenn notwendig, wärmen; Schleimumwandlung fördern. Diät: Milz entlasten; wenig essen; milde, sanft wärmende Speisen; abends fasten.

Akupressur und Moxibustion   Punkte des Lungen-, Milz- und Magenmeridians, KG 12, 17; Zustimmungspunkt der Lunge und – wenn auffällig – auch von Milz und Magen.

Arzneitherapie   Erwärmend, Schleim umwandelnd und ausleitend.

19.11 Bulimie und Magersucht

Die Bulimie ist eine krankhafte Störung des Essverhaltens, von der überwiegend junge Mädchen und Frauen betroffen sind. Im Extremfall besteht ein sich unablässig wiederholender Kreislauf: Unwiderstehliche Essgelüste → Gefühl, angefüllt und dick zu sein → Erleichterung durch künstlich hervorgerufenes, manchmal auch schon automatisch ablaufendes Erbrechen → Gefühl einer moralischen Niederlage → Trost im erneuten Essen. Häufig erklären die betroffenen Frauen, sie hätten es schwer, tiefergehende Gefühle oder Bindungen zuzulassen. Periodenstörungen gehören zum Krankheitsbild. Psychotherapie ist bei diesem Leiden oft hilfreich, hat aber Schwierigkeiten, den eigentlichen bulimischen Teufelskreis aufzulösen, da die Krankheit sich oft im »Körperlichen« verselbständigt hat.

▪ **Chinesische Beschreibung**
Der Vorgang des Essens überhaupt besteht in einer komplexen Bewegung, die von der Qi-Sphäre des Magens über die Milz in den Bereich des Xue hinabführt. Zur Qi-Phase gehört das Auswählen, Schmecken, Kauen, Hinunterschlucken, alles Tätigkeiten, die der bewussten Wahrnehmung und Kontrolle unterliegen. Mit dem Überschreiten der Schwelle zum Xue geht diese Kontrolle verloren. Die Speisen entwickeln jetzt ein Eigenleben, machen voll, nähren, leisten ihren Beitrag zur Eigendynamik des Xue. Das Xue als Sammelbecken und Quelle aller ernährenden Prozesse ist eng mit dem Thema Weiblichkeit verbunden. Prozesse des Xue bestimmen den weiblichen Organismus.

Die *Bulimie* besteht in der Unfähigkeit, das Qi von Lunge und Magen abzusenken und damit den Übergang vom Qi- in den Xue-Bereich zuzulassen. Vereinfachend lässt sich die Bulimie als Störung von jungen Frauen auffassen, die eine Hemmung haben, die eigene Weiblichkeit anzunehmen. Der körperlichen Verselbständigung dieser psychosomatischen Störung liegt folgende Prozesskette zu Grunde: Wiederholtes Erbrechen führt zum Verlust wertvoller Säfte, dies erzeugt Trockenheit und Hitze im Xue, Bluthitze wiederum mindert die absenkende Kraft des Lungen-Qi, was Erbrechen zur Folge hat.

19

Die *Magersucht, Anorexie*, ist nach chinesischem Verständnis eine Vorstufe der Bulimie, eine Auffassung, die in vielen Fällen durch die Krankheitsgeschichte bestätigt wird. Chinesisch gesehen geht es um das gleiche Reifungsthema. Hier spielt sich der Konflikt aber nicht auf der Xue-Ebene ab sondern erfasst die Qi-Regulation, sozusagen eine Stufe weiter von der Weiblichkeit entfernt. Ehrgeiz, Einpassung in die Leistungswelt der Erwachsenen wehrt die heraufziehenden, neuen Leibgefühle ab. Das Leber-Qi blockiert die Mitte. Es kommt im Sinne der Überwältigungsfolge zu einer Über-Reglementierung des Enkels Milz-Magen durch die Großmutter Leber.

■ Therapie
Bulimie
- Unter der Wirkung von Rezepturen, die das Xue kühlen und das Lungen-Qi absenken, bessern sich die Symptome oft erstaunlich rasch.
- Günstige Akupunkturpunkte sind: Lu 1, 5, 9; Ma 36, 40; KG 12; Pc 6.

Magersucht
- Rezepturen, die das Leber-Qi entspannen und die Mitte freimachen.
- Akupunktur: Le 3; Ma 36; Pc 6; Le 13; KG 12.

19.12 Darmentzündung

Colitis ulcerosa und Morbus Crohn zählen zu den chronisch entzündlichen Erkrankungen. Sie treten in Schüben auf und melden sich zum 1. Mal oft schon im Alter von 20–30 Jahren. Magen-Darm-Beschwerden und Stuhlunregelmäßigkeiten sind frühe Anzeichen.

Bei den beiden Krankheiten handelt es sich um 2 unterschiedliche Typen von Darmentzündung, was sich auch in einer unterschiedlichen Symptomatik widerspiegelt. Im Zweifelsfall entscheiden die Darmspiegelung oder die mikroskopische Untersuchung von dem Darm entnommenem Gewebe über den Erkrankungstyp. Kennzeichnend für *Colitis ulcerosa* sind die blutig-schleimigen Durchfälle, oft bis zu 30 am Tag. Sie können mit Bauchkrämpfen verbunden sein, Blutarmut und Auszehrung stellen sich ein. Eine Spätfolge kann Darmkrebs sein. Der *Morbus Crohn* zeichnet sich durch Bildung innerer Geschwüre aus, durch Ansammlung von entzündlichem Gewebe, Entstehung von Eiterfisteln und Darmverengungen. Dadurch können immer wieder Operationen notwendig werden. Diese vermögen den Verlauf im Ganzen nicht zu beeinflussen. Die Durchfallhäufigkeit ist im Schnitt geringer als bei Colitis ulcerosa.

Die Ursachen der Darmentzündung sind unbekannt. Die Beteiligung psychischer Faktoren wird diskutiert.

Die Behandlung erfolgt mit Kortison und anderen entzündungshemmenden Medikamenten.

■ **Chinesische Beschreibung**

Auch die Entstehung chronischer Darmentzündungen wird nach einem psychoimmunologischen Modell erklärt. Das Modell beschreibt einen Teufelskreis von Krankheitsprozessen, den man sich etwa folgendermaßen vorstellen kann: Psychische Verletzungen oder bedrückende Umstände in der Kindheit verhinderten, dass immunologische Krisen, Erkältungen, Fieber frei und erfolgreich durchlebt werden konnten. Die unerledigten Prozessreste führen zu einem immunologischen Dauerkonflikt, der sich zusätzlich mit den Belastungsfaktoren der psychischen Sphäre belädt. Dies erschwert wiederum die Lösung der Immunstörung, also der chronischen Darmentzündung in unserem Fall. Der psychoimmunologische Zusammenhang folgt den Entsprechungen der Wandlungsphasen. Kälte entspricht Angstaggression, Bluthitze entspricht der Neigung zur Selbstbeschädigung, um 2 Beispiele zu nennen. Ersteres finden wir eher bei der Colitis ulcerosa, letzteres, eine Schicht tiefer, beim Morbus Crohn. Es gibt auch Übergänge zwischen beiden Typen. Krankheitsschübe werden, in Übereinstimmung mit diesem Krankheitsmodell, durch psychische Belastungen ausgelöst, oder durch Erkältungen, was sich oft nur der genauen Verlaufsbeobachtung erschließt. Ein Patient bekommt z. B. im November eine verstopfte Nase, ein Schnupfen kündigt sich an, aber nach 6 h beginnen die Durchfälle. Der Schnupfen fällt aus.

■ **Therapie**

Behandelt wird mit Arzneirezepturen, die wärmen und schmerzhafte Qi-Blockaden lösen (Colitis ulcerosa) oder das Xue kühlen (Morbus Crohn). Darunter kommt es häufig innerhalb von Tagen und Wochen zur Linderung der Symptome. Im Fortgang der Therapie geht es auch hier darum, ein »normales« Infektverhalten zurückzugewinnen. Von »Heilung« kann erst dann die Rede sein, wenn der Patient einige Erkältungen produktiv durchgestanden hat, ohne dass dadurch Krankheitsschübe ausgelöst wurden.

Akupunktur und Moxibustion   Ma 36 ist der wichtigste Punkt bei Darmerkrankungen, ferner Shu-Punkte Bl 18–21, 23; Le 2 und 3; Di 4, 10 und 11 bei Schmerzen.

Antientzündliche Medikamente verstehen wir als Notbremsen. Einen echten Fortschritt in der Therapie können wir nur

19

erzielen, wenn wir diese Bremsen ganz vorsichtig lockern, d. h. die Medikamente langsam reduzieren. Hier ist eine sehr intensive Zusammenarbeit zwischen Arzt und Patient erforderlich.

19.13 Depression

Depression ist – ähnlich wie im Westen – auch aus Sicht der Chinesischen Medizin ein äußerst vielschichtiges Krankheitsbild. Typisch ist die Antriebslosigkeit, die quälende Hoffnungslosigkeit beim Blick in die Zukunft. Schlafstörungen sind häufig, desgleichen Angstzustände. In vielen Fällen findet man hinter der Depression schwerwiegende lebensgeschichtliche Belastungen, die teils bis in die Kindheit zurückreichen. Es ist meist nicht leicht, abzuschätzen, in welchem Maße eine Depression durch derartige Erlebnisse oder Prägungen mitbedingt ist.

■ **Chinesische Beschreibung**

Für die Betroffenen ist es wichtig zu wissen, dass es zwischen Psychotherapie und Psychopharmaka noch andere Wege aus der Depression gibt. Dabei darf die Rolle körperlicher Prozesse nicht unterschätzt werden. Ein handgreifliches Beispiel für die Bedeutung körperlicher Prozesse bei der Depression ist das prämenstruelle Syndrom, das bei vielen Frauen zu vorübergehenden depressiven Verstimmungen führt. Dabei hilft es den betroffenen Frauen keineswegs, genau zu wissen, dass dieser Zustand in wenigen Tagen vorüber ist, wenn nämlich die Regelblutung beginnt. Der Zustand der Säfte bestimmt das psychische Sein. Ein weiteres Beispiel liefert uns die Immunologie. Immer wieder lässt sich beobachten, dass Menschen über einen langwierigen, nach Innen vorgedrungenen Infekt in eine Depression »rutschen«. Diese Menschen berichten regelmäßig, dass sie im Zustand der Erkältung ihre Depression nicht mehr spüren.

Neben dem psychoimmunologischen Weg der Krankheitsentstehung, der im Abschnitt über Darmentzündungen ausführlicher dargestellt wurde, lassen sich folgende Krankheitsmechanismen beobachten:

Es haben sich zu viele widerstreitende innere Impulse, auch aggressiver Art, angesammelt, die sich gegenseitig blockieren: Blockade und Depression des Leber-Qi.

Dies kann soweit führen, dass die Vitalwärme, das Nieren-Yang, erstickt wird: Nieren-Yang-Schwäche ist das Ergebnis.

Auch die Säfte können beteiligt sein, wenn es bei Ansammlung von Feuchtigkeit und Schleim zu einer Stauung kommt. Dieser Fall ist meist gegeben bei der Wochenbettdepression wie auch bei depressiven Verstimmungen in den Wechseljahren und vor der Regelblutung.

Die von der Theorie her naheliegende Beteiligung des Lungenfunktionskreises über die Verbindung Metall – Lunge – Traurigkeit spielt bei unseren Patienten nicht die Rolle, die sie offensichtlich in China gespielt hat. Aus dem klassischen China wird folgende Geschichte erzählt, die auf diesen Zusammenhang verweist: Wenn etwa ein Mädchen Liebeskummer hat, entwickelt sich bei ihm leicht eine Lungenhitze, die zum Blutspucken führt. Diese Mädchen pflegten dann, als Beweis ihrer Liebe und ihres Leidens, dem unerreichbaren Angebeteten ein Taschentuch mit ihrem Blut zuzusenden.

■ Therapie

– Die Behandlung erfolgt mit Arzneirezepturen, gemäß den oben genannten 5 Mechanismen: »untergetauchter« Infekt, Leber-Qi-Blockade, Nieren-Yang-Schwäche, Xue-Stauung durch Ansammlung von Feuchtigkeit-Schleim, Bluthitze. Im Falle der Leber-Qi-Blockade können auch die Behandlung von Punkten der Leber-, Gallenblase- und Perikardmeridiane sowie eine Bauchmoxe sinnvoll sein. Bei einer Nieren-Yang-Schwäche hilft manchmal das geduldige Moxen von Nieren- und Milzpunkten an Fuß und Unterschenkel.

– Wenn der depressive Patient unter der Behandlung beginnt, sich aus seiner Erstarrung zu lösen, kommen ihm oft die psychischen Konflikte ins Bewusstsein, die in der Depression verborgen sind. Hier ist es ratsam, die Chinesische Medizin mit psychotherapeutischer Behandlung zu verbinden.

19.14 Fibromyalgiesyndrom – Müdigkeitssyndrom

Diese immer wichtiger werdende Erkrankung soll hier, sozusagen als Modell, ausführlicher dargestellt werden.

Beim Fibromyalgiesyndrom (FMS) handelt es sich um eine moderne Erkrankung mit zunehmender Verbreitung. Sie wird dem rheumatischen Formenkreis zugeordnet. Es bestehen enge Beziehungen zum chronischen Müdigkeitssyndrom (CFS). Viele Ärzte haben heute noch Schwierigkeiten, diese Krankheit zu erkennen oder anzuerkennen, weil sich mit Röntgenuntersuchungen oder herkömmlichen laborchemischen Methoden krankhafte Veränderungen nicht »objektivieren« lassen. Allein, es gibt diese Patienten, mit ihren typischen, schweren Symptomen. Sie schleppen sich durch den Tag, oft genug unfähig zu arbeiten und ihren Alltag zu bewältigen. Die Diagnose wird aus der typischen Anordnung der Symptome gestellt.

Die Beschwerden im Einzelnen:

- Diffuse Schmerzen im Bereich von Muskeln, Sehnen, Weichteilen, gelegentlich unter Einschluss der Gelenke, Steifheit und Schwellungsgefühl der Gliedmaßen, allgemeine Schmerzüberempfindlichkeit
- Dauernde schwere Abgeschlagenheit, Erschöpfung nach körperlicher Betätigung
- Ständiges Erkältungs- oder Fiebergefühl, chronische Schleimhautirritationen mit meist nur spärlicher Schleimproduktion, Katarrhe, Allergien
- Allgemeine Labilität: Periodenstörungen, Erregungszustände, Schlafstörungen, Depressionen, Wetterfühligkeit, Magen-Darm-Störungen usw.
- Eine Infektvorgeschichte, die gekennzeichnet ist durch chronisch wiederkehrende oder dauernd vor sich hin schwelende Infekte der Atemwege im Kindes- und Jugendalter

Fibro fog
Die Kombination von Körperschmerzen, Müdigkeit und Benommenheit wird auch gerne als »fibro fog« bezeichnet.

Die psychischen Faktoren:

- Die Entwicklung einer immunologischen Regulationsstörung wird begünstigt durch psychische Belastungen, meist in der Kindheit.
- Das FMS stellt aufgrund der Vielfalt und Wechselhaftigkeit der Beschwerden hohe Anforderungen an die psychische Verarbeitungsfähigkeit der Betroffenen. Ständige Versagenserfahrung ebenso wie der verzweifelte Kampf um die soziale und medizinische Anerkennung der eigenen evident erlebten Leiden können zu depressiven Reaktionsbildungen führen. Die stereotype Reaktion vieler Ärzte: »Röntgen – kein Befund, Labor – kein Befund, dann wird es wohl die Psyche sein« beleidigt natürlich westliche und östliche Logik gleichermaßen. Denn 1. gibt es überhaupt keinen Grund für die Annahme, gestörte körperliche Funktionen müssten immer apparatediagnostisch darstellbar sein; das Gegenteil ist vielfach belegt. Umgekehrt ist es genauso unsinnig, vorauszusetzen, eine psychisch betonte Störung dürfe sich nicht z. B. in der Veränderung von Laborwerten ausdrücken.

Die Schulmedizin hat bisher kein überzeugendes Therapiekonzept entwickelt.

- **Chinesische Beschreibung**

Das FMS stellt das Musterbeispiel eines unabgeschlossenen Infektgeschehens dar. Das typischerweise immer wieder auflackernde Erkältungsgefühl verweist deutlicher als bei anderen rheumatischen Erkrankungen auf den Ursprung dieses Krankheitsprozesses.

Der Abwehrvorgang ist »steckengeblieben« und führt zu einer fruchtlosen immunologischen Daueraktivierung. Der Wiederholungszwang kostet Kraft und lässt den Prozess von den Schleimhäuten in die Tiefe der Weichteile und Gelenke absinken. Da der Entzündungsprozess kein Ventil findet, sammeln sich gewebegebunden entzündliche Altlasten an. Müdigkeit, Schmerzen und die »inneren« Symptome finden so ihre Erklärung.

■ **Therapie**

■■ **Therapeutisches Gespräch**

Im therapeutischen Gespräch geht es v. a. darum, den Patienten von selbsterzeugtem Leistungsdruck und schlechtem Gewissen zu entlasten und ihm zu helfen, seine Leistungsunfähigkeit als krankheitsbedingt anzunehmen.

■■ **Akupunktur und Verwandtes**

Gerade Patienten mit FMS leiden oft unter einer so massiven Berührungsempfindlichkeit der äußeren Körperschichten, dass auch das sanfte Einführen einer sehr dünnen Nadel nicht ertragen wird. In diesem Fall sind Moxibustion, Schröpfen, manuelle Methoden indiziert. Meist verflüchtigt sich die Nadelintoleranz im Verlauf von Monaten; der Patient lernt, sich dem lösenden Fließgefühl unter den Nadeln zu überlassen, das nicht nur die FMS-Schmerzen lindert, sondern auch bei anderen Leiden rasche Erleichterung schafft, so bei allergisch bedingter Überreizung der Schleimhäute, bei Spannungszuständen, Magen-Darm-Störungen u. a.

An dieser Stelle sei die Nahrungsmittelunverträglichkeit als häufiger Bestandteil des FMS beschrieben. Sie kann sich in folgenden Symptomen äußern: extreme Müdigkeit, Schmerzzunahme, Magen-Darm-Störungen oder Fließschnupfen, jeweils nach bestimmten Speisen. Es empfiehlt sich, die fraglichen Speisen zu meiden.

❯ Der zuverlässigste Allergietest ist die eigene Beobachtung.

Die Hauptübeltäter sind in der Regel schnell identifiziert. Buchführung ist manchmal hilfreich. In unklaren Fällen hilft eine systematische Testung auf der Basis einer neutralen Diät (z. B. Pellkartoffeln mit Butter und Salz). Die Testsequenz: Einnehmen – Weglassen – wieder Einnehmen des fraglichen Nahrungsmittels zeigt schnell, wie es mit der Verträglichkeit steht. Zu beachten ist: Die Unverträglichkeitsreaktion kann abhängig sein von der Verfassung des Patienten. In Zeiten genereller Überlastung der

Schleimhautsysteme (fibrofog + Erkältungsgefühl + Fließschnupfen + Durchfall) kann fast jedes Nahrungsmittel die Situation
verschlimmern.

Wenn in der Anfangsphase der chinesischen Arzneitherapie die schleimhautentlastenden Maßnahmen greifen, können bestimmte Unverträglichkeiten deutlicher hervortreten.
Es ist wichtig, dies nicht als Therapierückschritt aufzufassen.
Immerhin ist dadurch die Möglichkeit gegeben, sich gezielter
zu ernähren. Im weiteren Verlauf der Therapie verliert sich das
Nahrungsmittelproblem in der Regel.

▪▪ Chinesische Arzneitherapie

Schlüssel für die Therapie des FMS-Patienten ist die individuelle Infektvorgeschichte, sie bestimmt wesentlich die Zusam-
mensetzung der chinesischen Arzneirezeptur. Im Folgenden
seien exemplarisch 2 für das FMS typische Therapieschritte
dargestellt.

Altlasten mobilisieren und ausleiten Diese Rezepturen sind
in der Regel bitter. Die Mobilisierung entzündlicher Schlacken kann mit erheblichen, zum Glück vorübergehenden
Beschwerden verbunden sein: Kopfschmerzen, Magen-Darm-
Beschwerden, Müdigkeit bis hin zu depressiven Gefühlen. Die
Ausleitungen erfolgen primär über den Darm: Die Stühle werden
voluminöser, dunkler, riechen intensiver, auch unangenehme
Körperausdünstungen können sich einstellen, Schleimbildung
aus Nase oder Bronchien kommt in Gang. Parallel zur Altlasten-
mobilisierung nimmt bei vielen Patienten die Traumaktivität zu.
Geträumt wird häufig von längst vergangenen, zwischenzeitlich
vergessenen Dingen. Auch alte Krankheiten melden sich wieder,
etwa Schmerzen im Bereich von Knochenbrüchen, die Jahre
zurückliegen.

Frühe, unerledigte Infekte aufspüren Die hier verwendeten
Rezepturen enthalten Pflanzen, wie sie auch beim akuten Infekt
gegeben werden. Auch in diesem Behandlungsschritt zeigt sich
die erstaunliche Merkfähigkeit des immunologischen Gedächt-
nisses: Einer 60-jährigen Patientin wird eine Suchrezeptur für
den Urogenitalbereich gegeben. Nach 3 Tagen melden sich
Symptome einer Blasenentzündung in einer von früher her
wohlbekannten Form. Erst jetzt erinnert sich die Patientin
daran – sie hatte es bei der Anamnese verschwiegen – dass sie
im frühen Schulalter 3 Jahre lang unter ständigen Blasenentzündungen zu leiden hatte.

- ■ **Therapieverlauf**
- – Therapieziel ist die Beschwerdefreiheit. Dieses Ziel wird in Stufen erreicht. Voraussetzung ist, dass es gelingt, eine normale immunologische Reaktion auf akute Infektbelastungen zurückzugewinnen. Auf dem Weg dahin werden häufig Vorerkrankungen durchlaufen, und zwar in rückwärtiger Reihenfolge; manche nur als Episode, andere als Krise, die nach therapeutischer Intervention mit chinesischen Arzneirezepturen verlangt. Der Übergang auf eine stabile Stufe der Besserung ist erreicht, wenn eine akute Erkältung nicht mehr zu einem neuen Krankheitsschub führt, sondern – unter entsprechender Behandlung, manchmal aber auch spontan – in eine Linderung oder ein Verschwinden der Schmerzsymptomatik mündet.
- – Akute Infekte, die in einer frühen Behandlungsphase nach Möglichkeit vermieden werden sollen, weil das Immunsystem nicht adäquat reagieren kann, sondern lediglich chaotisch überlastet wird, können im weiteren Verlauf zu Therapiehelfern avancieren – allerdings engmaschig beobachtet und begleitet durch die chinesische Arzneitherapie. Oft reicht hierzu der telefonische Kontakt zum Therapeuten.
- – Als Einstieg in die Therapie hat sich eine stationäre Behandlungsphase von 3–5 Wochen Dauer bewährt. Einmal wegen der bisweilen heftigen Krisenreaktionen unter der Therapie, aber auch, weil wir hier die individuelle Reaktionsweise des Patienten auf die therapeutischen Angebote kennen lernen können. Dies erleichtert die ambulante Weiterbehandlung. Bei schweren Verläufen ist eine Wiederholung der Klinikbehandlung günstig.

Therapiedauer   1–5 Jahre, je nach Schwere der Erkrankung.

19.15 Hepatitis

Die chronische Leberentzündung verläuft oft symptomlos. Die Erkrankung ist deshalb gefährlich, weil sie zu Leberzirrhose und Leberkrebs führen kann. Es wird zwischen Hepatitis B und C unterschieden.

- ■ **Chinesische Beschreibung**
Wichtigster Krankheitsfaktor ist in den meisten Fällen eine Hitzefeuchtigkeit.

- ■ **Therapie**
- – Mit Hitzefeuchtigkeit abbauenden Rezepturen gelingt es häufig, erhöhte Leberwerte in wenigen Wochen zu normalisieren. Das bedeutet für den Patienten viel. Mit der Ausheilung der Leberentzündung sind nämlich auch die Langzeitrisiken wie

19

Leberzirrhose oder Leberkrebs gebannt. Der einzige Wermut- stropfen: Es ist schwierig, durch diese Behandlung die Viren auszuscheiden. Am Ende der Behandlung stehen oft gesunde Hepatitisvirenträger.

- Akupunktur- und Akupressurbehandlungen orientieren sich an der Symptomatik. Behandelt werden v. a. Punkte von Milz-Magen- und Leber-Gallen-Blasen-Meridianen.

19.16 HWS-Schleudertrauma

Das HWS-Schleudertrauma entsteht durch eine plötzliche ruck- artige Bewegung des Kopfes nach vorne und/oder nach hinten, meist beim Auffahrunfall. Obwohl in der Regel keine Verletzun- gen im Nackenbereich festgestellt werden können, leiden die Patienten manchmal jahrelang an Kopf- und Nackenschmerzen, Verspannungsgefühl, Schwindel, Ausstrahlungen in die Arme, Depression.

■ **Chinesische Beschreibung**
Aufgrund unserer Behandlungserfahrungen ordnen wir das HWS-Schleudertrauma der in der angelsächsischen Literatur beschriebenen Erkrankung »traumatic stress syndrom« zu.

Erklärung 1 Der Hals, die Verbindung des Kopfes mit dem Rest des Menschen, ist ein sorgsam gehütetes und empfindli- ches Körpergebiet. Die Gefahr, durch äußere Gewalt plötzlich den Kopf zu verlieren, führt zu einem Schock. Auch wenn der Mensch den Unfall psychisch scheinbar unbeschadet übersteht, entwickelt sich in ihm eine unbewusste Panikreaktion.

Erklärung 2 Schreck und mechanische Gewalteinwirkung zer- stören abrupt die Verbindung von Qi und Xue. Es kommt zu Mikrostauungen von Blut-Xue und in deren Gefolge zu chao- tischen Qi-Bewegungen, Stoffwechselstörung und Schlackenan- sammlungen, Schleim.

■ **Therapie**
Äußere Verfahren Bei den äußeren Verfahren ist sorgsam darauf zu achten, dass der Nacken nicht durch zu starke Reize zusätzlich irritiert wird. Am besten: Hände weg von der Hals- wirbelsäule! Die Behandlung erfolgt über Punkte an Füßen, Händen und unterem Rücken. Ma 36, Gb 34, 39 und KG 12 können hilfreich sein. Moxa bei Kälte.

Arzneitherapie Die durch den Unfallschock »eingefro- rene« Qi-Spontaneität wird mit wärmenden, Yang-weckenden

Rezepturen behandelt. Zur Bereinigung der verborgenen geweblichen Störung werden säftebewegende und schleimumwandelnde Rezepturen gegeben.

19.17 Infektanfälligkeit

Die Patienten leiden entweder unter Dauerinfekten, ständig verstopfter Nase, ständig leichten Halsschmerzen, oder bekommen bei den geringsten Witterungsbelastungen eine Erkältung.

■ **Chinesische Beschreibung**

Hier werden 2 Situationen unterschieden:

- Der Organismus hat ein Immunproblem: Die Abwehr kämpft die ganze Zeit mit ein und derselben Erkältung. Einerseits ist das Immunsystem zu schwach, um diese Erkältung richtig aufblühen zu lassen und dann zu bewältigen, andererseits ist es stark genug, um ein »Abtauchen« des Infekts in die Tiefe zu verhindern.
- Die Abwehrkraft, das Wei-Qi, ist schwach. In diesem Fall können es ganz unterschiedliche Infekte sein, je nach Art der Witterungsstörung, die die Patienten hervorbringen, mal ein Schnupfen, mal ein quälender Husten, mal eine Halsentzündung, mal eine Darmgrippe.

■ **Therapie**

Bei Immunproblemen   Hier ist zunächst der Störfaktor dingfest zu machen, an dem der Organismus sich vergeblich abmüht. Zum Beispiel: eine Kälte, die immer wieder zu Husten führt, oder ein Wind, der immer wieder die Nase verstopft und wässrigen Nasenfluss hervorruft. Im 1. Fall ist zu wärmen: durch Moxa oder wärmende Rezepturen. Im 2. Fall ist der Wind zu beruhigen: durch Behandlung der Windpunkte Di 4, 11 und Le 3 oder durch windneutralisierende Rezepturen.

Bei Schwäche des Wei-Qi   muss die Abwehr von Grund auf gestärkt werden: durch Bauchmoxe, Moxen von Ma 36, Durchforsten und Abspecken der Ernährungsgewohnheiten, genügend Schlaf, Kneipp-Anwendungen, Punktbehandlung von Lu 9, 1; Ma 36; Mi 3. Am effektivsten ist die Verordnung von Medikamenten, die das Qi von Lunge und Milz stärken und zur Versorgung des Wei-Qi an die Oberfläche führen.

19.18 Ischias

Ziehende Schmerzen am Bein, meist hinten, oft verbunden mit Kreuzschmerzen.

- Chinesische Beschreibung

Hier liegt eine Kältekrankheit vor.

- Therapie
  - Moxabehandlung von Bl 23, Ma 36, Ni 1, 3, 4. Ferner Punkt-behandlungen an Bl 57, 36 unter dem Gesäßmuskel, Bl 60.
  - Die hier sehr wirksamen Arzneirezepturen enthalten oft Zimtholz als wärmenden Bestandteil.

19.19 Kinderkrankheiten

- Chinesische Beschreibung

In der Bewertung der Kinderkrankheiten treffen wir uns als TCM-Mediziner mit den Anschauungen der meisten Naturheilkundler. Kinderkrankheiten sind wichtig als Entwicklungsstationen im Leben der Kinder und als Immuntraining. Deswegen, aber auch aus anderen Gründen, sind wir mit dem Empfehlen von Impfungen gegen Kinderkrankheiten deutlich zurückhaltender als die Schulmedizin. Unsere Erfahrung zeigt, dass die Chinesische Medizin hervorragende Mittel besitzt, um gefährliche Verläufe bei Masern, Mumps oder Keuchhusten zu verhindern oder aufzufangen.

- Therapie

Im Normalfall wartet der Arzt erst einmal ab, wie sich die Krankheit entwickelt.

- Wenn aber z. B. eine **Masernerkrankung** stagniert, der Ausschlag nicht richtig herauskommt und das Kind sich elend fühlt, lässt sich der Fortgang der Erkrankung in günstige Bahnen lenken. Gegeben werden in dieser Situation Rezepturen, die das Qi nach oben heben.
- Wenn die **Windpocken** zu aggressiv verlaufen und zu Hautzerstörungen und schwerem Juckreiz führen, lassen sich die dahinter stehenden übersteigerten Immunreaktionen mit Windmitteln und Rezepturen gegen trübe Hitze bremsen.
- Wenn die Schwellungen bei **Mumps** starke Beschwerden hervorrufen oder ein Übergreifen der Entzündung auf die Geschlechtsorgane zu befürchten ist, lassen sich sowohl die entzündliche Schwellung als auch das Absinken der

Erkrankung in den unteren Bereich therapeutisch gut beeinflussen. Das Gleiche gilt für den Fall, dass es bereits zu einer Hodenentzündung gekommen ist.

- Ein **Keuchhusten**, der nicht enden will, reagiert meist gut auf wärmende Rezepturen, wie bei der Bronchitis beschrieben.

19.20 Knochenbrüche

Hier kann die Chinesische Medizin die Chirurgie wirkungsvoll unterstützen. Behandeln lassen sich Schwellungen, Schmerzen, Blutergüsse nach Verletzungen sowie Störungen der Knochenheilung.

- Chinesische Beschreibung

Die Verletzung führt zu einem Stillstand der Xue-Zirkulation, es sammeln sich Schlacken, welche Schmerzreize verursachen.

- Therapie
- Bewegen der Säfte, Ausleiten der Schlacken. Die wirksamsten Punkte zur Xue-Bewegung sind: Mi 6, 10, am besten gemeinsam mit Ma 36. Allgemein schmerzlindernd sind darüber hinaus: Le 2; Pc 7, 6 und v. a. die Dickdarmpunkte 4, 10 und 11.
- Die bei Knochenbrüchen eingesetzten Blut-Xue-bewegenden Rezepturen enthalten weitere Bestandteile, die entzündliche Reaktionen dämpfen und Entzündungsstoffe ausleiten, Hitze kühlen, die Geweberegeneration fördern.

19.21 Lähmungen

Lähmungen können vom Gehirn, vom Rückenmark oder von den langen Nerven ausgehen, die die Muskeln versorgen. Die wichtigsten Erkrankungen sind Schlaganfall, Querschnittslähmung nach Rückenmarkverletzung oder Polyneuropathie.

- Chinesische Beschreibung

Eine einheitliche chinesische Diagnose für diese unterschiedlichen Lähmungstypen lässt sich nicht formulieren.

- Therapie
- In jedem Fall ist es günstig, den Qi-Fluss anzuregen, und zwar durch einfühlsame Punktbehandlung auf der gelähmten Seite. Wenn hier keine Reaktion zu beobachten ist, sollte man versuchen, auf der gegenüberliegenden Seite ein möglichst deutliches Ausstrahlungsgefühl hervorzurufen. Geeignet sind

19

Punkte auf Magen-, Dickdarm- und Gallenblasenmeridian (z. B. Ma 36, 39, 44; Di 4, 6, 10, 11; Gb 20, 34, 39, 41) sowie Punkte von Meridianen, die unmittelbar von der Lähmung betroffen sind.

— Bei den Arzneirezepturen ist zu berücksichtigen, ob eine Spastik im Vordergrund steht, ob verletzungsbedingte Schlacken auszuscheiden sind oder ob der Gewebeaufbau zu fördern ist.

— Die unverzichtbare Übungsbehandlung sollte unbedingt darauf Wert legen, dass nicht ein isoliertes »Muskelaufbautraining« im Vordergrund steht, sondern dass vielmehr das Erleben, die Spürfähigkeit des bewegungsgestörten Körperteils angesprochen wird. Der Fluss von Qi-Xue wird durch starke Willküranstrengung eher behindert. Weniger Leistungsdenken hilft also mehr!

19.22 Magenschleimhautentzündung

Als Ursachen gelten überschießende Bildung von Magensäure und Besiedlung des Magens mit dem Erreger Helicobacter. Dementsprechend wird mit Säureblockern und Antibiotika behandelt.

■ Chinesische Beschreibung

Die 2 wichtigsten Mechanismen sind:

— Trübe Hitze im Magen. Symptome: Sodbrennen, Übelkeit, Beschwerden werden durch Essen eher verbessert.

— Kälte mit Qi-Blockade. Symptome: Klumpengefühl nach dem Essen, Spannung an den Rippenbögen, übertriebene Darmgeräusche, eher weiche Stühle. Essen hilft nicht, sondern verschlimmert.

■ Therapie

Akupunkturbehandlung Die Akupunkturbehandlung erfolgt über Punkte von Leber-, Perikard-, Magenmeridian, über die Alarmpunkte unten am Bauch und die Zustimmungspunkte am Rücken (Le 2, 3, 13 und 14; Ma 25, 36, 37; KG 12–15; Pc 6, 7; Bl 18–20.

Arzneitherapie In der Arzneitherapie werden Rezepturen gegeben, die trübe Hitze ausleiten und neutralisieren und solche, die wärmen und Qi-Blockaden lösen.

19.23 Mandelentzündung

■ Chinesische Beschreibung

Hier liegt oft eine Blut-Hitze-Erkrankung vor, bei der das Lymphsystem mitbetroffen ist.

▪ **Therapie**

— Hausmittel wie feuchtwarme Umschläge können hilfreich
sein. Sie leiten die Hitze nach außen ab. Die Wärme öffnet die
Hautgefäße und macht die Haut damit aufnahmebereit für
die innere Hitze. Behandlung der Punkte Lu 11 und Di 1.

— Am wirksamsten sind, besonders bei der schwer eitrigen
Mandelentzündung, chinesische Arzneirezepturen, welche
den Lymphfluss anregen, das Blut kühlen, die Schleimbil-
dungsfähigkeit anregen. Denn eine heftige Mandelentzündung heilt in der Regel nur dann zuverlässig aus, wenn in
der Heilungsphase die Schleimhäute produktiv werden und
Schleim produzieren.

— Zur Behandlung einer eitrigen Angina sollte man einen Arzt
konsultieren.

19.24 Migräne

Hier handelt es sich um schwere Kopfschmerzen, die in Anfällen auftreten und mit Sehstörungen, Übelkeit und Erbrechen
und anderen allgemeinen Symptomen wie Frieren und Taub-
heitsgefühlen verbunden sein können. Auffällig bei einem Migräneanfall ist die Monotonie seines Ablaufs. Wenn er einmal
angefangen hat, lässt er sich nur schwer beeinflussen. Jeder Mig-
ränepatient kennt seinen Anfall, die Vorboten, den Schmerz-
charakter und den Schmerzort (meistens halbseitig), er weiß,
wann das Erbrechen kommt usw. Die meisten Patienten machen
folgende Erfahrung: Wenn sie frühzeitig Tabletten nehmen,
um den Anfall abzufangen, bedeutet das oft, dass die zeitlichen
Abstände zwischen den Anfällen kürzer werden. Die Physiologen
haben Spannungsschwankungen an den Blutgefäßen des Kopfes,
Blutverteilungsstörungen, Wassereinlagerungen als mögliche
Schmerzursachen festgestellt. Psychologen wiederum finden bei
Migränepatienten häufig angepasste und harmoniebedürftige
Menschen, die gern »Mülleimer« für andere spielen und Schwierigkeiten haben, ihre eigenen Bedürfnisse und Aggressionen zu
artikulieren.

Auffällig ist noch eine weitere Erfahrung der Migränepatienten: Nach dem Anfall ist erst einmal Ruhe. Der Patient ist stabil
für Tage oder Wochen – als ob sich mit dem Anfall etwas entladen hätte.

Häufig lässt sich der Beginn eines Migräneanfalls mit
bestimmten Auslösern in einen zeitlichen Zusammenhang bringen: die Zyklusblutung, der Eisprung, der 21. Tag des Zyklus, der
die prämenstruelle Phase einleitet, bestimmte Nahrungsmittel,
Föhn und Wetterwechsel, Stress, Schlafmangel, Reizüberflutung,
Gerüche.

■ Chinesische Beschreibung

Die akuten Anfallsschmerzen sind Qi-regulierenden Maßnahmen wie der Akupunktur nur schwer zugänglich. Dies und ganz besonders der Zusammenhang der Kopfschmerzen mit dem Zyklus legen den Schluss nahe: *Ort der Migräneentstehung ist das Xue*. Auch die von den Physiologen beschriebenen Schwellungen im Bereich der Hirngefäße sind Störungen im Säftebereich. Genauere Analysen von Krankheits- und Heilungsverläufen führen zu 4 Krankheitsmechanismen:

— Die Bewegung und die Regelung vom Blut-Xue sind gestört. Auf diesen Mechanismus verweisen Beobachtungen von Frauen, die jahrelang unter Periodenschmerzen gelitten haben und von heute auf morgen anstelle der Unterleibsschmerzen eine periodenabhängige Migräne entwickeln. Seltener sieht man Frauen mit spärlicher Periodenblutung, die gelegentlich anstelle der Blutung einen Migräneanfall produzieren. Blutverteilungsstörungen gehören in die Pathologie der Bluthitze.

— Die Übelkeit unter dem Anfall verweist ebenso wie Migräneauslösung durch Nahrungsmittel auf trübe Hitze: Das Blut ist mit Schlacken überfrachtet, die auch schmerzhafte Reizerscheinungen an den Hirngefäßen hervorrufen können.

— Die Infektvorgeschichte – Anfallsauslösung durch Erkältung, chronische Entzündungsherde im Kopf – legen nahe, dass auch bei diesem Krankheitsbild der im Immunologiekapitel beschriebene Krankheitsmechanismus mit im Spiel ist.

— An besonders heftigen, pochenden, einschießenden Kopfschmerzen erkennen wir die Beteiligung eines Windmechanismus bei der Kopfschmerzentstehung.

■ Therapie
■ ■ Mit Arzneien

Im Vordergrund steht die *Intervallbehandlung* zwischen den Anfällen. Sie soll auf Dauer verhindern, dass sich immer wieder diese eigentümliche Spannung im Xue-Bereich aufbaut, die dann im Migräneanfall entladen wird.

Ein wichtiger Abschnitt in der Migränebehandlung von Frauen unter 50 ist die Zyklusregulierung. Hier werden je nach Zyklusphase unterschiedliche Rezepturen gegeben. Ihre Aufgabe ist es, das Hormonsystem in die Balance zu bringen, damit sich ein Zyklus von 28 Tagen – beschwerdefrei und mit regelrechter Blutung – aufbauen kann. Im Weiteren werden Rezepturen gegeben, die trübe Hitze neutralisieren und ausleiten. In manchen Fällen muss eine immunregulierende Langzeittherapie durchgeführt werden. Ihr Ziel ist es, eine reguläre, produktive Infektbewältigung und dadurch eine Sanierung von Kopfherden zu ermöglichen.

Behandlung im Anfall Ein günstiger Heilungsverlauf wird außerordentlich behindert, wenn der Patient seine Migränemittel weiter einnimmt. Nach Möglichkeit sollen diese Medikamente schon zu Beginn der Behandlung radikal abgesetzt werden. Dies führt in der Regel zu Entzugssymptomen. Neben Magen-Darm-Störungen kann es in der Entzugsphase gehäuft zu Schmerzattacken kommen. Um dem Patienten in dieser Situation eine Hilfe zu bieten, wurden Arzneirezepturen zur Anfallsbehandlung entwickelt. Diese Akutrezepturen können naturgemäß nicht das Ziel haben, den Schmerz vollständig abzustellen. Die Erfahrung hat nämlich gelehrt, dass Akutmittel, die – ähnlich wie die chemischen Migränemedikamente – den Migräneschmerz vollständig unterdrücken, einen Anfallsnachholbedarf erzeugen und damit die Anfallsfrequenz steigern. Die von uns verwendeten Anfallsrezepturen haben eine bescheidenere Zielrichtung. Sie sollen dem Organismus dabei helfen, den Migräneanfall zu verarbeiten, indem sie die Mitte (Funktionskreis Milz-Magen) von Feuchtigkeit-Schleim entlasten. So kann der Anfall leichter durchgestanden werden. Bei sehr schweren Schmerzen werden im Anfall Arzneimittel gegeben, die das Leber-Yang absenken, den Wind beruhigen und gleichzeitig das Abstürzen in eine Kältesituation verhindern.

■■ **Mit Akupunktur**

Auch wenn die erfolgreiche Behandlung einer schweren chronischen Migräne ohne Einsatz chinesischer Arzneimittel kaum erfolgversprechend sein dürfte, sind Akupunktur und manuelle wie pflegerische Maßnahmen ausgesprochen hilfreich und werden vom Patienten dankbar angenommen. Auch hier ist zwischen Intervallbehandlung und Behandlung im Anfall zu unterscheiden.

Behandlung im anfallsfreien Intervall Hier spielen Punkte eine Rolle, die für die Blutzirkulation zuständig sind: Le 3; Mi 6, 10; ferner Rückenpunkte Bl 12–21 und Bl 31–33, die das Abfließen von Hitze über den Blasenmeridian ermöglichen. Der Energiefluss im Gallenmeridian, die vitale Geschmeidigkeit sind zu fördern über Punkte des Gallenbasenmeridians wie Gb 34, 39 und 41 und über den Dreifachen Erwärmer. Ferner sind Punkte angezeigt, die helfen, den Zyklus zu regulieren, wie etwa Mi 6 und Ma 36. Bei Patienten, die nach dem Anfall in übertriebene euphorische Stimmung verfallen, ist der Herzmeridian mit zu behandeln.

Behandlung im Anfall Hier muss mit vorsichtigen Reizen gearbeitet werden, weil sonst die aus der Bluthitze hochschlagende Winddynamik ausgelöst wird. Also wärmen, lösende

Behandlung an den Gliedmaßen, Lösen des Nackens, dessen Verspannung zur Schmerzverstärkung führt. Punkte: Gb 41, 37, 34, 20. Vorsichtiges Bearbeiten von Verhärtungen im Bereich des Kopfverlaufs des Gallenblasenmeridians. 3 E 5, Pc 7, 6, letzterer v. a. bei Übelkeit. Gb 20 und Bl 10, absenken des Yang über He 3 oder Ma 40. Bei kalten Füßen Moxen von Ni 3–5, bei Zitteranfällen Ni 1, bei Unwohlsein Bauchmoxe versuchen.

Weiter können hilfreich sein: spannungsregulierende Maßnahmen wie Qigong, regelmäßige Spaziergänge, Kreislauftraining nach Kneipp mit kaltem Wasser, Ernährung nach den Regeln von F.X. Mayr, ebenso wie eine psychotherapeutische Aufarbeitung innerer Konfliktsituationen.

19.25 Multiple Sklerose

Die multiple Sklerose (MS) ist eine Autoimmunerkrankung, bei der es aufgrund von herdförmigen Entzündungen zu Substanzabbau an den Nervenleitungen im Zentralnervensystem kommt. Symptome können sein: Gehstörungen, Schwäche, Störung der Bewegungskoordination, verschlechtertes Sehen, undeutliche Sprache, leichte Erschöpfbarkeit, Sensibilitätsstörungen, Spastik mit Schmerzen. Häufig sind die Funktionen der Blasenentleerung, seltener auch die des Enddarms gestört. Es gibt leichtere Formen und sehr schwere Verläufe, die zu Lähmungen führen.

■ **Chinesische Beschreibung**
Bei der multiplen Sklerose sind Entzündungsprozesse in die tiefste Schicht, die der Niere zugerechnet wird, abgesunken. Die maßgeblichen Krankheitsfaktoren sind Kälte und Schleim. Die häufig zu beobachtende Auslösung von Krankheitsschüben durch Erkältungen verweist auf einen Krankheitsmechanismus, wie er im Kap. Immunologie beschrieben wurde. Das Ersticken der Vitalkräfte unter der Gewalt des kalten Schleimes erzeugt bei manchen Patienten eine innere Panik, die schließlich die Verbindung von Yin und Yang lockert. Dies hat wiederum 2 Auswirkungen:

- Die Erregbarkeitsschwelle sinkt, der Patient wird anfällig für Wetterwechsel, Wind und windartige Einflüsse.
- Es kommt zu Abspaltungserscheinungen. Das aktive Ich gibt den Kampf um den eigenen Körper auf und entfaltet sich dafür umso intensiver in der äußeren Welt. Der Rollstuhl, so hilfreich er im Alltag ist, verstärkt diese Spaltung: Der Obere Erwärmer entfaltet sein Qi, der Untere Erwärmer wird immer kälter und steifer.

Die Abspaltung des Yang vom Yin kann verschiedene Gesichter haben. Es gibt den euphorischen Patienten, der sich gern in eine Phantasiewelt zurückzieht. Daneben findet man den Patienten mit aggressiv-vorwurfsvoller Grundhaltung. Er weigert sich, die Behinderung durch die MS als seine eigene anzunehmen und sucht nach Schuldigen. Was ihm nicht gelingt, ist die Trauerarbeit der Lunge. Eine unbewegliche Lunge aber kann das Aggressionspotenzial der Leber nicht mehr bändigen, der Enkel lehnt sich gegen die Großmutter auf. Hinter allem steht die Angst. Sie hindert den Menschen, den Absprung von der Lunge zur Niere zu wagen.

- ▪ Therapie
- — Akupunktur, Moxibustion, Qigong und manuelle Verfahren haben einen hohen Stellenwert in der Behandlung von MS-Patienten. Ihr gemeinsames Ziel ist die Anregung des Qi-Flusses im ganzen Körper. Er zeigt sich in Form von Erwärmungen, Zunahme der Spürfähigkeit, Nachlassen der Spastik, verbesserter Beweglichkeit. Vordringliche Behandlungsaufgabe ist es, die Stauungen im Unterbauch aufzulösen. Sie sind teufelskreisartig mit der gestörten Ausscheidungsfunktion verbunden und können Schmerzen und andere muskuläre Störungen verstärken. Wichtige Akupunkturpunkte: Ma 36 als Hauptpunkt zur Qi-Bewegung, weiter Bauchpunkte, Punkte auf den Meridianen von Blase (Energiefluss Kopf-Rücken-Füße), Leber, Gallenblase, Niere, Magen, Dickdarm.
- — Die Behandlung der Abspaltungstendenzen des Patienten braucht viel Zeit und Feingefühl, weil sie den Menschen mit seiner Behinderung konfrontiert. Gegenüber sanft absenkenden und Qi-regulierenden Maßnahmen haben die therapeutischen Schritte den Vorrang, die, von außen oder innen, den Unteren Erwärmer beleben. Dies ist Aufgabe der Langzeittherapie. Arzneimittel, Akupunktur, Moxibustion und manuelle Methoden sind hier gemeinsam gefordert.

19.26 Neuralgien

Neuralgien sind Schmerzen im Bereich von sensiblen Nerven. Am bekanntesten ist die Gesichtsneuralgie, die Trigeminusneuralgie und die Neuralgie nach Gürtelrose (Herpes zoster). Diese Schmerzen können äußerst heftig sein, plötzlich einschießen und den Patienten schier zum Wahnsinn treiben.

■ Chinesische Beschreibung

Typische Winderkrankung auf der Basis von Qi- oder Xue-Stauungen, oft verbunden mit Schleim.

■ Therapie

— Die Meridianbehandlung der Gesichtsneuralgie wird im Wesentlichen auf die Leitbahnen Magen und Dickdarm, die für das Gesicht zuständig sind, beschränkt. Punkte: Ma 44, 40, 36; Di 4, 6, 10, 11, 14; ferner: KG 12, 3 E 5. Auch Punkte an Kopf und Gesicht können auf der nichterkrankten Seite mit einbezogen werden. Wenn die Kälteschädigung im Vordergrund steht – z. B. Verschlimmerung durch kalten Wind – ist Moxabehandlung günstig. Vorsicht bei Punkten, die die Säftebewegung fördern! Sie können die Schmerzen verschlimmern, insbesondere Mi 6.

— Arzneirezepturen enthalten säftebewegende und schleimausleitende Bestandteile. Erwärmende Zusätze können von Fall zu Fall nützlich sein. Bei sehr schweren Schmerzattacken werden im Anfall Arzneimittel gegeben, die das Leber-Yang absenken, den Wind beruhigen und gleichzeitig das Abstürzen in eine Kältesituation verhindern.

19.27 Neurodermitis

Die Neurodermitis, auch »endogenes Ekzem« genannt, ist eine mit Entzündungen und Juckreiz verbundene Hauterkrankung. Neurodermitis, Asthma und Heuschnupfen gehören zusammen. Sie bilden den Formenkreis der »Atopie«. Neurodermitis ist heilbar. Entscheidend für die Heilung ist die Einsicht, dass die Neurodermitis von innen kommt und folglich mit Salben nicht zu heilen ist. Die Haut ist bei der Neurodermitis eher Opfer als Täter.

■ Chinesische Beschreibung

— Entzündliche Schlacken und Stauungen im Bereich der Säfte, die in einem Versuch der Entlastung vom Körperinneren in die Haut getragen werden.

— Lungenschwäche, d. h. Probleme der Abgrenzung gegenüber äußeren und inneren Zumutungen.

— Lungen-Yin-Schwäche, d. h. dünne, trockene, avitale Haut.

■ Therapie

— Zunächst gilt es, Belastungsfaktoren zu erkennen und nach Möglichkeit auszuschalten. Die wichtigsten Belastungsfaktoren sind Nahrungsmittel. Tierisches Eiweiß inklusive Milcheiweiß (Käse, Quark, Yoghurt, Milch) sind mit Vorsicht zu genießen und bei schweren Fällen ganz zu meiden. Bei Atemwegsinfekten ist eine klare Erkältungshygiene zu befolgen, d. h. Schonung, Wärme, wenig essen.

— Die akuten Beschwerden lassen sich über hautwirksame und hitzekühlende Punkte rasch lindern: Lenkergefäß 14, Bl 11, Di 11, 4 (bluten lassen). Ferner Mi 10, 3 E 5.

— Die **chinesische Arzneitherapie** versucht zunächst die entzündlichen Schlacken aus dem Körper durch kühle blutreinigende Rezepturen herauszuholen. Nach deren Einnahme – als Zeichen der Wirksamkeit – muss der Stuhlgang anfangen zu stinken. Bei Infekten wird versucht, durch infektlenkende Rezepturen ein Absinken des Entzündungspotenzials unter das Schleimhautniveau (Schicht von Wei-Qi und Qi) in den Bereich der Säfte-Xue zu verhindern. Weitere Aufgabe der Arzneimittel ist es, die Oberflächenenergie (Wei-Qi) zu stärken und beweglich zu halten sowie die Säfte-Xue und das Lungen-Yin zu ernähren. Letzteres allerdings erst, wenn die Entzündung abgeklungen und die Haut weitgehend von Entzündungsstoffen und -knoten befreit ist. In diesem Stadium leidet der Patient weniger unter Juckreiz als an der Empfindlichkeit und Trockenheit der Haut.

— Bei manchen Neurodermitispatienten stehen soziale Kontaktprobleme und ein gestörter Spannungshaushalt im Vordergrund. Hier empfiehlt sich eine Regelung des Verhältnisses von Lunge und Leber. Das heißt, das Leber-Qi muss entspannt und reguliert werden, damit die Kontrolle der Lunge (als Großmutter) über die Leber (den Enkel) wieder greifen kann. Akupunkturpunkte: Le 3, Mi 6, Ma 36, Pc 6, Lu 9, 1, 5. Auch Leber-Qi-regulierende Rezepturen, die gleichzeitig den Wind neutralisieren, können hier hilfreich sein.

19.28 Panikattacken

■ Chinesische Beschreibung

Bei Panikattacken handelt es sich häufig um ein zum Herzen hochschlagendes Leber-Yang mit Schleim.

■ Therapie

Die hierfür bestimmten Rezepturen haben die Aufgabe, Blut zu bewegen, das Yang abzusenken, Schleim umzuwandeln und auszuleiten. Sie können die Erkrankung oft in wenigen Wochen deutlich lindern. Bei Kälte ist die Moxabehandlung von Ni 1 hilfreich.

19.29 **Periodenschmerzen**

- Chinesische Beschreibung

Die Monatsblutung hat eine anspruchsvolle Zusammenarbeit von Qi und Xue zur Voraussetzung. Das Blut-Xue muss gesammelt werden (prämenstruelle Phase) und in wenigen Tagen durch kräftige Qi-Impulse ausgetrieben werden.

Schmerzen entstehen durch Qi-Blockaden, Xue-Stauung, Kälte, Schleim, selten auch: Xue-Mangel.

- Therapie
- Akupunkturpunkte: Ma 36 und Mi 6; Le 3 und Mi 10; Pc 6. Moxa an Bauch oder Le 3 bei Kälte sinnvoll.
- Akutrezepturen sollen eine radikale Wirkung haben: Qi-Blockaden oder Blut-Xue-Stauungen zerschlagen, intensiv wärmen.

19.30 **Polyneuropathie (PNP)**

Relativ häufige (4–8 % der Bevölkerung), meist chronisch fortschreitende Erkrankung vorzugsweise des höheren Lebensalters.

Symptome Taubheitsgefühle, Missempfindungen wie Manschettengefühl, Überempfindlichkeit, Schmerzen, Fremdkörpergefühl unter den Fußsohlen, Brennen, Krämpfe, zunehmender Verlust der Sensibilität für Berührung und warm/kalt. Schließlich folgen motorische Störungen wie unsicherer Gang, Schwankschwindel, Muskelschwäche, Lähmung. Beginn meist an den Füßen (symmetrisch!), aufsteigend zu den Knien und Oberschenkeln, auch Beteiligung der Finger, Hände, Arme mit Störungen der Fein- und schließlich auch Grobmotorik.

Krankheitsmechanismus Allmähliche Zerstörung der langen dünnen Nervenfasern durch Gifte oder entzündliche Prozesse.

Ursachen Zuckerkrankheit, Alkoholismus, Industrie- und Umweltgifte, Medikamente, innere Erkrankungen.

Konventionelle Therapie Diese beschränkt sich meist auf Schmerzbehandlung, die allerdings das Fortschreiten der Erkrankung nicht verhindern kann.

- **Chinesische Beschreibung**
- An erster Stelle steht das Konzept des inneren Schleimes (»Tan«); es hat sich bei der Therapieentwicklung am besten bewährt. »Tan« umfasst, wie beschrieben, alle unerwünschten Substanzen, die sich auf Dauer den physiologischen Klärungs- und Ausscheidungsfunktionen entzogen haben. Dazu gehören offensichtlich auch Gifte oder durch Gifteinwirkung ausgelöste innere Verschlackungsprozesse.
- »Tan« hat die Tendenz, in die unteren Körperpartien abzusinken, sich dort aufsteigend anzusammeln und ein gewebsschädigendes Potenzial zu entfalten.
- Die Biochemie des »Tan«, ist ungeklärt. Wir haben gute Gründe für die Annahme, dass bei der Tan-Entstehung Eiweiße oder Fragmente von Eiweißmolekülen eine Rolle spielen – in Frage kommen zirkulierende »Immunabfälle« aus Alltagsentzündungen oder Gewebemauserungen, aber auch Körpereiweiße, die mit Giften eine Verbindung eingegangen sind und dadurch Immunprozesse auslösen.

- **Therapie**
- **Chinesische Arzneirezepturen**

Mithilfe der chinesischen Arzneirezepturen gelingt es, die Tan-Deponien aufzulösen, in die Zirkulation zu überführen und über den Darm und die Schleimhäute der Atmungsorgane auszuscheiden. So beobachten wir in der Besserungsphase der PNP-Symptome auffällige Veränderungen der Stuhlbeschaffenheit und Schleimausscheidung über Nase und Bronchien.

Die Chinesische Medizin spricht von »Mobilisierung, Umwandlung und Ausscheidung von Tan«.

Die Kunst der Arzneitherapie besteht,
auf eine kurze Formel gebracht, darin, unsere für diese Krankheit entworfenen einigermaßen aggressiven Basisrezepturen so zu modifizieren und immer wieder dem Verlauf anzupassen, dass die Reaktionsfähigkeit des Patienten weder über- noch unterfordert wird.

Unverzichtbar bei PNP sind äußere Behandlungen. Sie dienen der Regelung des Qi-Flusses und der vorsichtigen sensomotorischen Aktivierung.

- - **Akupunktur**

Für die Akupunktur wählen wir lokale Punkte aus dem Grenzbereich zwischen normaler und gestörter Sensibilität. So z. B. Ma 34, Ma 36, Ma 40, auch Punkte des Gallenblasenmeridians an Unter- und Oberschenkel. Es soll versucht werden, das De-Qi-Gefühl vom gesunden in den erkrankten Bereich zu lenken. Abschnitte mit stark verminderter oder erloschener

19

Sensibilität werden nicht akupunktiert. Fernpunkte nach Allgemeinbefund.

■ ■ Körpertherapie

Auch die Körpertherapien dienen der sensomotorischen Belebung minderversorgter Regionen. Wichtig ist hier die Stärkung der Yin-Funktionen etwa mit Hilfe der Psychotonik. Die Anspannung der Willenskräfte soll zurückgenommen werden. Gefördert werden soll die Bereitschaft, Dinge geschehen zu lassen, zu spüren.

Das Einreiben mit »Pferdesalbe« und anderen Reizstoffen kann kurzfristig Erleichterung bringen, soll aber nicht übertrieben werden. Nachhaltiger wirksam sind Linsen-Fuß- oder Handbäder.

Kneipp-Anwendungen, regelmäßige Bewegung in einer möglichst entspannten, »gelösten« Weise, »schleim«reduzierte Kost (Milcheiweißprodukte, Zucker, Schweinefleisch), Abendfasten, biologische Stuhlregulierung unterstützen das chinesische Behandlungsprogramm.

19.31 Prostatitis

Die oft als psychosomatische Erkrankung eingeordnete chronische Prostatitis befällt v. a. jüngere Männer. Symptome sind: Druckgefühl am Damm, oft mit Ausstrahlung in die Kniekehlen im Bereich des Nierenmeridians oder in die Geschlechtsteile, Beschwerden beim Wasserlassen und beim Samenerguss, manchmal Blut oder Eiter in der Samenflüssigkeit, Reizblase.

■   Chinesische Beschreibung

Hier lässt sich häufig in der Entstehungsphase der Erkrankung ein Absinken von Kälteinfekten der Atemwege in den Unteren Erwärmer beobachten.

■   Therapie

– Punkte auf dem Kreuzbein Bl 31–34; Ni 3–4 und 10; Konzeptionsgefäß 3, Punkte auf dem Lebermeridian können hilfreich sein, desgleichen warme Sitzbäder.

– Die chinesischen Rezepturen sollen zunächst erwärmen und den Schleim, d. h. die angesammelten Entzündungsschlacken, ausleiten, sie müssen im Weiteren eine Rückentwicklung des Erkältungsprozesses an die Atmungsorgane, den Ursprungsort, auf den Weg bringen.

19.32 Reizdarm

Wird auch »Colon irritabile« genannt. Symptome sind Blähungen, aufgetriebener Leib, Bauchkrämpfe und unregelmäßige Stühle. Wenn die gastroenterologische Untersuchung keine organischen Krankheiten feststellt, bleibt oft die Verlegenheitsdiagnose »Reizdarm« übrig.

■ Chinesische Beschreibung

Hier handelt es sich meistens um ein Qi-Problem: Übergreifen eines gestauten Leber-Qi auf die Verdauungsorgane bei gleichzeitiger Kälte.

■ Therapie
— Punkte vom Dickdarm-, Leber-, Gallenblasen- und Magenmeridian, zusätzlich Milzmeridian können behandelt werden durch Akupressur und bei Bedarf Moxa: Di 10, 11; Le 3, 13, 14; Gb 34, 41; Ma 19, 20, 25, 36, 37; Mi 3, 4.
— Auch die Arzneirezepturen kombinieren beim Reizdarm häufig entspannende und wärmende Bestandteile. Obwohl der Reizdarm als zwar quälende, aber letztlich ungefährliche Krankheit gilt, kann seine Behandlung sehr diffizil sein und eine beträchtliche Zeit erfordern, bis die passende Rezeptur gefunden ist.

19.33 Restless-Legs-Syndrom (RLS), Syndrom der unruhigen Beine

Das RLS ist eine verbreitete Erkrankung. Die Angaben zur Häufigkeit des RLS in Deutschland schwanken zwischen 4 und 8 %.

Symptome   Die Symptome sind zu beschreiben als Druck, Spannungs- und Unruhegefühl in den Beinen, im Beckenbereich, selten auch in Schultergürtel und Armen. Dieser Unruheherd lässt sich vorübergehend entlasten durch Bewegung der Beine oder durch heftige Hautreizungen mit kaltem Wasser, Bürsten, massieren u. ä. Die Empfindungen sind einem starken Juckreiz ähnlich, der sich aber nicht an der Haut abspielt, sondern in die Tiefe des Körpers verlagert ist. Und so wie Kratzen beim Juckreiz oft vorübergehend Linderung schafft, ist es beim RLS die Bewegung, das Gehen. Zu allermeist tritt das Leiden abends in Erscheinung, beim Schlafengehen, ferner in Situationen eingeschränkter Bewegungsfreiheit der Beine, etwa im Theater, im Flugzeug usw.

19

Krankheitsmechanismus   Ein solcher ist nicht bekannt. Zu den wenigen bekannten Faktoren, die das Auftreten eines RLS begünstigen, gehören Schwangerschaft, Eisenmangel, Nierenerkrankungen. Auslösend oder verschlimmernd wirken Rauchen, Rotwein, Kaffee. Nicht selten besteht gleichzeitig eine Polyneuropathie.

Konventionelle Therapie   Da die inzwischen standardmäßige Behandlung mit Parkinsonmedikamenten erhebliche Langzeitrisiken in sich birgt, außerdem in dem Ruf steht, ein gelegentlich auftretendes RLS in ein dauerhaftes RLS zu verwandeln, wird nach Alternativen gesucht. Eine wirksame Alternative bietet die chinesische Medizin, insbesondere die Arzneitherapie.

- **Chinesische Beschreibung**

Es handelt sich um eine Stauung, bedingt durch trübe Hitze im Bereich »Unterer Erwärmer« (selten auch »Oberer Erwärmer«). Formen von Trüber Hitze-Schleim sind maßgeblich beteiligt an der Entstehung von Polyneuropathie, Schwangerschaftserbrechen und Neurodermitis.

- **Therapie**

- Die Gabe von Arzneikombinationen, die den »Unteren Erwärmer« freimachen, die Trübe Hitze umwandeln und zur Ausscheidung bringen, hilft erstaunlich schnell und sicher. Probleme macht die Vorbehandlung mit Medikamenten, die bei Parkinsonpatienten eingesetzt werden und dort (mangels echter Alternativen) eine große Hilfe darstellen. Da diese Mittel relativ rasch zur Entwicklung einer Medikamententoleranz führen, deshalb eine regelmäßige Erhöhung der Dosis erforderlich machen, ohne den Krankheitsprozess wirklich positiv beeinflussen zu können, setzen wir sie im Verlauf unserer Behandlung vorsichtig ab. Vorsichtig, weil die Gewöhnung an die Mittel zu schweren und schwersten Entzugssymptomen führen kann mit körperlichen Unruhezuständen, wie sie die Patienten vor Beginn der Therapie nicht kannten. Das Ausschleichen der Parkinsonmedikamente kann ein Jahr und länger dauern.

- Ähnlich wie bei der Polyneuropathie ist die Kombination mit äußeren Behandlungen wie Akupunktur unverzichtbar. Ma 36 und andere Punkte im Kniebereich sind nützlich, Yin-Yang-Kombinationen naheliegend zur Anregung der Säftebewegung und zur Förderung der Tiefenentspannung.

- Die Ernährung sollte so gewählt werden, dass dem Entstehen einer trüben Hitze vorgebeugt wird, also Milcheiweiß reduziert, Zucker, Alkohol, Schweinefleisch sparsam, auf individuelle Nahrungsmittelunverträglichkeiten achten, durch die das RLS spürbar verschlechtert werden kann. Auch hier ist Abendfasten eine sinnvolle Ergänzung.

19.34 Schlafstörungen

■ Chinesische Beschreibung

Der Schlaf wird vom Herzen regiert. Wir unterscheiden 3 Formen der Störung:

— Einschlafstörungen; hier liegen Leberprobleme vor. Übergroße innere Aktivität, Ehrgeiz, Anspannung. Der Mensch kann nicht loslassen, um von der Holz-Leber- in die Feuer-Herz-Phase zu finden.

— Durchschlafstörungen aufgrund von Hitzefeuchtigkeit. Die Milz hat die anfallenden Speisen, aber auch emotionale Probleme nicht klären können. Es gärt in einem. Ab und zu treiben Erregungswogen (Hitzeschleim) nach oben und irritieren das Herz.

— Durchschlafstörungen aufgrund von Erschöpfung des Herzens. Die Yin-Kräfte sind geschwächt, das Herz-Qi (Shen) kann nicht mehr gesammelt und konzentriert werden.

■ Therapie

Nach Formen der Störung getrennt:

— Das Leber-Yang beruhigen und entspannen. Punkte: Leber 2, 3, 14; Milz 6; Blase 18, 19; Perikard 7, 6; Herz 3; Lenkergefäß 20. Arzneirezepturen, die das Leber-Yang beruhigen.

— Punkte: Milz 3, 6; Magen 36, 40; KG 12, 15; Herz 7; Blase 15, 20, 21. Rezepturen, die die Milz stärken und Hitzefeuchtigkeit zur Ausscheidung bringen. Abends nichts essen.

— Punkte: Niere 3; Herz 7, 3; Blase 15. Rezepturen, die das Herz-Yin aufbauen und stabilisieren.

— In allen Fällen gilt: Bei kalten Füßen wärmen. Zum Beispiel Moxa auf Niere 3 und Milz 6.

19.35 Schmerzerkrankungen

Mit der Einteilung »Schmerzerkrankungen« werden Krankheiten nach der reinen Symptomatik zusammengefasst, unabhängig von ihrer Ursache und dem Erkrankungsort.

■ Chinesische Beschreibung

Vor 30 Jahren wurden im Westen Filmaufnahmen aus China gezeigt, auf denen Patienten unter »Akupunkturnarkose« operiert wurden. Damals hat sich in den Köpfen hierzulande die Meinung festgesetzt, Akupunktur sei dazu da, um Schmerzen auszuschalten. Diese Meinung muss in zweierlei Hinsicht korrigiert werden: 1. kann die Akupunktur wesentlich mehr, als Schmerzen lindern, und 2. ist die Vorstellung, Schmerzen auszuschalten, ein ganz unchinesischer Gedanke. Schmerz wird in der Chinesischen Medizin zunächst einmal als Signal ernst genommen, das uns diagnostische Informationen über Störungen im Inneren des Menschen liefert, Informationen, die auf anderem Wege oft gar nicht zu gewinnen sind. Wie hilfreich wäre es z. B., wenn eine Krebserkrankung sich im Frühstadium regelmäßig durch Schmerzen bemerkbar machen würde.

Die TCM interpretiert Schmerz als Qi-Blockade. Das heißt: der physiologische »Energiefluss« ist unterbrochen; der Körper kämpft darum, diese energetische Engstelle wieder durchlässig zu machen. Welche Agenzien und Störfaktoren für die Blockade verantwortlich sind und wie der Körper seine Gegenmaßnahmen organisiert, darüber liefern uns Schmerzqualität und -ort erste diagnostische Hinweise: Plötzlich einschießender, stechender oder nach Ort und Intensität wechselnder Schmerz verweist auf Wind als Agens; dumpfer, lähmender Schmerz auf Feuchtigkeit; brutaler, schneidender Schmerz auf Kälteblockaden.

Alle Qi-Blockaden haben eine Geschichte, machen eine Entwicklung durch. Diese Entwicklung kann andere Qualitäten als die ursprünglichen hervorbringen: Wenn die Blockade des Lebensflusses zur Anhäufung von Schlacken führt, entsteht eine Feuchtigkeitsstörung, wenn die Energien sich an der Barriere heiß laufen, entsteht Hitze. Wenn die Energien so abgebremst oder abgelöscht werden, dass nicht mehr genügend Lebenswärme gebildet wird, entsteht eine Kälte.

- Therapie
- Akupunktur ist ausgesprochen schmerzwirksam, da sie unabhängig vom gestochenen Punkt in jedem Fall den Fluss von Qi und Xue in Gang bringt.
- Bei chronischen Schmerzerkrankungen kommt man oft auch mit Serien von Akupunkturbehandlungen nicht zum Ziel; dies besonders, wenn Altlasten mit im Spiel sind, sei es in Form von innerem Schleim, sei es im Sinne einer psychischen oder immunologischen Regulationsstörung. Ihre Bearbeitung gehört zu den Aufgaben der chinesischen Arzneitherapie.

19.36 Schwindel

Schwindel, meist in Form von Dreh- oder Schwankschwindel, kann Hinweise geben auf das Vorliegen von Erkrankungen, die zu neurologischen, internistischen und HNO-ärztlichen Untersuchungen Anlass geben. In den meisten Fällen wird keine therapeutisch wegweisende Ursache gefunden. Ein Sonderfall ist der Morbus Menière. Er führt zu Schwindelattacken mit Übelkeit, Erbrechen und Ohrgeräuschen.

■ Chinesische Beschreibung

»Kein Schwindel ohne Schleim« lautet eine chinesische Regel. Ein Schleimprozess, der über das »obere Haltenetz der Lunge« (s. Sinusitis), also die Nebenhöhlen weiter nach oben gestiegen ist, wird meist von Wind oder vom hochschlagenden Leber-Yang transportiert.

■ Therapie

Behandelt wird mit Rezepturen, die den Wind beruhigen und das Yang absenken, v. a. aber den Schleim umwandeln und ausleiten.

19.37 Sinusitis/Nebenhöhlenerkrankungen

Die Nasennebenhöhlen sind luftgefüllte Hohlräume im Gesichtsschädel, die innen mit Schleimhaut ausgekleidet und über Schleimhautgänge mit dem Nasenrachen verbunden sind. Am häufigsten sind Entzündungen der Stirnhöhlen und der Kieferhöhlen. Symptome: Gesichtsschmerz, Kopfschmerz, Schmerzen beim Klopfen auf die Jochbeine oder auf die Stirnkammer, Druckgefühl, evtl. Fieber, tränende Augen, verstopfte Nase; möglicherweise schleimige Absonderungen aus der Nase oder Schleim, der nach hinten die Rachenwand hinunterläuft.

■ Chinesische Beschreibung

Der Funktionskreis Lunge bildet sowohl oberes Auffangdach als auch unteres Auffangbecken für Schleimprozesse. Unten für Kälteschleim (chronischer Husten), oben für hochtreibende, heiße Schleimprozesse (Sinusitis). Wenn das obere Auffangdach nicht hält, sehen wir Schwindel oder andere Kopfkrankheiten. Die hier wirksame Hitze im oberen Teil der Lunge kann sich bei akuten Infekten entwickeln, kann aber auch als Dauerzustand über Jahre vor sich hin köcheln.

Wie kommt die Hitze und der Schleim in den Kopf? Konstitutionelle Voraussetzung ist häufig ein gestörter Leber-Qi-Fluss, d. h. eine Neigung zu energetischen Stauungen und Hitzeentwicklung, die nach oben geht. Betroffen sind also eher ehrgeizige, verspannte, verkopfte Menschen.

Akutentwicklung: Im Verlauf eines Infekts kommt es zu einer Kälteblockade in den Atmungsorganen. Diese entwickelt, wie jede Blockade, Hitze, mit oder ohne Schleim. Die Hitze steigt nach oben. Im weiteren Verlauf kann die Schleimbildung im Kopf so ergiebig sein, dass der Schleim wieder nach unten absinkt und zu Husten führt. Dieser Ping-Pong-Mechanismus zwischen Hitze oben und Kälteschleim unten heißt in der westlichen Medizin sinubronchiales Syndrom.

- **Therapie**
- Akut Hitze verteilen: Bei kühlem Kopf Wärme, Wollmütze, bei kalten Füßen heißes Fußbad. Moxa an den Fußpunkten. Behandlung von Dickdarm, Lungen und Magenpunkten.
- Lokal: Blasenpunkte Bl 10, 1, 2, 4; bei viel Schleim Ma 40; Konzeptionsgefäß 12; Mi 3, 6; bei wenig Schleim und viel Hitze: Le 2; Pc 7, 6; Lenkergefäß 14, 20; Bl 18, 19.
- Arzneibehandlung wie bei Atemwegsinfekt beschrieben.

19.38 Sucht

Verbreitete Suchtmittel sind: Zigaretten, Alkohol, Tabletten, Heroin und verwandte Opiate, Haschisch. Zur Esssucht s. auch Bulimie.

Sucht ist ein großes gesellschaftliches Problem. Einige Mio. Menschen in Deutschland sind abhängig. Suchtbehandlung ist nur möglich, wenn der Patient selber den ernsthaften Entschluss gefasst hat, von der Droge wegzukommen und für dieses schwierige Unterfangen therapeutische Hilfe in Anspruch nehmen will.

- **Chinesische Beschreibung**

Was passiert aus chinesischer Sicht mit dem Menschen bei der Sucht? Nehmen wir als Beispiel das Heroin, einen Abkömmling des Morphiums.

Das Morphium ist eine Substanz, mit der es interessanterweise dem Mohn gelungen ist, eine körpereigene Stoffklasse nachzuahmen: die Endorphine. Diese Botenstoffe der Zentralnervensystems spielen als »Glücksmoleküle« eine wichtige Rolle in unserem Seelenhaushalt. Sie regeln das Auf und Ab von Lust- und Unlustempfindungen und sind damit eine Schaltstelle unserer inneren Belohnungssysteme.

Jeder Bergwanderer kennt diese harte 1. Stunde, bis man den Rhythmus im Steigen gefunden, die Folgen des letzten Hüttenabends und das Drücken des Rucksacks überwunden, nebenbei auch das Ziel ein wenig vergessen hat und einen das berühmte Glücksgefühl am Berg überkommt. Dieser Entwicklungsprozess, durch Mühsal zum Erfolg, wird durch die Endorphine vermittelt.

Jeder, der diese vitale Achse unserer Leistungsmotivation, diesen ewigen Rhythmus von Anspannung und Entspannung in seiner Bedeutung kennt, wird über die persönlichkeitsverändernde Wirkung einer Dauerbelohnung ohne vorausgegangene Entbehrungen nicht erstaunt sein. Denn was uns das Morphium gibt – alle aggressiven Gefühle, aber auch alles »du musst«, »du sollst«, sind wie weggeschwemmt; eine wohlige Tiefenentspannung breitet sich aus, die nach Wiederholung schreit – das schlägt ins Gegenteil um, wenn wir den Stoff nicht mehr haben. Dann kann es sein, dass einen alle Gespenster des Nichterledigten verfolgen oder einfach nur sinnentleerte chaotische Spannungsimpulse und Schmerzen durch den Körper hindurch jagen. Manche brauchen lange, bis sie es wieder gelernt haben, die Alltagsaktivitäten in ihrem eigenen Wechsel von Lust und Unlust zu organisieren.

Durch die ständig wiederholte Einnahme von Suchtmitteln wird also der Funktionskreis Herz übermäßig aufgebläht und so zerrüttet, dass die Anbindung an den vorausgehenden Funktionskreis Leber und an den nachfolgenden Funktionskreis Milz aus der Übung kommt. Das heißt, der Patient verlernt, eigene Spannungs- und Aktivitätsimpulse vernünftig zu kanalisieren, und er verlernt, aus der Ekstase wieder den Übergang in die Nüchternheit und die Mühsal des Alltags anzunehmen. Außerdem ist in den meisten Fällen die aufnehmende, ausgleichende und verarbeitende Funktion der Milz so gestört, dass sich Feuchtigkeit und Schleim ansammeln.

Beim Süchtigen ist der Suchtstoff im Bewusstsein ständig präsent, er kommt nicht davon los. Dieses Suchtgedächtnis wird vom Herzschleim repräsentiert. Schleim, Inbegriff aller Ablagerungen, enthält in sich die Spuren der Vergangenheit und damit, bei der Sucht, die Erinnerung an vorangegangene Befriedigungserlebnisse. Nimmt der Herzschleim überhand, bricht er in die Ordnung der Persönlichkeit ein. Es bildet sich das Sucht-Ich aus, das die äußere Wirklichkeit schließlich nur noch durch das Filter möglicher Suchtbefriedigung wahrnimmt.

- ▪ Therapie
- ▬ Im akuten Entzug geht es in erster Linie darum, die überhandnehmenden inneren Unruhe- und Spannungszustände zu beruhigen und zu lenken. Hierzu dienen folgende Punkte: Le 2, 3; Pc 7, 6; He 7, 6, 3; Ma 40, 36; LG 20, Punkte am oberen Rücken, Punkte im Bereich des Rippenbogens. Bei Bedarf kann die Moxibustion von Ni 1 hilfreich sein (kalte Füße, Zittern, Angst).
- ▬ In der Regel wird man aber im akuten Entzugsgeschehen ohne Arzneirezepturen nicht auskommen. Ihre Aufgabe ist es, Leber- und Herz-Qi zu kühlen und abzusenken, den Energiefluss zu lösen und zu beruhigen, Schleim umzuwandeln.
- ▬ Die nach der akuten Entzugsphase notwendige stabilisierende Behandlung soll das weiter bestehende Suchtpotenzial abbauen und den Wiederaufbau des Körpers und der Persönlichkeit des Patienten unterstützen. Arzneimittel, die Herzschleim neutralisieren und ausscheiden, haben die ungewöhnliche Fähigkeit, die Suchterinnerung allmählich

19

abzubauen. Sie werden z. B. in Drogenkliniken Thailands mit Erfolg eingesetzt. Die Wirkung dieser kühl-trocknenden Arzneien hinterlässt allerdings eine Art Leerstelle im Funktionskreis des Herzens, in die die suchtgeschädigten Anteile der Persönlichkeit wieder hineinwachsen müssen. Der Mensch muss wieder lernen, in einer Gemeinschaft zu leben und zu arbeiten. Dieser Teil der Herzbehandlung, die Regeneration der Persönlichkeitsstruktur, gehört nicht in den Aufgabenbereich der chinesischen Arzneitherapie.

19.39 Wechseljahrsbeschwerden

Die Wechseljahre sind in unseren Augen keine Krankheit, sondern eine normale Umstellungsphase im Leben der Frauen. Viele Frauen leiden unter Wechseljahrbeschwerden: Hitzewallungen, Beklemmungsgefühle, Atemprobleme, Depressionen, Herzklopfen, Schlafstörungen, emotionale Unausgeglichenheit, Blasenstörungen.

■ Chinesische Beschreibung

Mit dem Ausbleiben dessen, was in früheren Zeiten als »monatliche Reinigung« bezeichnet wurde, kommt es zu einer verminderten Dynamik von Blut-Xue und dem Rückstau von Substanzen, die sonst mit der Regelblutung ausgeschieden wurden. Das schleimbeladene, gestaute Xue entwickelt eine eigene Hitzedynamik. Es kommt zu den beschriebenen Symptomen der nach oben schlagenden trüben Hitze.

■ Therapie

— Weniger essen (v. a. Milchprodukte, Süßigkeiten!), Aderlass, Darmreinigung, Kreislaufanregung, Bewegung.
— Punkte: Ma 36 mit Mi 6; Le 3; Punkte an Rippenbogen und Rücken (Bl 15–21, 23, 31).
— Ausgesprochen wirksam ist die **Arzneitherapie:** Anregen der Xue-Bewegung, dezentes Absenken und Kühlen des übersteigerten Yang, neutralisieren des heißen Schleimes, Ausleitung über Niere, Blase und Darm.

Behandelt werden mit Chinesischer Medizin

© Springer-Verlag GmbH Deutschland, ein Teil von Springer Nature 2019
C. Schmincke, *Chinesische Medizin für die westliche Welt*,
https://doi.org/10.1007/978-3-662-59040-9_20

Arzneitherapie und Akupunktur sind die beiden wichtigsten Therapieverfahren. Wie stellen sie sich aus der Perspektive des Patienten dar? Was erwartet ihn, was wird von ihm erwartet, wie kann er sich auf die Behandlung einstellen?

20.1 Diagnose – die Krankenanamnese

Patienten, die sich für eine chinesische Behandlung entschieden haben, wissen meist, dass sie sich auf einen Weg einlassen. Dieser Weg kann bei akuten Störungen schnell zum Ziel führen, chronische Krankheiten dagegen brauchen Zeit und Geduld. Jahrelange Krankheit kann den Menschen zu einem Realisten machen. Er hat schon alles versucht und weiß: Die Tabletten helfen immer wieder für kurze Zeit, können ihn aus dem Krankheitsprozess aber nicht wirklich herausholen. An diese Erfahrung kann der Arzt anknüpfen. Seine Aufgabe ist es, dem Patienten verständlich zu machen, was in den unterschiedlichen Therapiephasen geplant und zu erwarten ist, damit er ihn für den gemeinsamen Behandlungsweg gewinnt. Denn dieser Weg führt auch durch dorniges Gelände: Chemische Medikamente, die den Heilungsprozessen im Wege stehen, müssen vorsichtig reduziert oder abgesetzt werden, was Entzugsreaktionen zur Folge haben kann; Ausleitungsvorgänge müssen als solche begriffen und durchgestanden, Durststrecken geduldig akzeptiert werden.

Den roten Faden in diesen Entwicklungen macht die chinesische Diagnostik sichtbar. Sie sollte immer wieder aufzeigen, an welcher Stelle des Prozesses der Patient gerade steht und was noch vor ihm liegt. Diagnostische Sitzungen sind auf eine enge Zusammenarbeit von Arzt und Patient angewiesen.

Der Patient muss bereit sein, sich selber zu beobachten und sein Erinnerungsvermögen anzustrengen

Der TCM-Patient sollte die Reaktionen seines Körpers ebenso wie sein seelisches Befinden mit einer gewissen nüchternen Aufmerksamkeit registrieren und dem Therapeuten mitteilen können. Beschwerden jeglicher Art, Befindlichkeitsstörungen, aber auch Eigenheiten, die gar keinen Krankheitscharakter haben, können wertvolle Informationen für die Diagnostik liefern. Ob man morgens schlecht in Gang kommt, wie die Periode verläuft oder wie die Ausscheidungen beschaffen sind usw. – das kann alles von Bedeutung sein. Bisweilen lassen sich wichtige Auskünfte nur gewinnen, indem der Patient sein Erinnerungsvermögen strapaziert und aus der Vergessenheit holt, dass er z. B. im Alter von 7 Jahren ständig Blasenentzündungen hatte oder vor 10 Jahren monatelang scheinbar grundlos sehr müde war.

20.2 Die Arzneirezepturen

In unserer Klinik verordnen wir üblicherweise chinesische Arzneirezepturen, die 4–6, manchmal auch bis zu 8 verschiedene Bestandteile enthalten. Sie sind deutlich niedriger dosiert als es in China üblich ist. Die Kräutermischung wird abgekocht, zu einem »Dekokt«, wie es fachsprachlich heißt, zubereitet.

20.2.1 Zubereitung

Der Patient legt sein Rezept dem Apotheker vor und erhält von ihm, je nach Absprache mit seinem Therapeuten, entweder eine Flasche mit dem fertigen Dekokt, das der Apotheker ihm, meist für 10 Tage, zubereitet hat, oder einen Beutel mit Arzneipflanzen. Hieraus muss er sich selber eine Abkochung für einige Tage zubereiten. In diesem Fall wird ihm der Apotheker eine Kochvorschrift mitgeben, damit er weiß, wie er zu verfahren hat.

Dass die Dekokte im Kühlschrank aufbewahrt werden, versteht sich von selbst, da es sich hier ja um Naturprodukte handelt, die gerade im Sommer gerne in Gärung übergehen. Die ganze Prozedur sollte nach den Regeln der guten hausfraulichen Praxis vonstatten gehen: Kochen nach Vorschrift – Dekokt möglichst heiß in eine saubere, vorgewärmte Flasche abfüllen – abkühlen lassen – in den Kühlschrank stellen. Zur Einnahme der Einzeldosis soll man die Flasche immer nur kurz öffnen, dann gleich wieder schließen und zurück in den Kühlschrank stellen.

20.2.2 Einnahme

Das Dekokt wird zur Einnahme mit warmem Wasser verdünnt und möglichst über den Tag verteilt eingenommen. In schwierigen Fällen werden auch 2 Dekokte verordnet, die nebeneinander einzunehmen sind, eines am Morgen, am besten bis 10.00 Uhr, und ein weiteres Dekokt, mit dessen Einnahme man dann um 11.00 Uhr beginnen kann. Abgesehen von speziellen Schlaf- oder Nachtdekokten ist es ungünstig, die Einnahme bis in die Abendstunden auszudehnen.

Der erfahrene Patient wird mit der Dosierung des Dekoktes frei verfahren können. Wenn er den Eindruck hat, das Mittel wirke zu stark, kann er die Dosierung reduzieren und im umgekehrten Fall auch erhöhen. Er sollte natürlich seinen Arzt dann darüber bei der nächsten Diagnosesitzung informieren.

Notfalldekokte,

z. B. zur Behandlung von Migräneanfällen, kann man sich auf Vorrat kochen und in kleinen Gefäßen, z. B. in Gläschen für Babynahrung heiß und sauber abfüllen. Sie halten sich im Kühlschrank, solange sie nicht geöffnet werden, einige Wochen.

20.3 Arzneitherapie als dialogischer Prozess

Chinesische Therapie gelingt nur, wenn der Patient aktiv mitarbeitet und mit dem Arzt gesprächsweise erörtert, was er unter der Einnahme der Arzneirezeptur an Veränderungen der Befindlichkeit und anderen Wirkungen an sich wahrnimmt.

20.3.1 Die Einstiegsrezeptur

Erst wird eine ausführliche Diagnose gestellt, dann entscheidet sich der Arzt für eine Einstiegsrezeptur, und nach deren Einnahme beobachten Patient und behandelnder Arzt aufmerksam deren Wirkungen. Die erste Aufgabe besteht darin, herauszufinden, wie sich ein Organismus, der in fehlerhaften Regulationsautomatismen eingefahren ist, dazu bringen lässt, die Auseinandersetzung mit der Krankheit aufzunehmen.

20.3.2 Beobachtung des Therapieverlaufs

Die Arzneitherapie ist auf die regelmäßige Rückmeldung des Patienten angewiesen

Zunächst sind es häufig Ausleitungsvorgänge, die gezielt angeregt werden. Die Ausscheidung wird danach beobachtet, ob sie effektiv sei, was an Geruch, Farbe und Beschaffenheit des Stuhlgangs erkennbar ist. Der Patient muss beurteilen, ob er die Stuhlausscheidung als befriedigend erlebt. Spürt er, indem diese entlastenden Prozesse in Gang kommen, auch Erleichterungen auf anderen Gebieten? Wird er ruhiger, wird er klarer? Bemerkt er eine Veränderung an seinen Schmerzen? Wird das Temperaturempfinden normalisiert? Häufig stellt sich gerade in der Anfangsphase der Therapie eine gesteigerte Traumaktivität ein. In den Träumen tauchen häufig Dinge, Vorgänge oder Personen auf, die weit in der Vergangenheit liegen und längst vergessen waren. Wenn der Patient, gerade in der Anfangsphase der Therapie häufig, müde wird, ist dies meist – nicht immer – ein gutes Zeichen. Die Anregung der inneren Aufräumvorgänge bindet nämlich Vitalenergien. Kommt der therapeutische Prozess ins

20

Stocken oder sind umgekehrt Fehlaktivierungen wie Unruhe, starkes Schwitzen, allergieähnliche Überreaktionen der Schleimhäute zu beobachten, dann ist es Zeit, die Rezeptur zu verändern.

20.3.3 Das Vetorecht der Zunge

Im Abschnitt Geschmack und Wirkung hatten wir den chinesischen Gedanken dargestellt, dass der Geschmack eines Arzneimittels Informationen über seine Wirkung im Organismus enthält. Dieses Prinzip kann man sich in der Therapie zunutze machen.

Wenn der Patient auf die Frage des Arztes nach dem Geschmack seines Dekoktes »entsetzlich« antwortet, sollte der Arzt nachdenklich werden. Wenn er weiter feststellt, dass die Abneigung gegen den »Chinatrunk« von Tag zu Tag zunimmt, dass dem Patienten fast schlecht davon wird, auch wenn er ihn stark verdünnt und langsam trinkt, muss er eine Überforderung des Patienten konstatieren. Und was auf der Geschmacksebene gilt, gilt mit hoher Wahrscheinlichkeit auch auf der Wirkebene. Der Arzt wird also diese Rezeptur verändern oder absetzen.

Häufig lässt sich folgende Entwicklung beobachten: der Patient nimmt das Dekokt mit einer gewissen freundlichen Anfangsbereitschaft ein, gewinnt vielleicht sogar Gefallen an dem Geschmack über einige Tage oder Wochen. In diesem Zeitraum zeigt sich eine positive Wirkung der Rezeptur. Es finden Ausleitungen statt, es geht dem Patienten besser. Doch plötzlich, von heute auf morgen, wird ihm der Geschmack zuwider, sodass die weitere Einnahme abgelehnt wird. Meist zeigt sich in solchen Fällen: Die Wirksamkeit des Dekoktes hat sich dem Ende zugeneigt, die Rezeptur hat ihre Arbeit getan. Jetzt stagnieren die Ausleitungen; der Darm arbeitet nicht mehr befriedigend; Anzeichen der Austrocknung melden sich. In der schlagartigen Veränderung der geschmacklichen Wahrnehmung zeigt sich, dass ein Rezepturwechsel notwendig ist.

20.3.4 Der unempfindliche Patient

Manche Patienten entgegnen auf die regelmäßig gestellte Geschmacksfrage: »Immer gleich«, oder »Ich kriege alles runter, Hauptsache, es hilft«. Hier ist geduldige Überzeugungsarbeit gefragt; auch Dekokte können helfen, den Menschen weicher und sensibler zu machen. Denn bei den Geschmacksorganen handelt es sich, chinesisch gesehen, um die Türhüter des Menschen. Sie wieder in ihre Funktion einzusetzen, ist ein Ziel der Therapie.

Die Geschmacksorgane teilen uns mit, ob uns etwas bekommt oder nicht

20.3.5 Absetzen von Medikamenten

Parallel zu einem positiven Therapieverlauf werden oft Medikamente überflüssig, die der Patient schon seit langem, oft Jahren einzunehmen genötigt war. Die Medikamentenreduktion hat einen 3fachen positiven Effekt:

- Nebenwirkungen und medikamentöse Spätschäden werden vermindert
- Der Therapieprozess wird erleichtert, wenn natürliche Körperreaktionen nicht mehr medikamentös ruhiggestellt werden
- Besserungen sind um so stabiler, je weniger Dauermedikamente der Patient einnimmt

Es sind also nicht nur die Nebenwirkungen, die den TCM-Arzt veranlassen, mit chemischen Arzneien zurückhaltend umzugehen. In vielen Fällen behindern diese Mittel auch die Behandlung. Schlafmittel und Psychopharmaka können die natürliche Regelung von Schlafen und Wachen, von Antrieb und Loslassen beschädigen; Opiate behindern die oft therapieentscheidende Darmfunktion; antientzündliche Medikamente bremsen Immunprozesse, deren reinigende und klärende Funktion für den therapeutischen Prozess benötigt wird.

Ein erfahrener Therapeut wird sich rasch einen Überblick verschaffen, wenn er den Medikamentenplan des Patienten durchsieht, und dementsprechende Ratschläge geben. Im Allgemeinen lassen sich 3 Kategorien unterscheiden: Medikamente, die der Patient weiter nehmen soll, Medikamente, die gleich reduziert oder abgesetzt gehören und Medikamente, die abhängig vom Fortgang der Therapie ausschleichend abgesetzt werden können. Der Patient sollte hier nicht eigenmächtig handeln, weil er in der Regel die Konsequenzen nicht übersieht. Andererseits ist der Wunsch des Patienten, von seinen Tabletten wegzukommen, verständlich und unterstützenswert.

20.3.6 Krisen im Verlauf der Therapie

Die Therapien sind mit oft schweren Krisen verbunden

Sind schwere oder seit langem bestehende Erkrankungen zu behandeln, wird es im Therapieverlauf immer wieder zu Krisen kommen: der Patient wird nachdenklich, aufgeschobene Trauerarbeit muss nachgeholt werden, oder, umgekehrt, seine spontane Vitalität wird geweckt und er muss mit der eigenen, zuvor unter depressiven Schichten zugedeckten Impulsivität wieder umgehen lernen. Es können sich alte Krankheiten wieder melden, Operationsnarben erneut schmerzen; ein altes, vielleicht Jahre zurückliegendes Entzündungsgeschehen flackert wieder auf. Krisenbegleitung – durch Gespräche und Zuwendung einerseits, durch geeignete Rezepturen und äußere Behandlungen andererseits – ist ein wichtiger Teil der chinesischen Therapie. Hier besteht die Kunst des Therapeuten darin, in engem Kontakt mit dem Patienten die Frage zu beantworten: Lässt sich diese Krise durchstehen oder ist es noch zu früh dazu? Darf weiter mit aufschließenden und mobilisierenden Rezepturen gearbeitet werden oder muss man den Patienten zur Ruhe kommen lassen und einen Prozess, der ihn überfordert, mäßigen.

20.3.7 Heilung – stabile Besserung

Wenn die Beschwerden des Patienten dauerhaft gelindert sind und er gleichzeitig imstande ist, die zuvor eingenommenen Schmerzmittel, Rheumamittel, Entzündungsblocker, Psychopharmaka usw. abzusetzen oder doch zumindest deutlich zu reduzieren. Nach unserer Erfahrung liegen stabile Besserungen am ehesten vor, wenn der Patient immunologische oder psychische Krisen produktiv bewältigt hat und aufgrund eines darin beschlossenen Lerneffekts nun fähig ist, künftige Belastungen durch Infekte oder durch psychische Faktoren so zu verarbeiten, dass seine Krankheit daraus nicht neue Nahrung schöpft.

Die Bereitschaft zu Krisen erhöht die Chancen der Besserung

20.4 Akupunktur und Moxibustion

Auch bei der Akupunkturbehandlung ist die Mitarbeit des Patienten unverzichtbar. Zunächst soll er mit darauf achten, dass er bequem liegt und nicht durch Kälte, Lärm oder Zugluft beeinträchtigt wird. Er soll sich nicht scheuen, diesbezüglich Wünsche zu äußern. (◘ Abb. 20.1)

Der Patient muss bequem liegen und loslassen können

20.4.1 Das De-Qi-Gefühl

Das Durchstechen der Haut mit einer Nadel kann einen kurzen, spitzen Schmerz verursachen, der aber gleich abklingen sollte. Andernfalls liegt die Nadel falsch und der Therapeut sollte informiert werden. In der 2. Phase des Nadelstechens wird die Nadel in die Tiefe geführt und bewegt. Dabei sollte möglichst, wenn auch nicht an allen Akupunkturstellen mit gleicher Deutlichkeit, eine Empfindung auftreten, die die Chinesen als »De-Qi-Gefühl« bezeichnen. Dies kann ein dumpfer Schmerz, eine Ausstrahlung,

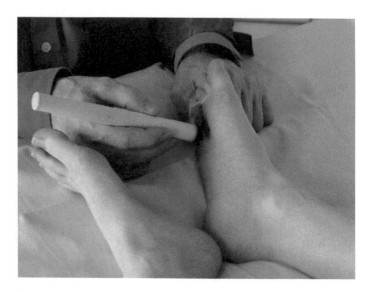

◘ Abb. 20.1   Gezielte Erwärmung mit Moxa

ein Kribbeln, ein Wärme-, Schwere- oder Leichtigkeitsgefühl sein – also eine Empfindung, die nicht in der Weise ortsgebunden ist wie der spitze Schmerz, sondern eher die Tendenz hat, sich auszubreiten. Derartige Sensationen machen manchen Menschen Angst. Man sollte trotzdem nicht seinen Fluchtreflexen nachgeben und sich verspannen, sondern, wie wir unseren Patienten zu sagen pflegen, sich durch den Schmerz hindurchsinken lassen.

20.4.2 Akupunktur und Körpertherapie

Therapeuten, die manuelle Behandlungsmethoden erlernt haben, werden die Akupunktur durch lösende und beruhigende Griffe oder durch sanftes Streichen unterstützen, was die Behandlung angenehmer macht und den Therapieerfolg fördert. Ziel ist in jedem Fall, dass etwas ins Fließen kommt. Blockaden sollen sich auflösen. Bereiche, die mit Qi, d. h. mit Lebendigkeit und Spürsamkeit unterversorgt sind, sollen besser versorgt werden und Bereiche, in denen zuviel Spannung oder schmerzhafte Blockaden sich festgesetzt haben, sollen passierbar werden.

20

Fernöstliche Therapien in Deutschland – Hinweise für Patienten

© Springer-Verlag GmbH Deutschland, ein Teil von Springer Nature 2019
C. Schmincke, *Chinesische Medizin für die westliche Welt,*
https://doi.org/10.1007/978-3-662-59040-9_21

Fast überall in Deutschland findet man mit etwas Geduld Ärzte, Heilpraktiker, Physiotherapeuten, Kosmetikerinnen, die fernöstliche Methoden zur Therapie, Vorbeugung, Gesundheitserziehung oder Körperpflege einsetzen. Wie aber kann der Laie, angesichts der Fremdartigkeit und Unübersichtlichkeit des Gebotenen, für sich herausfinden, ob er in guten Händen ist? Wie kann er die Qualität einer Behandlung beurteilen? Denn der China-Boom, den wir gegenwärtig erleben, zieht natürlich neben Therapeuten, die sich ernsthaft mit der Materie beschäftigt haben, auch »Heilkundige« an, die lediglich ihr Fähnlein nach dem Winde hängen.

21.1 Erwartungen an den Therapeuten

Zunächst scheint mir wesentlich zu sein, und das gilt für jede therapeutische Richtung, dass Ihr Therapeut Sie nicht mit esoterischen Zaubereien zu beeindrucken versucht, sondern dass er sich für *Sie* interessiert und sich bemüht, eine Beziehung zu Ihnen aufzubauen. Dazu gehört auch das Eingehen auf Ihre psychische Situation.

Darüber hinaus sollte er Ihnen, spätestens wenn Sie nachfragen, erklären, was die Diagnostik ergeben hat, woher die Krankheit seiner Meinung nach kommt, wohin sie sich entwickeln kann, was seine Behandlungsidee ist und an welcher Stelle Ihre Hilfe und Mitarbeit besonders wichtig sind.

Seien Sie nicht entmutigt, wenn Sie an einen *Anfänger* geraten. Wir lernen alle unser Leben lang und auch der Meister hat als Lehrling angefangen. Wer noch am Anfang steht, sollte allerdings die Größe besitzen, das auch zuzugeben. Er wird Ihnen dadurch eine menschliche Sicherheit vermitteln, durch die seine methodische Unsicherheit aufgewogen werden kann. Mit dem Engagement und der Zeit, die er Ihnen widmet, wird er versuchen, sein Erfahrungsdefizit auszugleichen.

21.2 Therapeuten aus dem fernen Osten

In Deutschland sind hervorragende Ärzte und Heilpraktiker tätig, die aus einem fernöstlichen Land stammen. Sie sollten aber nicht darauf verzichten, im Einzelfall genau hinzusehen. Versuchen Sie, herauszubekommen, ob der Therapeut tatsächlich in TCM ausgebildet ist. Es gibt Therapeuten, die das weitverbreitete Missverständnis: chinesischer Arzt = TCM-Arzt, zu ihren Gunsten ausnützen.

Wenn diese Frage geklärt ist, sollten Sie bedenken: Therapie ist immer ein Kommunikationsvorgang. Gerade Ärzte, die noch nicht längere Zeit in Deutschland leben, haben meist riesige Probleme mit der Sprache und mit der Einfühlung in unsere ganz andere westeuropäische Mentalität. Hier ist Ihre Mithilfe gefordert. Erklären Sie geduldig, wie seine Akupunktur auf Sie gewirkt hat, ob das Qi gut ins Strömen gekommen ist, oder ob die Behandlung Sie überfordert hat. Seien Sie besonders genau und unmissverständlich mit Ihren Angaben zu Vorgeschichte und Befinden. Vergewissern Sie sich, dass Sie richtig verstanden worden sind. Missverständnisse können den Therapieerfolg in Frage stellen.

21.3 Die chinesische Arzneitherapie

Die chinesische Arzneitherapie ist wohl die anspruchsvollste Methode. Sie ist auch bei alten chronischen Erkrankungen am ehesten imstande, Heilung oder wenigstens nachhaltige Besserung zuwege zu bringen.

21.3.1 Diagnose

Hier sollten Sie ganz streng sein: Akzeptieren Sie keine Rezeptur ohne ausführliche chinesische Eingangsdiagnose und regelmäßige Aktualisierung dieser Diagnose durch Befragung und Untersuchung. Eine Erörterung der Krankheitsvorgeschichte mit all den Operationen und den Medikamenten, die Sie eingenommen haben, darf dabei nicht fehlen.

Ihre momentane Medikation sollte bei Behandlungsbeginn gründlich hinterfragt werden: Welche Mittel sind unverzichtbar, welche soll man sofort absetzen, weil Sie für Ihre Gesundheit oder den Erfolg der chinesischen Behandlung abträglich sind, und welche darf man nur ganz allmählich, ausschleichend, reduzieren, in dem Maße, wie die chinesische Behandlung greift? Über ihren Wunsch zu ihrer Medikamentenreduktion sollten sie sich mit Ihrem Hausarzt verständigen.

21.3.2 Therapie

Es gibt keine echte, ungefährliche Alternative zur Methode der individuell zusammengestellten Rezepturen. Wenn Fertigarzneimittel verordnet werden, dann nie für längere Zeiträume und nie ohne regelmäßige Kontrolle Ihres Befindens. Das gilt im Übrigen auch für Arzneimittel der Tibetischen Medizin.

21.4 Akupunktur und verwandte Verfahren

In unsere Klinik neu aufgenommene Patienten beklagen sich häufig über schlechte Erfahrungen, die sie mit Akupunktur-behandlungen am Heimatort gemacht haben. Mit den folgenden »7 Regeln« möchte ich Ihnen einen kleinen Leitfaden an die Hand zu geben, der Ihnen bei der Therapeutensuche dienlich ist.

Wie Du einen guten Akupunkteur erkennst – 7 Regeln

- *Er soll mit Dir sprechen.* Selbstverständlich? Schön wär's. Leider ist die Wirklichkeit oft anders. Kabine neben Kabine und ein nadelstechend von Liege zu Liege hastender Meister, oft fernöstlicher Herkunft. Sprechen: Er soll wenigstens eine Kurzanamnese erheben und erklären, was er vorhat. Vertrauen aufbauen. Auch dieses Sprechen hat einen Inhalts- und einen Beziehungsaspekt.
- *Er soll dafür sorgen, dass Du gut liegst.* Nicht zu hart, nicht zu weich, Kopf und Knie auf die rechte Weise unterstützt. Die Liege soll nicht zu schmal sein, damit auch die Arme sich entspannen können. Die richtige Lagerung ist die halbe Therapie, sagen die Chinesen.
- *Er soll sich um Wärme und überhaupt um das Raumklima kümmern.* Den Körper zudecken, Rotlicht an die Füße oder Verwendung anderer Wärmeaggregate. Kein anständiger Mensch sticht eine Nadel in einen eiskalten Fuß. Zugluft ist gerade für den wehrlos und unbeweglich unter Nadeln daliegenden Patienten schädlich.
- *Er soll nicht zu viele Nadeln nehmen.* Je weniger Nadeln gebraucht werden, um so stärker wirkt die einzelne Nadel. Ein Therapeut, der ein klares Behandlungskonzept hat, wird sich auf wenige wichtige Punkte beschränken können und nur 4–8, höchstens 12 Nadeln verwenden. Diese Regel kennt Ausnahmen. Wenn z. B. über Nahpunkte Narben durchlässiger gemacht werden sollen, können es auch mal 20 Nadeln werden.
- *Er soll an der Nadel arbeiten.* Ziel der Akupunktur ist es, etwas in Bewegung zu bringen. Dies kann sich im einfachsten Falle in einem Fließ- oder Strömungsgefühl manifestieren, das von der Nadel ausgeht, zeigt sich häufig auch in Lösungsvorgängen der Muskulatur, des Bauchraums oder des Gesichts oder einfach in einer vertieften Atmung.
  Um diese Lösungsvorgänge zu erreichen, wird der Therapeut die Nadel bewegen, heben und senken, drehen, vibrieren usw. Auch diese Regel kennt Ausnahmen, z. B. die japanische Akupunktur.

- *Er soll ein Feedback einholen.* Er soll sich kundig machen entweder nach der Sitzung oder beim nächsten Termin: Hat die Behandlung weh getan, hat sie sehr müde gemacht? Sind die Schmerzen besser geworden, wie lange hat die Besserung angehalten? Sind neue Beschwerden aufgetreten usw., usw.? Chinesische Therapie ist in hohem Maße auf ein Feedback angewiesen, damit sie im Fortgang der Behandlung an die individuellen Reaktionen des Patienten angepasst werden kann.
- *Er soll sich Zeit nehmen.* Wofür? Siehe 1–6. Jedes anspruchsvolle Handwerk braucht Zeit. So auch die Akupunktur.
  An dieser Stelle wird am meisten gespart. Zeit ist Geld. Aber Geld ist auch Zeit. Auf sie hat der Patient, als Gegenleistung für das Honorar, das er zahlt, einen Anspruch.

21.5 Kosmetik

Eine kosmetische Behandlung im Geist der Chinesischen Medizin weiß, dass neben den lokalen Anwendungen 2 Dinge maßgeblich sind für den Erfolg: Förderung von Entspannung und Regenerationsfähigkeit und, was oft vergessen wird, Entschlackung von Innen heraus über eine Darm- und Säftereinigung. Auch die Schönheit der Haut kommt letztlich von innen.

21.6 Adressen

Anfragen wegen stationärer oder ambulanter Behandlung und wegen Bezugsquellen für Moxazigarren und Qigong-Kugeln richten Sie am einfachsten direkt an:
- Dr. rer. nat. Christian Schmincke
  Arzt für Allgemeinmedizin, Naturheilverfahren
  Klinik am Steigerwald
  Zentrum für Biologische Heilverfahren
  und Chinesische Medizin
  97447 Gerolzhofen
  Tel.: +49 9382 949-100 oder -203
  Fax: +49 9382 949-109
  e-mail: info@tcmklinik.de
  ▶ http://www.tcmklinik.de

21

Als Partnerklinik im Verbund der DECA bietet die Klinik Silima in Oberbayern stationäre und ambulante Behandlungen an.
- Klinik Silima
  Gut Spreng
  D-83083 Riedering
  Tel: +49 (0) 8036 / 309-0
  ▶ http://www.klinik-silima.de

Wer sich speziell für ambulante Behandlungen interessiert, kann Therapeuten-Anschriften bei folgenden Fachgesellschaften erfragen:
- Förderverin Chinesische Medizin in Deutschland e. V.,
  c/o Klinik am Steigerwald Waldesruh, 97447 Gerolzhofen,
  Tel. +49 9382 949-230, ▶ http://www.tcm-forschung.de
- DECA (Gesellschaft für die Dokumentation von Erfahrungs-material der Chinesischen Arzneitherapie),
  Bahnhofstrasse 58, D-83512 Reitmehring,
  Tel. 08071 50777, e-mail: info@tcm-netz.de,
  Web-Adresse: ▶ http://www.tcm-netz.de

Anfragen nehmen auch die Klinik am Steigerwald und die Klinik Silima entgegen.
- SMS (Societas Medicinae Sinensis) Internationale Gesell-schaft für chinesische Medizin e. V.,
  Franz-Joseph-Straße 38, D-80801 München,
  Tel.: +49 89 388 880 31, Fax: +49 89 388 880 66,
  ▶ http://www.tcm.edu
- DÄGfA (Deutsche Ärztegesellschaft für Akupunktur),
  Würmtalstraße 54, 81375 München,
  Tel.: +49 89 71 00 511, ▶ http://www.daegfa.de
- Arbeitsgemeinschaft für Klassische Akupunktur
  und Traditionelle Chinesische Medizin e. V.,
  Drakestr. 40, D-12205 Berlin,
  Tel: +49 (0)69 / 53 05 66 30, Fax: +49 (0)69 / 53 05 43 61,
  ▶ http://www.agtcm.de

Schweiz:
- SAGA, ▶ http://www.saga-tcm.ch
- ASA, ▶ http://www.akupunktur-tcm.ch

Eine wichtige Adresse für alle, die sich für Behandlungen oder eine Ausbildung in Psychotonik interessieren:
- Lehrinstitut für Psychotonik (LIP)
  Zürichbergstr. 193
  CH-8044 Zürich
  Tel.: +41 1 2548040
  ▶ http://www.psychotonik.com

Serviceteil

© Springer-Verlag GmbH Deutschland, ein Teil von Springer Nature 2019
C. Schmincke, *Chinesische Medizin für die westliche Welt*,
https://doi.org/10.1007/978-3-662-59040-9

Glossar

Akne Hautausschlag, in schweren Fällen (Akne conglobata) Entzündung der Talgdrüsen.

Akupressur Manuelle Reizung der Akupunkturpunkte durch Drücken und andere Massagetechniken.

Akupunktur Altes chinesisches Verfahren, durch Einstechen von Nadeln an bestimmten Punkten der Körperoberfläche Heilprozesse zu veranlassen.

Allergie Überschießende Immunreaktion, meistens ausgelöst durch natürliche oder künstliche Stoffe.

Anämie Blutarmut; Störung der Neubildung der roten Blutkörperchen.

Angina pectoris Herzenge; Anfälle von heftigen Herzschmerzen im Brustbereich, oft in Schulter oder Arm ausstrahlend.

Antibiotika Stoffwechselprodukte etwa von Pilzen oder Bakterien, eingesetzt zur Bekämpfung schädlicher Mikroorganismen.

Artemisia Beifuß; Gattung von ca. 250 Arten, darunter Estra gon, Zitronenkraut; findet als Moxakraut Verwendung.

Asthma Anfallsweise auftretende Atemnot infolge Verengung der bronchialen Atemwege (Bronchialasthma).

Autoimmunkrankheit Autoaggressionskrankheit; körpereigene Gewebe werden als fremd empfunden und rufenAbwehrreaktionen hervor.

Bandscheibenvorfall Bei Störungen im Bereich des Bindegewebestoffwechsels kann durch ungünstige Druckverhältnisse die Bandscheibe zwischen den Wirbelkörpern reißen und ihren gelartigen Kern auspressen, was die Gefahr einer Nervenkompression mit sich bringt.

Brokate-Übungen Alte Übungssequenz von 8 Qigongübungen.

Bronchitis Entzündung der Bronchialschleimhaut, meist im Rahmen eines Atemwegsinfekts.

Bulimie Vor allem bei jungen Frauen auftretende Sucht zum übermäßigen Essen und anschließenden Erbrechen.

Colitis ulcerosa Chronisch entzündliche Darmerkrankung mit blutig-schleimigen Durchfällen.

Cun (gesprochen zun) Besonders in der Chinesischen Medizin angewendetes Längenmaß von der Breite eines Daumens.

Dantian-Punkt Der Punkt eine Handbreit unter dem Nabel, Zentrum und Schwerpunkt des Menschen in den fernöstlichen Bewegungslehren.

Dekokt Abkochung von chinesischen Arzneimitteln, übliche Zubereitungsart.

Diabetes mellitus Zuckerkrankheit, Diabetes; Stoffwechselerkrankung, die mit einem erhöhten Blutzuckerspiegelverbunden ist.

Ekzem Vielgestaltige entzündliche Hauterkrankung, oft mit heftigem Juckreiz verbunden; hervorgerufen durch schädigende oder als körperfremd empfundene Substanzen.

Feng Chinesisch »Wind«; eine Dynamik, die nicht nur von außen, sondern auch von innen heraus auf den Organismus einwirkt.

Furunkel Eiterbeule; eitrige Entzündung eines Haarbalgs oder der zugehörigen Talgdrüse mit Bildung eines erbsenbis walnussgroßen Knotens.

Hepatitis Leberentzündung, bei deren Entstehung oft Viren beteiligt sind. Symptome sind grippale Erscheinungen, Appetitlosigkeit, mäßiges Fieber, später Gelbsucht.

Hepatitis Leberentzündung, bei deren Entstehung oft Viren beteiligt sind. Symptome sind grippale Erscheinungen, Appetitlosigkeit, mäßiges Fieber, später Gelbsucht.

Indikation In einem Krankheitsfall das deutliche Anzeichen, demzufolge die Anwendung einer bestimmten ärztlichen Behandlung zwingend erscheint.

Ischias Meist von der Lendenregion ausgehende, in Gesäß und Beine ausstrahlende Schmerzen.

Kontraindikation Umstand, der die Anwendung einer bestimmten Behandlungsweise verbietet.

Katarrh Entzündung von Schleimhäuten, z. B. bei Schnupfen oder Bronchitis, in der Regel mit schleimigen oder wässrigen Ausscheidungen verbunden.

Leberzirrhose Bindegewebiger Umbau der Leber, der bis zum Funktionsausfall der Leber fortschreiten kann. Häufige Ursachen sind Alkoholmissbrauch oder chronische Virushepatitis.

Lymphe Klare Gewebeflüssigkeit, versorgt die Gewebe mit Nährstoffen und entschlackt sie.

Lymphsystem System von zarten Gefäßen und zwischengeschalteten Reinigungsstationen (Lymphknoten); wichtigerBestandteil des Immunsystems.

Meridiane Bahnen, in denen die Körperenergie zirkuliert. Die klassischen Akupunkturpunkte liegen auf Meridianen.

Migräne Anfallartige, meist über Stunden anhaltende, heftige Kopfschmerzen.

Moxa Aus Artemisia (Beifuß) durch Fermentation und Trocknung gewonnenes watteartiges Produkt, wird zur Moxibustion verwendet.

Moxibustion Stimulierung von Akupunkturpunkten mittels Erwärmung durch Abbrennen von Moxa. Neben Akupunktur und Akupressur häufig angewendetes Verfahren, Heilprozesse zu veranlassen.

Multiple Sklerose Abkürzung MS; Erkrankung des Rückenmarks und des Gehirns, meist in Schüben verlaufend. Zu den Symptomen zählen Lähmungserscheinungen, Gefühlsstörungen, Zittern sowie Sehstörungen.

Neuralgie Meist anfallsweise auftretende, oft äußerst heftige Schmerzen im Bereich peripherer Nerven.

Neurodermitis Chronisch-entzündliche Hauterkrankung, tritt meist schon im frühen Kindesalter mit Hautveränderungen an den Wangen und an Gelenkbeugen auf und ist durch den anfallsartigen quälenden Juckreiz gekennzeichnet.

Ödem Wassersucht, Gewebequellung; schmerzlose, diffuse Schwellung infolge Flüssigkeitsansammlung im Gewebe.

Parkinson-Krankheit Schüttellähmung; Degeneration von Stammhirnbezirken. Nicht seltene Erkrankung des fortgeschrittenen Lebensalters, verläuft langsam fortschreitend. Symptome sind Steifheit, Bewegungsverarmung und Zittern.

Pathologie Gebiet der Medizin, das sich mit der Entstehung und den Verlaufsformen der Krankheiten befasst. Im engeren Sinne Krankheitsdiagnostik durch gewebliche Untersuchung.

Perikard Herzbeutel; die bindegewebige Hülle des Herzens. In der Lehre von den Meridianen einer der Meridiane; führt von der Brust zum Mittelfinger.

Pulsdiagnostik Altes Verfahren der Chinesischen Medizin, durch Fühlen der Pulsqualität Krankheiten zu erkennen.

Purgatio Reinigung des Darms.

Qi (gesprochen tschi) Oft mit »Lebensenergie« übersetzt. Wirkkraft, die allen organischen Vorgängen zugrunde liegt.

Qigong (gesprochen tschigong) Zu übersetzen mit »übende Arbeit am Qi«. In sehr langsamen Bewegungsabläufen wird der Qi-Fluss beruhigt, geordnet und belebt. Kann therapeutisch eingesetzt werden.

Schröpfen Örtliches Ansaugen von Blut in die Haut über erkrankten Organen mithilfe eines Schröpfkopfs (Glas- oder Gummiglocke).

Schuppenflechte Psoriasis; Hautkrankheit mit schubweisem Verlauf. Es entstehen, beginnend an Ellbogen und Knie, meist kleine, rote Hautflecken, auf denen bald silberweiße, fest haftende Schuppen erscheinen.

Shen Das Herz-Qi, eine gestaltende Kraft, zielt auf die treffende Form.

Shiatsu Japanische Massagetechnik, die auf der Kenntnis der Akupunkturpunkte beruht.

Sinusitis Nasennebenhöhlenentzündung; Entzündung der Schleimhaut der lufthaltigen Räume im Umkreis der Nasenhaupthöhle.

TCM Abkürzung für »Traditionelle Chinesische Medizin«.

Tinnitus Ohrgeräusche wie Ohrensausen, Ohrenklingeln, als Folge von Innenohrerkrankungen.

Trigeminus Ein Kopfnerv, mit Dreiteilung in Augen-, Oberkiefer- und Unterkiefernerv.

Tubenkatarrh Schleimhautschwellung der Ohrtrompete, verhindert den Luftaustausch zwischen Nasenrachenraum und Mittelohr.

Tuina Chinesische Massagetechnik mittels Stimulierung der Meridiane.

Urogenitalerkrankungen Erkrankungen der Harn- und Geschlechtsorgane.

Wei-Qi (gesprochen wäi tschi) Abwehr-Qi; das als Abwehrkraft die Außenschichten – Haut und Schleimhäute – dominiert.

Xue (gesprochen schiö) Blut und Säfte; umfasst alle in ständiger Bewegung und Umwandlung befindlichen Flüssig keiten des Organismus. Im Yin-Yang-Verhältnis zum Qi ist das Xue in allen organischen Vorgängen beteiligt.

Yin und Yang Polar aufeinander bezogene Prinzipien wie Schatten- und Sonnenseite, hell und dunkel, weiblich und männlich. Allen kosmischen, organischen und sozialen Vorgängen liegt ein Widerstreit von Yin und Yang zugrunde.

Zungendiagnostik Altes Verfahren der Chinesischen Medizin, an der Beschaffenheit der Zunge Krankheiten zu erkennen.

Literatur

Bauer W, Ess HV (Hrsg) (2001) Geschichte der chinesischen Philosophie. Konfuzianismus, Daoismus, Buddhismus. C.H. Beck, München

Bensky D (1990) Chinesische Arzneimittelrezepte und Behandlungsstrategien. Verlag für ganzheitliche Medizin Dr. Erich Wühr, Kötzting

Bensky D (1996) Materia Medica der chinesischen Arzneimitteltherapie. Verlag für ganzheitliche Medizin Dr. Erich Wühr, Kötzting

Daiker I, Kirschbaum B (1997) Die Heilkunst der Chinesen. Rowohlt, Reinbek

Engelhardt U (1981) Theorie und Technik des Taiji Quan. Schorndorf

Engelhardt U, Hempen CH (1997) Chinesische Diätetik. Urban & Schwarzenberg, München Wien Baltimore

Glaser V (1990) Eutonie. Haug, Heidelberg

Granet M (1971) Das chinesische Denken. Suhrkamp, München

Hempen CH (1988) Die Medizin der Chinesen. Goldmann, München

Jiao G (1989) Gesundheitsfördernde Übungen der traditionellen chinesischen Medizin. Medizinisch Literarische Verlagsgesellschaft, Uelzen

Kaempfer E (1982) Medizinische Dissertation über zehn fremdländische Beobachtungen. In: Hüls H, Hoppe H (Hrsg) Engelbert Kaempfer zum 330. Geburtstag. Gesammelte Beiträge zur Engelbert-Kaempfer- Forschung und zur Frühzeit der Asienforschung in Europa. Lippische Studien 9. Wagener, Lemgo, S 31-61; Zitate S 50 f., 52 u. 53

Kaptchuk TJ (1988) Das große Buch der chinesischen Medizin. Barth, Bern München

Maciocia G (1994) Die Grundlagen der Chinesischen Medizin. Verlag für Traditionelle Chinesische Medizin Dr. Erich Wühr, Kötzting

Otsuka K (Hrsg) (1976) Kanpo, Geschichte, Theorie und Praxis der Chinesisch-Japanisch Traditionellen Medizin. Tokyo

Porkert M (1978) Klinische Chinesische Pharmakologie. Fischer, Heidelberg

Porkert M (1982a) Die theoretischen Grundlagen der chinesischen Medizin. Hirzel, Stuttgart

Porkert M (1982b) Die chinesische Medizin. Econ, Düsseldorf Wien

Porkert M, Hempen CH (1985) Systematische Akupunktur. Urban & Schwarzenberg, München Wien Baltimore

Proksch C (Hrsg) (1987) Taijiquan. Luchterhand, Darmstadt Neuwied

Stöger E (1991) Arzneibuch der chinesischen Medizin. Deutscher Apothekerverlag, Stuttgart

Unschuld P (1998) Medizin in China. Beck, München

Wilhelm R (1965) I Ging. Das Buch der Wandlungen. Diederichs, Düsseldorf

Sachverzeichnis